気管挿管ハンドブック

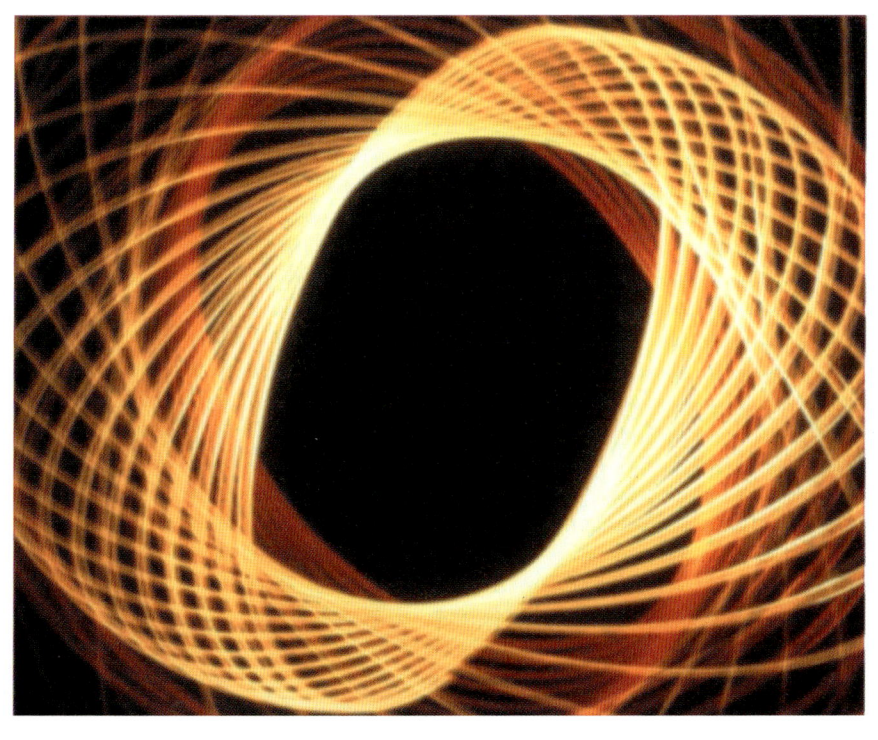

東京法令出版

はじめに

　我が国において、救急救命士が気管挿管を特定行為の一環として実施できるようになり、5年が経過しようとしております。既に6,000名以上の救急救命士が、気管挿管の実習を終了し、年間3,000件近い気管挿管が実施されるようになりました。この間、薬剤（アドレナリン）投与が行われるようになり、救急救命士の処置によって心肺停止傷病者の一か月後の生存率が8.8%にまで改善してきました。またガイドライン2005の変更により、循環の再開が蘇生に必須の要件となり、確かに気管挿管を含めた人工呼吸の重要性は、以前と比べて確実に下がってきています。

　我が国のウツタインデータは心原性心停止を中心として分析されていますが、非心原性心停止において気管挿管は、心拍再開に重要な役割をなしていることが明らかです。この点については、今後一般人によるバイスタンダーCPRが充足してくるとよりその重要性が認識されるでしょう。今後のさらなる分析が必要となりますが、いずれにしても救急救命士の行う気管挿管の位置付けは、本書が発刊された5年前とは大きく変化してきています。本来、気管挿管は呼吸困難を呈する傷病者に行われるべきでしょうし、今後生体への処置拡大が望まれるところです。

　一方、気管挿管実施数が増えれば増えるほど、気管挿管に関連する事故のリスクは高くなります。2003年の愛知県での誤挿管事故とその後の対応は、全国のMC協議会に衝撃を与えました。既に消防組織の中にもリスクマネージメントの概念の導入が必要になってきました。

　そこで本書は発刊から5年を経過し、内容を一刷し、新たな時代に対応すべくリニューアルしました。これらMC上の問題やリスクマネージメントを含め、現在の救急救命士による気管挿管の問題点を網羅したつもりです。

　本書がこれから気管挿管のトレーニングを行う人、指導される皆さまにとって一助となれば幸いです。

平成21年8月吉日

国士舘大学大学院
救急救命システムコース　主任教授
田中　秀治

編　著

田中　秀治　　国士舘大学大学院救急救命システムコース　主任教授

執筆者一覧（執筆順）

川岸久太郎	信州大学医学部人体構造学講座助教
田中　秀治	国士舘大学大学院救急救命システムコース　主任教授
島崎　栄二	杏林大学保健学部救急救命学科教授
櫻井　　勝	国士舘大学体育学部スポーツ医科学科教授
楠　　真二	広島大学大学院医歯薬学総合研究科麻酔蘇生学
谷川　攻一	広島大学大学院医歯薬学総合研究科救急医学教授
德永　尊彦	救急救命東京研修所教授
中川　　隆	愛知医科大学病院高度救命救急センター教授
森野　一真	山形県立救命救急センター診療部部長
奥寺　　敬	富山大学医学部救急・災害医学講座教授
若杉　雅浩	富山大学医学部救急・災害医学講座講師
松田　　潔	山梨県立中央病院救命救急センター　センター長
松本　　尚	日本医科大学千葉北総病院救命救急センター准教授
仲村　将高	千葉大学大学院医学研究院救急集中治療医学助教
野口　　宏	愛知医科大学名誉教授
櫻井　　淳	日本大学医学部救急医学系救急集中治療医学分野助教
勝又　純俊	日本大学医学部社会医学系法医学分野助手
橋本雄太郎	杏林大学総合政策学部教授
須田　志優	岩手県立磐井病院麻酔科長兼中央手術科長
德田　秀光	順天堂大学医学部麻酔科・ペインクリニック講座講師

目　次

1　気管挿管に必要な解剖の知識

1. 解剖学を学習する目的 …………………………………………… 2
2. 気道の解剖学 ……………………………………………………… 2
3. 小児と成人の解剖学的相違 ……………………………………… 14
4. 気道の体表解剖と立体的構造（周囲の構造との関係） ……… 16
5. 嚥下運動 …………………………………………………………… 16
6. 気管挿管の実際と解剖学的知識の関連づけ …………………… 18
7. 様々な気道確保器具と解剖生理 ………………………………… 22
8. おわりに …………………………………………………………… 26

2　気管挿管に必要な生理の知識

1. はじめに …………………………………………………………… 28
2. 気道の生理と役割 ………………………………………………… 28
3. 呼吸の生理 ………………………………………………………… 32

3　気管挿管・人工呼吸が及ぼす生体への影響

1. はじめに …………………………………………………………… 40
2. 気管挿管が及ぼす生体への影響 ………………………………… 40
3. 人工呼吸が及ぼす生体への影響 ………………………………… 44

4　心肺停止に至る原因と病態

1. はじめに …………………………………………………………… 46
2. 「心肺停止」と「心肺機能停止」 ……………………………… 46
3. 組織代謝と細胞死 ………………………………………………… 48
4. 低酸素症 …………………………………………………………… 48
5. 循環器障害による心肺停止 ……………………………………… 50
6. 呼吸器障害による心肺停止 ……………………………………… 52
7. その他の原因による心肺停止 …………………………………… 56

5　気管挿管の適応と禁忌、合併症、気管挿管困難症

1. 気管挿管の適応 …………………………………………………… 58

2　気管挿管の禁忌 …………………………………60
　　　3　気管チューブの抜去（抜管）……………………64
　　　4　気管挿管の合併症 ………………………………64
　　　5　気管挿管困難症 …………………………………70

6　気管挿管プロトコールと気管挿管法

　　　1　はじめに …………………………………………80
　　　2　気管挿管プロトコールの実施内容 ……………80
　　　3　気管挿管の合併症 ………………………………98
　　　4　気管挿管後のチューブ固定の意義と実際 ……103
　　　5　患者の搬送と人工呼吸時の問題点 ……………104
　　　6　自己心拍再開時の対処（気管挿管による人工呼吸の中止
　　　　基準）………………………………………………106
　　　7　人工呼吸開始後の合併症と対策 ………………106
　　　8　おわりに …………………………………………108

7　種々の気管挿管法

　　　1　種々の気管挿管法とは …………………………110
　　　2　種々の気管挿管法の適応と学習意義 …………110
　　　3　気管挿管法における実施者と傷病者の位置関係 …112
　　　4　種々の気管挿管法の実際とトレーニング方法 …112

8　気管挿管以外の種々の気道確保法

　　　1　気道確保の重要性 ………………………………122
　　　2　気道確保法の種類 ………………………………122
　　　3　用手気道確保法 …………………………………124
　　　4　器具を用いた気道確保法 ………………………124
　　　5　おわりに …………………………………………142

9　シミュレーターを用いた気管挿管トレーニング法

　　　1　はじめに …………………………………………144
　　　2　シミュレーターの特性 …………………………144
　　　3　高度シミュレーターの限界 ……………………146
　　　4　シミュレーター使用上の注意 …………………146

5　シミュレーター実習の実際 …………………………………………………150
　　　6　気管挿管手技のより深い理解のために ……………………………………159

10　気管挿管法実技試験の実施とシミュレーターの想定

　　　1　事例提示による実技試験の意義 ……………………………………………168
　　　2　事例提示による実技試験の方法 ……………………………………………168
　　　3　実技試験の準備 ………………………………………………………………170
　　　4　実技試験採点表 ………………………………………………………………172
　　　5　想定事例 ………………………………………………………………………174

11　シミュレーター以外の気管挿管トレーニング法

　　　1　はじめに ………………………………………………………………………178
　　　2　シミュレーターの問題点 ……………………………………………………178
　　　3　シミュレーター以外のトレーニング法 ……………………………………180
　　　4　献体を用いた挿管トレーニング ……………………………………………180
　　　5　おわりに ………………………………………………………………………182

12　気管挿管とメディカルコントロール体制―オンラインMC―

　　　1　オンラインメディカルコントロールとは …………………………………186
　　　2　指示と指導・助言 ……………………………………………………………186
　　　3　オンラインメディカルコントロールに必要なもの ………………………188
　　　4　気管挿管における具体的なオンラインメディカルコント
　　　　　ロール …………………………………………………………………………190
　　　5　オンラインメディカルコントロールの記録 ………………………………190
　　　6　オンラインメディカルコントロールの今後の展望 ………………………192

13　気管挿管とメディカルコントロール体制―事後検証―

　　　1　はじめに ………………………………………………………………………196
　　　2　メディカルコントロールとは？ ……………………………………………196
　　　3　気管挿管における事後検証の実際 …………………………………………198

14　気管挿管の事故対策

　　　1　気管挿管に伴う危険因子 ……………………………………………………204

2　誤挿管時の対応 …………………………………………………206
　　　3　気管挿管合併症発生時の対応 …………………………………210
　　　4　病院前救護処置に関する法医学と法的知識、気管挿管に
　　　　関する医療訴訟 …………………………………………………212

15　気道確保の事故対策 ―MC協議会における事故症例での具体的対応―

　　　1　はじめに …………………………………………………………224
　　　2　シナリオ概要 ……………………………………………………224
　　　3　本症例から抽出できる主な問題点 ……………………………225
　　　4　事後に行うべき対応 ……………………………………………226
　　　5　リスクマネージメントの重要性 ………………………………228

16　気管挿管時の説明と医の倫理

　　　1　はじめに …………………………………………………………230
　　　2　救急救命士の気管挿管に伴う倫理的な問題 …………………230
　　　3　救急救命士の気管挿管における説明 …………………………236
　　　4　おわりに …………………………………………………………238

17　救急救命士が行う気管挿管の法的な問題点

　　　1　はじめに …………………………………………………………240
　　　2　救急救命士の気管挿管病院実習をめぐる法律問題 …………240
　　　3　救急活動中の救急救命士による搬送傷病者に対する気管
　　　　挿管にかかる事故をめぐる法律問題 …………………………243
　　　4　むすびにかえて …………………………………………………244

18　病院実習における指導の要点

　　　1　はじめに …………………………………………………………246
　　　2　病院（手術室）実習に関する基準 ……………………………246
　　　3　病院（手術室）実習の全般的注意点 …………………………248
　　　4　実習に際してのポイント ………………………………………250
　　　5　インフォームド・コンセント …………………………………252
　　　6　実習の記録等について …………………………………………252

19 手術室内での実習の注意点

1. はじめに ……………………………………………………260
2. 気管挿管実習での基本的な姿勢 …………………………260
3. 受講生に必要な手術室での常識 …………………………260
4. 手術野の清潔と手術室実習 ………………………………263
5. 安全な脱衣 …………………………………………………264
6. 麻酔の実際 …………………………………………………266

20 ポイントチェックテスト

1. 解剖・生理学 ………………………………………………270
2. 気管挿管に必要な医学的知識 ……………………………271
3. 気管挿管法 …………………………………………………272
4. メディカルコントロール体制 ……………………………276
5. 医療事故 ……………………………………………………277
6. 全身麻酔実習 ………………………………………………278

21 気管挿管に使用する各種資器材の保守・管理

1. はじめに ……………………………………………………280
2. 資器材の購入 ………………………………………………280
3. 資器材の保管 ………………………………………………284
4. 点検整備 ……………………………………………………286
5. 消防署所での保守・管理 …………………………………292

22 気管挿管のための講習会開催のプログラム（例）

1. 事前学習 ……………………………………………………294
2. カリキュラムと人員の組立て ……………………………294
3. 実技実習の組立て …………………………………………296
4. 自主訓練のすすめ …………………………………………296
5. プレテスト …………………………………………………298
6. 実技実習 ……………………………………………………300
7. 実技試験 ……………………………………………………300
8. プロトコールのすり合わせ ………………………………302
9. 認定証 ………………………………………………………302
10. おわりに …………………………………………………304

気管挿管ハンドブック

本書の使い方

　本書は、救急救命士が気管挿管追加講習を受講する上で必要となる知識を左ページに、右ページには各項目内容のポイントを示した図、表、写真、資料等を掲載し、見開き構成を基本としています。
　また、左ページに☞**ポイント**マークが記されている箇所は、右ページ中に、解説を掲載しています。

1 気管挿管に必要な解剖の知識

1 解剖学を学習する目的

　気管挿管は物理的損傷や生理変化等、様々な危険性が伴う非常に侵襲的な処置である。気管挿管を安全に実施するには気道のみならず、気道周囲の構造や生理的特徴を正確に理解する必要がある。また、他の医療従事者に正確に情報を伝えるため、詳細な名称も知っておく必要がある。さらに、気管挿管は1名でできる手技ではないため、これらの構造や名称、そして気管挿管時の介助方法等を正確に他の救急隊員や医療従事者に教育できる知識が必要となる。
　すなわち、表1-1に示した事項が気管挿管に関する解剖学を学習する目的となる。

☞ポイント①

2 気道の解剖学

　気道は、鼻腔・口腔から咽頭、喉頭、気管、気管支を経て肺にいたる呼吸時の空気の通り道で、生命が営まれている限り通常は開通している。人間は常に呼吸をしており、長時間呼吸を止めておくことは不可能である。
　また、声を出すためには肺から出た空気が声帯を通り（すなわち喉頭を通る）口から出る必要があり、話している際も常に気道は開通している。逆にいえば気道が生理的に閉塞するのは、食物を嚥下するときのみといえる。
　様々な病態により気道が閉塞する場合、種々の器具を用いて気道確保を行う必要がある。気管挿管はその中でも侵襲的な方法であるが、同時に確実な気道確保法となる。

☞ポイント②

(1) 鼻腔の解剖

　鼻腔は前方の外鼻口から始まり、後方では後鼻口により咽頭鼻部（上咽頭）とつながっている。
　鼻腔の生理的作用は鼻腔上方では嗅いの感知、他の部分では吸気の加温・加湿、空気中微小異物の除去である（図1-1）。
　気管挿管時は正常の呼吸と異なり、これらの作用が失われるため、吸気の加湿が必要となり、長期間の挿管では感染症にも注意が必要となる。

表1-1　指導目標

1　一般目標
　　気道、特に咽頭・喉頭の構造と生理的特徴を名称も含め正確に理解する。
2　到達目標
　1　気管挿管時の手技や処置の元となる解剖生理学的知識を理解する。
　2　他の医療従事者に気管挿管に関する解剖学的知識を正確に伝えることができる。

ポイント①

　解剖学は医学の基礎として、救急隊若しくは救急救命士過程における座学講義の初期に学習するが、その後の学習機会が少なく忘れられがちである。医学系課目、特に気管挿管に関した解剖学教育においては、基礎的内容はもちろん、臨床解剖学として実際の行為と関連づけた解剖学を理解する必要がある。

　解剖学はとかく受け身になりがちなパートであるが、実際に現場で挿管を実施するまでには、自身が医療従事者として介助者に介助方法を教育しなければならない点も理解すべきであろう。

ポイント②

　この部分では基礎的な解剖学的知識の再確認を行う。同時に生理的な作用の一部も述べる。構造と生理的作用が密接に関連していることが理解できれば、とかく暗記科目になりがちな両者の理解も深まる。

　また、この部分では比較的細かな解剖学的名称も述べる。このことは目標にもあげた、正確に理解し伝えるための最低限度必要な知識となる。

鼻腔の解剖学的構造は、正中に鼻中隔が存在し、内側壁として鼻腔を左右に分ける。

外側壁では上鼻道に篩骨洞後部の開口部、中鼻道に半月裂孔（上顎洞、前頭洞、篩骨洞の前中部から開口）、下鼻道に鼻涙管がそれぞれ開口している。上鼻道の更に上方は蝶篩陥凹と呼ばれ蝶形骨洞が開口している。副鼻腔はこれら開口部のみにより鼻腔と交通しているため、閉塞が起こるとしばしば副鼻腔炎が起こる。

外側壁からは上中下の鼻甲介が鼻腔内に突出し、一側の鼻腔を更に上・中・下の各鼻道に分けている。鼻甲介が存在することにより鼻粘膜の表面積が飛躍的に増大し、生理的作用を増強している。鼻腔上壁は鼻骨、前頭骨、篩骨、蝶形骨で構成されている。このうち篩骨は、嗅覚をつかさどる嗅神経が骨をつらぬき鼻腔内に出てくる、厚さ数ミリと非常に薄い骨となっている。

下壁は口蓋により口腔と隔てられている。　　　　　　　　☞ポイント③

鼻腔内の構造で気道確保（経鼻操作）に関連して特に注意すべき解剖学的構造として、鼻腔上壁と鼻中隔がある。外側壁からは鼻甲介が突出しており、外鼻孔からチューブ等を挿入すると上方か内側下方にしかチューブが進みにくいが、経鼻操作の際はチューブを上方に向けるのではなく後方に向かって進める必要がある。また、顔面骨骨折の際には経鼻操作による鼻腔上壁の損傷（さらにはそのすぐ上にある脳の損傷）を防ぐために、経鼻操作は禁忌となっている。

鼻中隔では前篩骨動脈、蝶口蓋動脈が鼻中隔前下部で毛細血管網をつくっており（キーセルバッハ部位）、鼻中隔の粘膜を損傷すると出血が起こりやすい。

☞ポイント④

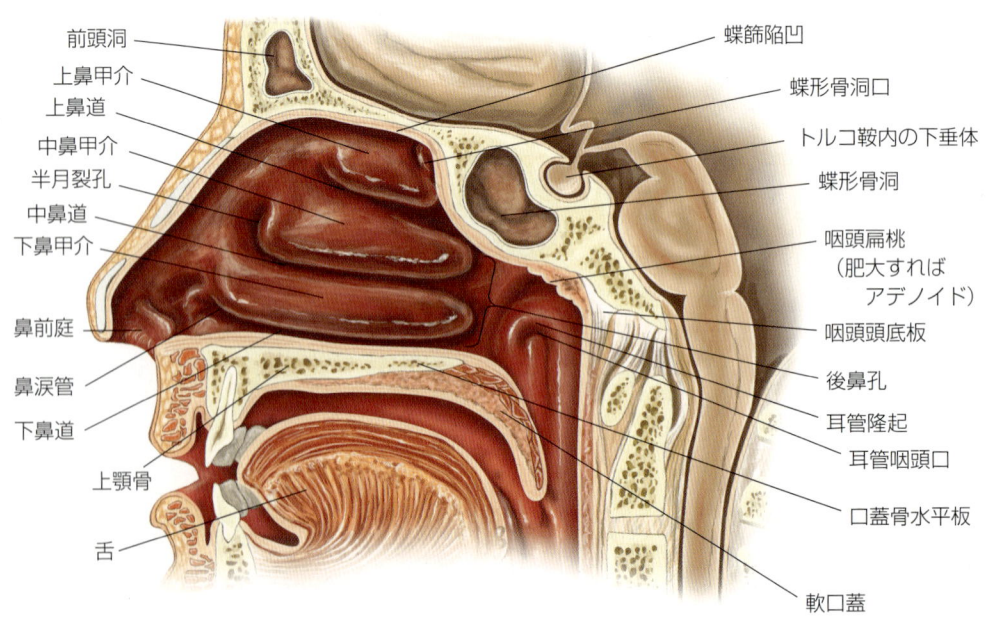

図1-1　鼻腔正中断（鼻中隔を除く）

1 気管挿管に必要な解剖の知識　5

ポイント③

　鼻腔は気管挿管時には通常関与しないが、気管挿管にいたるまでの気道確保にとって重要な知識となる。そのため経鼻エアウエイの挿入手技を再確認する。

ポイント④

　通常のエアウエイ挿入で、挿入の方向と正中を沿わせる理由（鼻甲介の存在）と注意点（キーセルバッハ部位の損傷による出血）を理解する必要がある（図1-2）。

　また、前頭蓋窩部分の篩骨は非常に薄い骨である（特に正中に近い部位）。このことが顔面骨骨折時に経鼻エアウエイが脳頭蓋内に迷入しないよう禁忌となっている理由である。

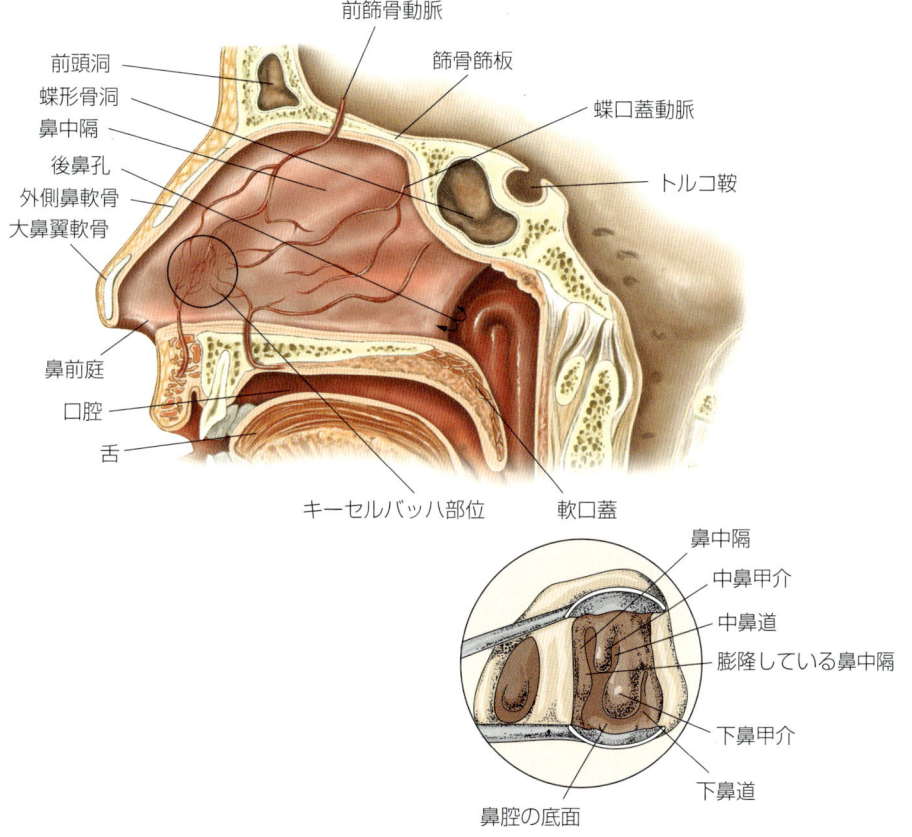

図1-2　鼻腔正中断（鼻中隔あり）

(2) 口腔の解剖

口腔は口唇により囲まれる口裂から始まり、後方では口蓋垂（Uvula）、口蓋舌弓、口蓋咽頭弓、舌根で構成される口峡により咽頭口部（中咽頭）とつながっている（図1-3）。口腔の生理的作用は食物の咀嚼と嚥下、味覚の感知等の食物の消化に関連したものと呼吸や構音に関連したものがある。

口腔の解剖学的構造は、歯列により口唇と歯列間の口腔前庭と歯列以後の固有口腔に分けられる。歯列は成人では正中から上下左右対称に切歯2、犬歯1、小臼歯2、大臼歯3本の計32本の歯で構成されている（小児の歯（乳歯）は上下左右に切歯2、犬歯1、臼歯2の計20本）。

口腔は上壁の硬口蓋と上顎・下顎を除き軟部組織で構成されている。口腔の上壁を構成する口蓋は前方の硬口蓋を除き後方は筋で構成された軟口蓋となっている。

口腔の下壁を構成するのは舌で、大きな筋のかたまりである。このため意識障害で筋の緊張が保てなくなると、下顎が下がり、特にオトガイ舌筋の緊張が低下すると舌根沈下が起きて気道を閉塞する。

口腔の後方は口峡により咽頭口部（中咽頭）とつながっている。口峡を構成するのは口蓋舌弓・口蓋咽頭弓（それぞれ同名の筋により構成：口蓋舌筋・口蓋咽頭筋）と舌根及び上方の口蓋垂（Uvula）である。口蓋舌弓・口蓋咽頭弓の間には口蓋扁桃があり舌扁桃・咽頭扁桃とともにワルダイエルのリンパ咽頭輪を構成して、鼻腔、口腔からの異物の進入を監視している。小児ではこれらの扁桃腺が肥大すると口峡が狭くなり、呼吸困難に陥ることがある。また扁桃腺は動静脈が多く入り血流が豊富なため、損傷の際には出血を起こすことがある。

☞ポイント⑤

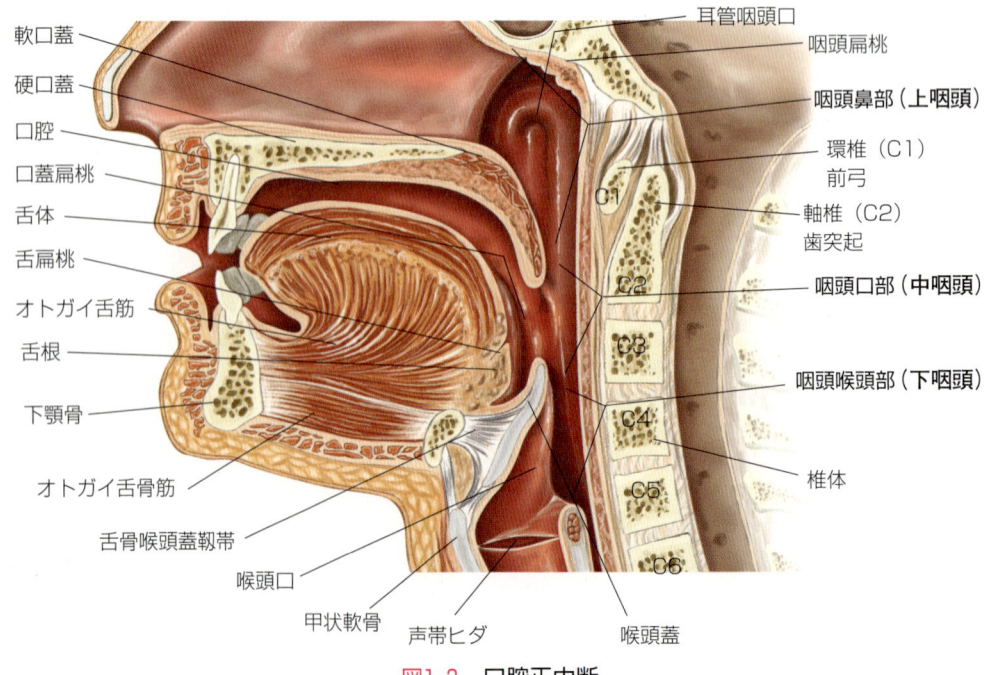

図1-3　口腔正中断

ポイント⑤

　口腔は気管挿管時の視線の通過部分となる。そのため構造やその名称を正確に理解する必要がある（図1-4）。

　歯は加齢に伴い減少することも多いが、挿管操作の際に喉頭鏡等で傷つけてはならない。特に上切歯は不適切な喉頭鏡の使用で容易に折れるため注意が必要である（喉頭鏡の使用法として後述）。

　口腔は咀嚼のための硬組織（歯・上顎・下顎）と嚥下のための軟組織がある。すなわち口腔内の構造は歯や骨などの硬組織を除き、可動性があるということである。

　多くの侵襲的処置ではその位置を決める基準は硬組織（骨又は軟骨）に求められる。これは軟部組織に比べ可動性（ズレ）が少ないためである。このため気管挿管では、咽頭・喉頭部で最も確認しやすい硬組織である喉頭蓋（軟骨）が位置決めの基準となっている。

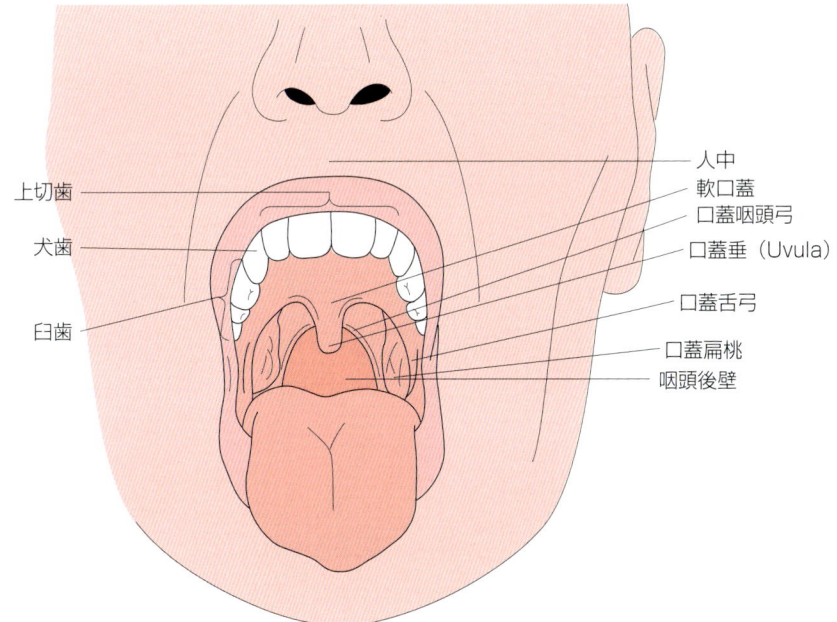

図1-4　口腔：正面より開口している図

(3) 咽頭の解剖

　咽頭は鼻腔・口腔・気管（喉頭）・食道を結び、呼吸器系（気道）と消化器系が交わる重要な部位である。上下に長く（約12cm）、上方より順に咽頭鼻部・咽頭口部・咽頭喉頭部の3部に分けられる。咽頭後壁は上・中・下咽頭収縮筋及び輪状咽頭筋により構成され、そのすぐ後方は頸椎となっている（図1-5）。

　咽頭の生理的作用は気道を通る空気と消化器系を通る食物を誤嚥しないように振り分ける作用である。通常は気道として開通しているが、食物が通る際には反射的に嚥下運動が起こり、食物が気管に入らないようにしている（詳細後述）。☞ポイント⑥

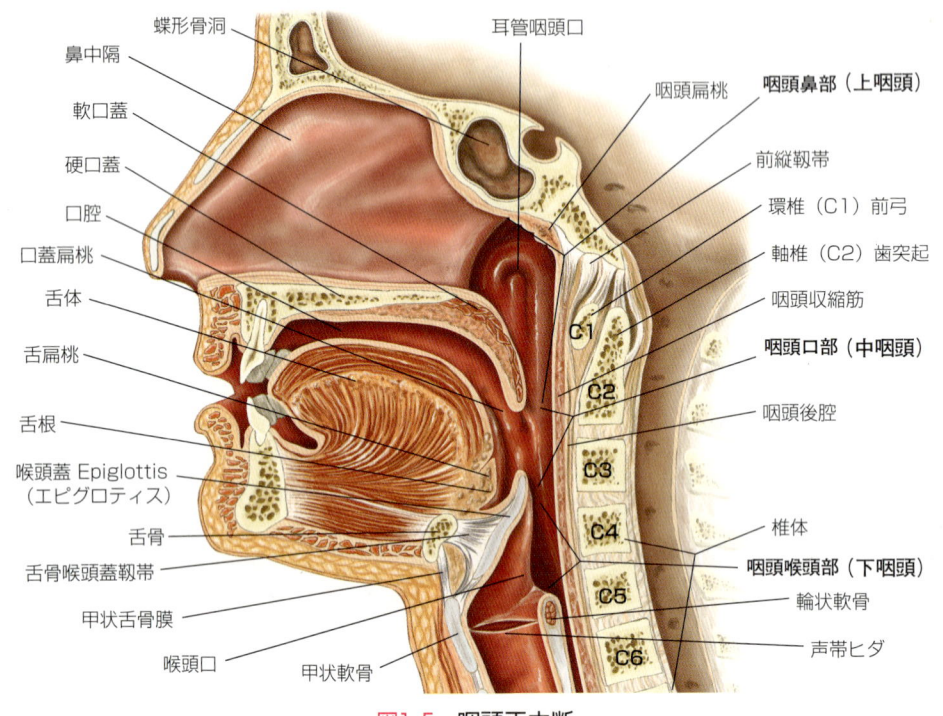

図1-5　咽頭正中断

❶　咽頭鼻部（上咽頭）

　鼻腔の後方に位置し、外側壁には耳管が開口し中耳と交通している。この部位には耳管扁桃・咽頭扁桃があり、ワルダイエルのリンパ咽頭輪の一部として鼻腔からの異物の進入を監視している。小児でこの耳管扁桃が肥大すると呼吸困難を起こすことがある。咽頭鼻部の後壁は上咽頭収縮筋が構成しており、嚥下時に挙上した軟口蓋とともに鼻腔を閉鎖する。

　この部位は咽頭の他の部位とは異なり、食物は通らず気道専用となっている。

❷　咽頭口部（中咽頭）

　口峡後部に位置し軟口蓋から舌骨までの高さを占め、咽頭後壁は舌骨より起こる中咽頭収縮筋と甲状軟骨より起こる下咽頭収縮筋の一部が構成している。咽頭後壁の粘膜には知覚神経として舌咽神経があり、この部位の刺激により嘔吐反射が誘発

1 気管挿管に必要な解剖の知識　9

ポイント⑥

　咽頭は鼻腔・口腔・喉頭の後方に位置しており、気道と消化器系が交わる複雑な構造をしている（図1-6、1-7）。

　この部分の視野を十分に確保することが喉頭口・声帯を目視するためには重要となるため、各部位の構造・名称を理解する必要がある。

　咽頭正中断の図で鼻部、口部も含めた咽頭腔の全体的な構造を理解する。

　また咽頭後壁は椎骨前面にあること等、周囲の関係にも注目する。

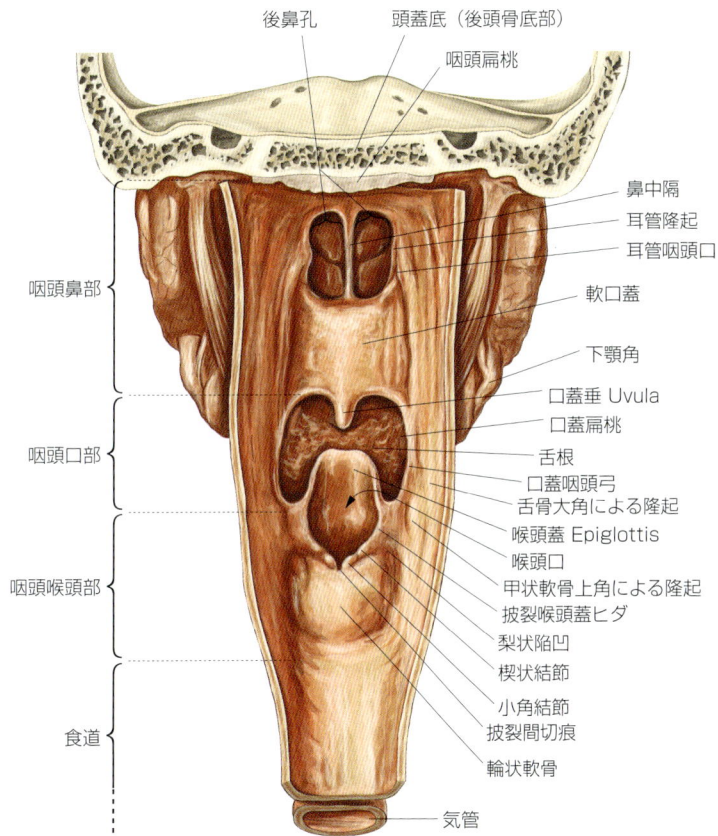

図1-6　咽頭後面開放図

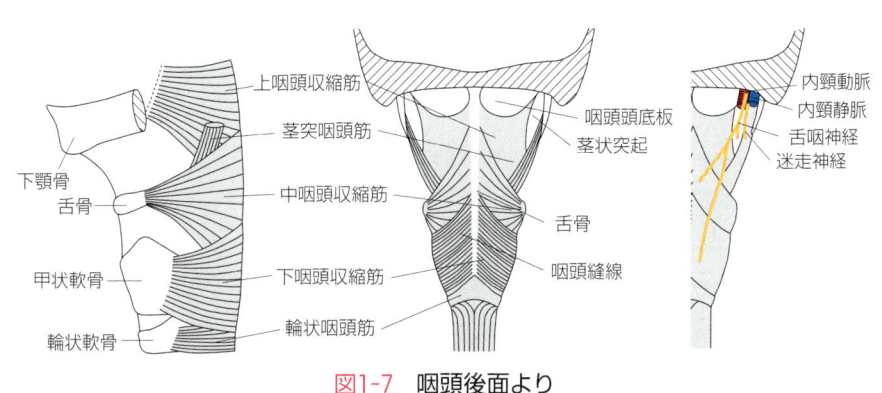

図1-7　咽頭後面より

される。また、咽頭後壁には咽頭の運動を支配している咽頭神経叢があり、舌咽神経・迷走神経・交感神経など多くの神経から構成されている。　☞ポイント⑦

❸ 咽頭喉頭部（下咽頭）

舌骨の下方から輪状軟骨の下端までの高さにある。舌骨の後方には喉頭蓋（Epiglottis）があり、舌根と喉頭蓋の間を喉頭蓋谷といい、正中と外側に舌喉頭蓋ヒダがある。この部分はマッキントッシュ型喉頭鏡のブレード先端が入る場所として重要である。

喉頭蓋の下方には喉頭口があり、気道と消化管の分岐部となる。喉頭口は舌骨の後方にある喉頭蓋と披裂喉頭蓋ヒダに囲まれた部分で、喉頭へとつながっている。喉頭蓋の外側には更に食道との間に梨状陥凹があり、この部位は食事の際に小骨などが引っかかりやすい部位となっている。

咽頭喉頭部の後面は、下咽頭収縮筋と輪状咽頭筋が構成している。下咽頭収縮筋は筋線維の走行が多様で、筋の走行が変わる隙間部分は抵抗減弱部位として憩室ができやすくなっている。主な好発部位は下咽頭収縮筋と輪状咽頭筋の間（咽頭憩室）、輪状咽頭筋と食道縦走筋がつくる三角（食道憩室）である。気管挿管の操作を行う際には同部位の損傷に気をつける必要がある。

(4) 喉頭の解剖

喉頭は主に甲状軟骨に囲まれた気道専用の空間で、第4頸椎（C4）から第6頸椎（C6）の高さに存在し、上方は喉頭蓋と披裂喉頭ヒダで囲まれた喉頭口から始まり、下方は輪状軟骨を通り気管へとつながっている。甲状軟骨の内部には披裂軟骨・輪状軟骨との間に声帯がつくられている（図1-9〜図1-14）。　☞ポイント⑧

喉頭の生理的作用は声帯による発声の調節に加え、血流豊富な粘膜で覆われることにより吸気を加温・加湿するとともに、気管への異物の進入を予防している。

喉頭口から前庭ヒダまでの部分を喉頭前庭という。前庭ヒダの更に奥に声帯ヒダ（Vocal fold）があり、前庭ヒダから声帯ヒダの間を喉頭室という。声帯より下方は喉頭下腔となり気管へとつながっている。

声帯ヒダは前方では甲状軟骨正中部に付着し、後方では披裂軟骨に付着し可動性をもっている。呼吸時には開き、発声時には適度に狭まり、嚥下時には閉じる。また声帯ヒダには声帯筋と甲状披裂筋が走り、その張り具合や厚みを変え異なる音が出せるようになっている。

左右の声帯ヒダの間を声門裂といい、成人ではこの部分が気道で最も狭い部位となる。また声帯の上部の粘膜が浮腫を起こすと気道が狭くなり（喉頭浮腫）、呼吸困難を生じることがある。

喉頭の神経支配のうち、知覚神経は声門上部が迷走神経から出る上喉頭神経、声門下部は反回神経から出る下喉頭神経が支配している。また、運動神経は甲状軟骨の内部はすべて下喉頭神経であり、甲状軟骨外側の輪状喉頭筋のみ上喉頭神経が支配している。

> **ポイント⑦** 解剖メモ

嘔吐反射：消化管粘膜－舌咽・迷走・交感神経－延髄－迷走神経－咽頭筋
咳嗽反射：気道粘膜－迷走神経－延髄－体性神経－呼吸筋
迷走神経反射：嚥下等に伴う伸展受容器の刺激による迷走神経の興奮に伴い、副交感
　　　　　　　神経による各種生理反応が起こる。
この他、気道への痛み刺激により交感神経による各種生理反応が起こることもある。
心肺停止後の経過時間が長い場合、これらの反射は起こらない（図1-8）。

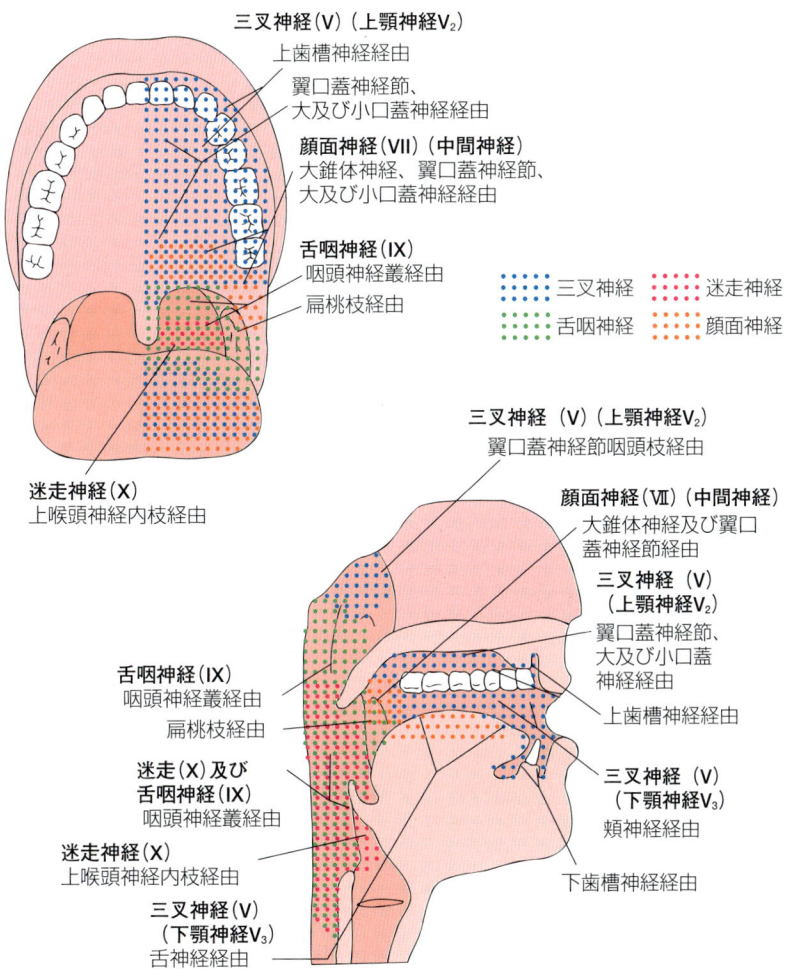

図1-8　口腔・咽頭の知覚神経支配図

> **ポイント⑧**

　喉頭は気管挿管においては目視できる最終的な構造となるため、立体的にその構造を熟知しておく必要がある。咽頭蓋が目視できれば、声帯はその深部（仰臥位では深部上方）に存在することを理解しておく必要がある。

12　1　気管挿管に必要な解剖の知識

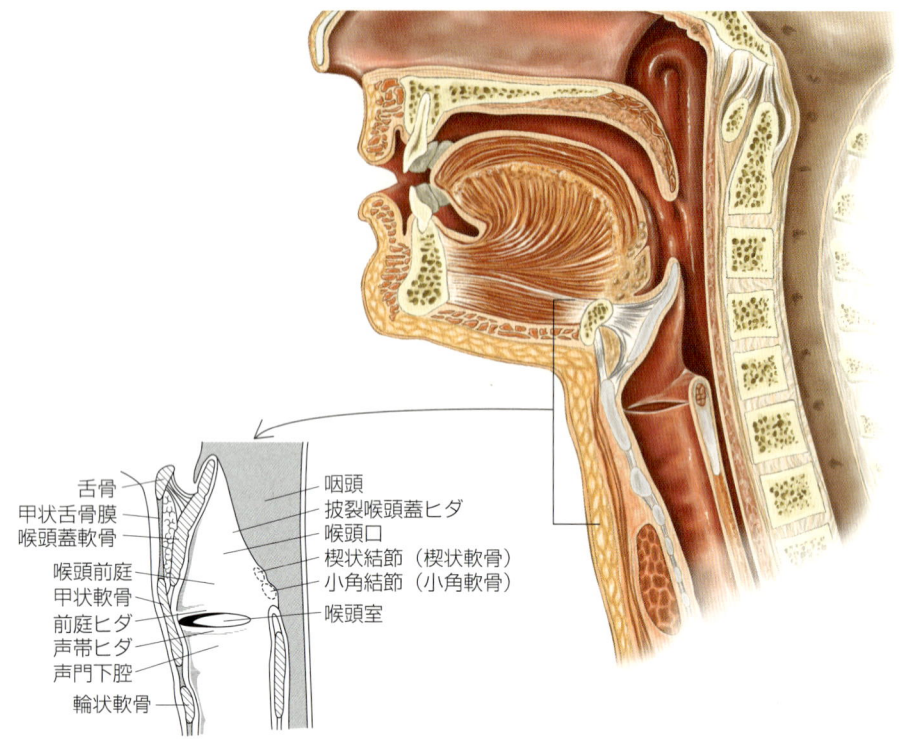

図1-9　喉頭正中断

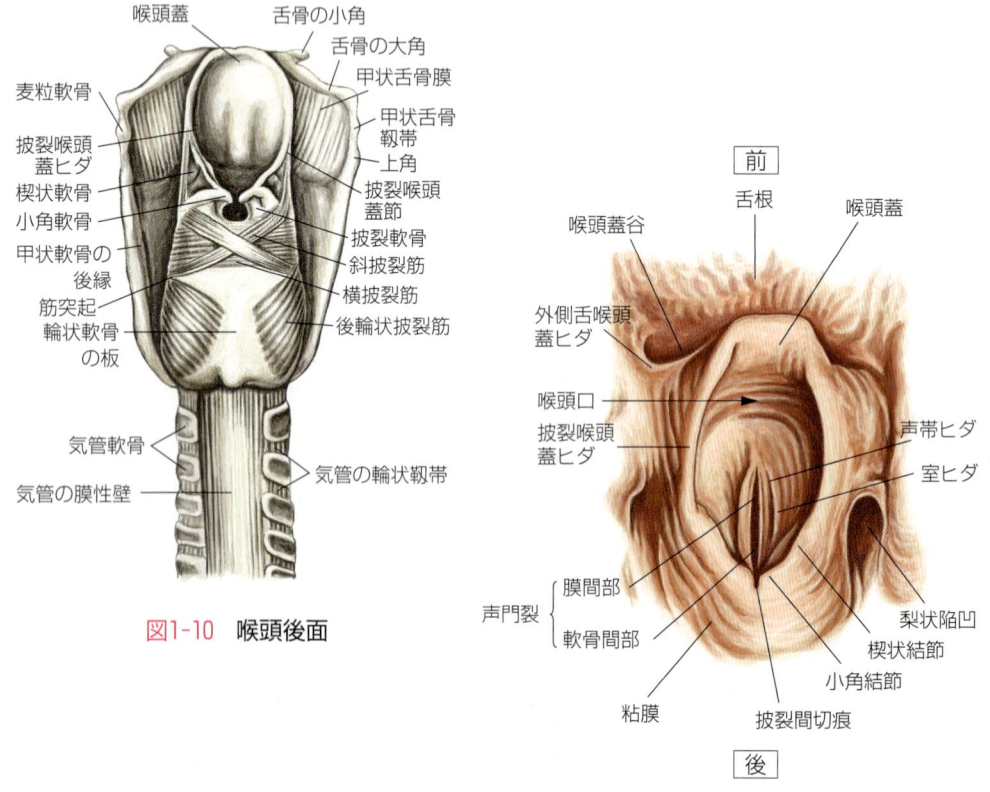

図1-10　喉頭後面

図1-11　喉頭口（上面より）

1 気管挿管に必要な解剖の知識　13

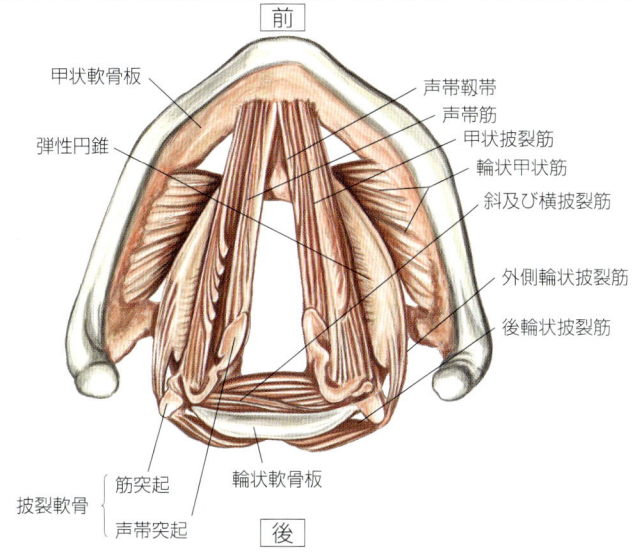

図1-12　声帯周囲（解剖図）

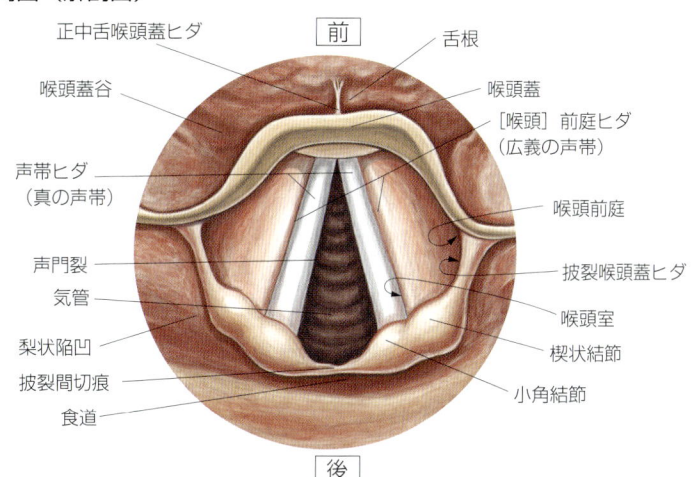

図1-13　正常な喉頭（上面より）

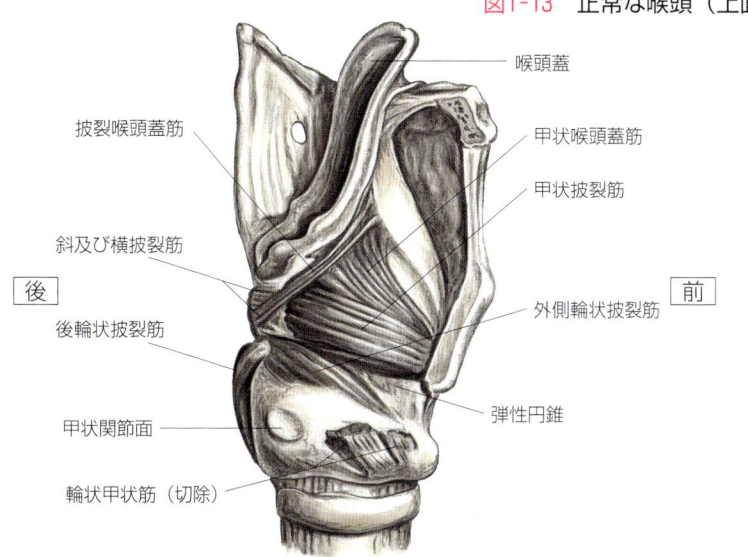

図1-14　喉頭側方切開

(5) 気管・気管支・肺の解剖

　気管は第6頸椎（C6）の高さで輪状軟骨より続いて起こり、頸部正中を下降し胸腔内、第5胸椎の高さで左右の気管支に分枝する。胸腔内で左右の気管支は左右非対称に肺内に入る。

　気管・気管支の生理的作用は、気道として呼吸時の空気の通り道となるとともに、空気中の異物を除去し、喉頭とともに適度な気道内圧を保つ。

　気管の解剖学的構造は呼吸時に虚脱しないよう全長にわたり前方にU字型の軟骨によって囲まれている。気管後壁は膜性壁と呼ばれ、さらに後面の食道壁とつながっている。気管内は粘膜上皮で覆われ、さらに上皮細胞は繊毛を有し肺への異物の進入を予防している。また、頸部では気管と食道の横を反回神経が走っている。

　気管はほぼ第5胸椎（T5）の高さ（前方では胸骨角の高さ）で左右の気管支に分岐する。気管内よりみたとき、この分岐部の高まりを気管カリナという。

　気管支の構造には左右差があり、右の気管支は左に比べ太く・短く・下方に向かって分枝している。この構造的差異により、気管内に入った異物は右気管支へと入ることが多い。

　分枝した気管支は肺内に入ると、葉気管支（上中下葉へ）から区域気管支（肺の各区域へ）と分枝を繰り返していき、最終的には終末細気管支から呼吸細気管支を通り肺胞へとつながっている。葉気管支より末梢では、気管支軟骨は不規則となる。

　肺も左右差があり、右が3葉（上・中・下葉）、左が2葉（上・下葉）に分かれ、右肺の方が大きくなっている。　　　　　　　　　　　　　　　　☞ポイント⑨

3　小児と成人の解剖学的相違

　小児と成人における頭頸部の解剖学的構造は大きく異なる。ここでは特に成長に関連した事柄とともに述べる。　　　　　　　　　　　　　　　　☞ポイント⑩

　頭蓋骨は脳の存在する脳頭蓋と、眼窩・鼻腔・口腔を構成する顔面頭蓋に分類することができる。脳頭蓋は生後1年半で大泉門が閉鎖し成長の速度が鈍るのに対し、顔面頭蓋は年齢とともに変化し続け、特に生後6〜7年は成長が著しい。この変化は上顎骨や下顎骨の発達によってもたらされ、歯牙の萌出と関連している。これらの理由により乳児期（出生〜1歳）においては成人に比べ口腔内の容積は小さい。

　喉頭も年齢により変化する器官である。喉頭の位置は新生児期（出生〜4週）には成人に比べ1〜2椎体上位に存在し、喉頭蓋の位置も高い。これらの構造により、乳児では口呼吸よりも鼻腔を通り呼吸する鼻呼吸の方が理にかなっている。成長に伴い喉頭の位置は下がり、また思春期以降、男性では喉頭隆起が突出し、声帯長が伸びるなどの性差を生じる。

　小児の気道は成人に比べ全体的に細いが、小児は成人と異なり、特に輪状軟骨が気道における最狭窄部位となっている。様々な要因で小児の気道で粘膜浮腫が起こると、成人に比べ容易に呼吸困難・気道閉塞となる（表1-2）。

ポイント⑨

　気管・気管支・肺は、通常見ることができない。すなわち、喉頭展開・喉頭鏡で目視しているのは解剖学的には喉頭口とその奥の声帯であり、気管以降の気道は直接目視していない。

　気管には最初の輪状軟骨を除き、すべて馬蹄形の気管軟骨が存在し、内腔が閉じてしまわないようになっている。輪状軟骨は名称のとおり上気道で唯一全周性の軟骨であり、バッグ換気時に食道送気を防ぐセリック法の際に食道を圧迫閉鎖する構造として重要である。

　挿管に関しては特に喉頭入口軸と気管軸が異なる点が重要である。このため、スタイレットを用いた気管挿管では、声帯以降にスタイレットが入るとスタイレットの角度と気管軸が異なるため、気管損傷を起こす可能性がある。

　また、気管が気管支に分岐する高さの理解は重要である。挿管位置が深い場合の右片肺挿管となりやすい事も理解すべきである（図1-15）。

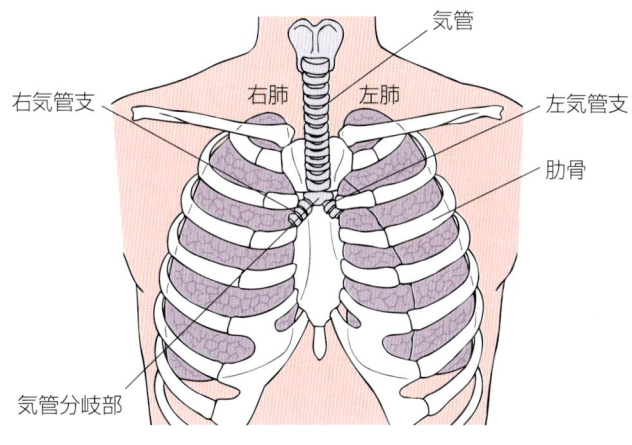

図1-15　気管・気管支・肺正面図

ポイント⑩

　小児、特に乳幼児期における頭頸部の解剖は、成人と大きく異なる点を理解する。

表1-2　小児の解剖学的特徴

1	頭部の体に占める比率が成人と比べ大きい。
2	喉頭や喉頭蓋の位置が高い。
3	小児は成人と比べ気道が細いため、浮腫で容易に閉塞しやすい。

4 気道の体表解剖と立体的構造（周囲の構造との関係）

　気道は顔面頭蓋から頸部、胸部と広範囲に伸びている。顔面頭蓋や胸腔内の臓器は体表から触知できないが、このうち頸部にある喉頭や気管は体表から触れることができ、周囲の構造との相互関係を知ることができる。　☞ポイント⑪

　頸部は前頸部・外側頸三角部・後頸部の3部に分けられる。前頸部で注意すべき点は甲状腺・気管・食道が頸筋膜前葉でできる鞘に包まれていることである。内頸静脈・総頸動脈・迷走神経は別に頸動脈鞘と呼ばれる構造で包まれており、食道と椎骨の外側に位置している。また、頸筋膜前葉・頸動脈鞘の間には交感神経幹が位置している。

　体表から解剖学的な位置を同定する際に基準となるのが骨（軟骨）である。気道に関連し頸部で触れる骨・軟骨は舌骨・甲状軟骨・輪状軟骨・気管軟骨の一部である。

　舌骨は下顎骨から下顎底に沿っていくと、頸部との角をなす部分に触れることができる。舌骨は第4頸椎（C4）の高さにあり、この部位からは横隔神経が頸神経叢の一部として出ており、呼吸運動にとって非常に重要な部位となっている。気道内部では舌骨の後面に喉頭蓋軟骨が位置している。

　甲状軟骨は喉頭隆起という高まりがあり、体表から一番触れやすい構造で、第5頸椎（C5）の高さにあり、この軟骨内部に声帯がある。この位置では胸鎖乳突筋の前縁を押し込むことにより総頸動脈（この部分は内外頸動脈への分枝部に相当する）を触れることができる。

　輪状軟骨は喉頭隆起から下降していき、輪状甲状靱帯の凹みを越えたところに触れることができる。第6頸椎（C6）の高さにあり、輪状軟骨が喉頭と気管・咽頭と食道の境界となっている。また喉頭から気管にかけて唯一全周性の軟骨のため、小児の気管（成人では声門）や食道の生理的狭窄部位となる。医師が行う緊急喉頭穿刺は輪状軟骨の上の輪状甲状靱帯を、気管切開は輪状軟骨の下方の気管で行われる。このように輪状軟骨は頸部の外科的な処置の際の基準となる。成人において輪状軟骨の高さでは正中に甲状腺はほとんど存在しないが（時に錐体葉が正中に存在）、左右には甲状腺が存在している。

5 嚥下運動

　人が生きていく上で気道は常に開通し確保されている。しかし、誤嚥が起こらないように食物を嚥下するときのみ気道が閉鎖される。この嚥下運動を理解することにより、逆に気道を確保する際にどのような手技を行えばよいのかが理解できる。そのためここでは嚥下運動について説明する。

　嚥下運動は口腔期・咽頭期・食道期の3相に分けられる。

❶　口腔期
　食物が咀嚼され、舌背に乗って後方に送られる。

1 気管挿管に必要な解剖の知識

ポイント⑪

　救急の現場において体表より人体内部構造を特定しなければならないため、一般の医療職種以上に体表解剖学や頸部と周囲の構造を理解しておく必要がある（図1-16、1-17、写真1-1）。

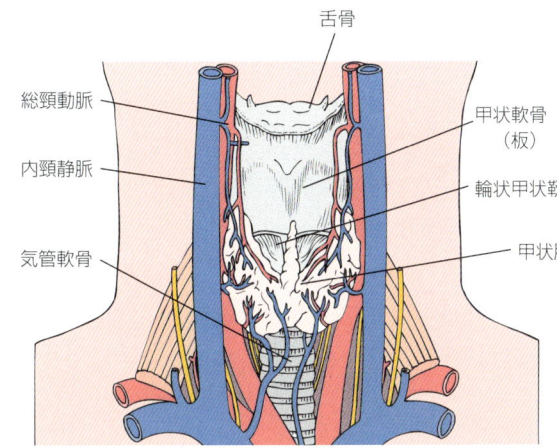

図1-16　頸部前面図

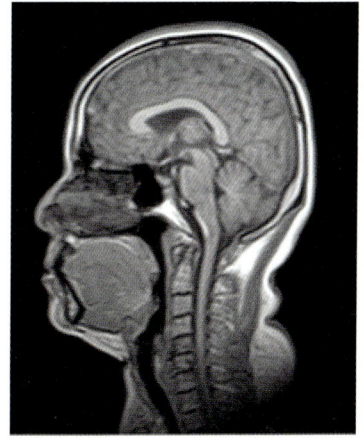

写真1-1　頸部MRI

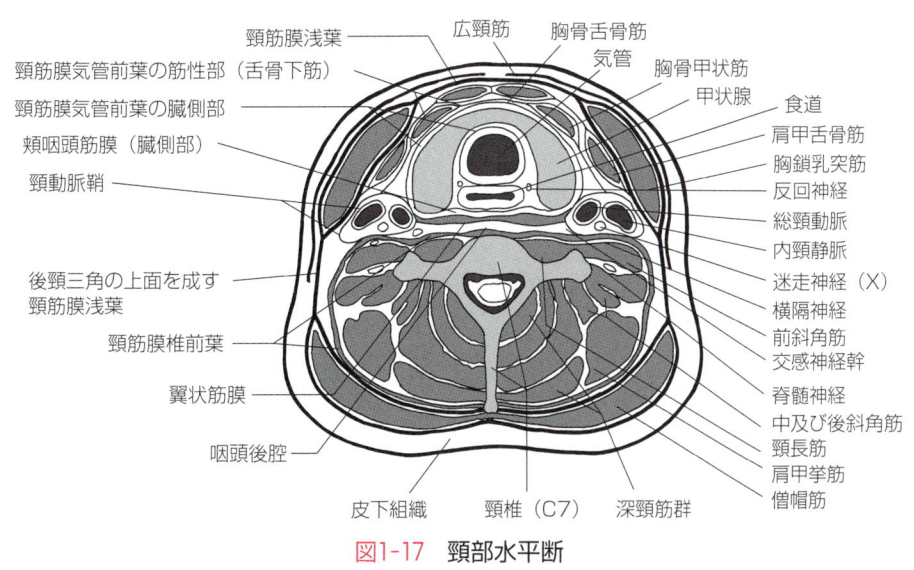

図1-17　頸部水平断

❷ 咽頭期

　食物が咽頭に入る。この相では食物が鼻腔・口腔に逆流しないよう、また気管に誤嚥されないよう、複雑な運動が反射により行われる。鼻腔への食物の逆流を防止するため、まず軟口蓋が挙上するとともに上咽頭収縮筋が収縮し後方から咽頭壁を軟口蓋に押しつける。また、口腔への食物の逆流を防止するため舌が後退し口峡を閉鎖する。

　気管に食物を誤嚥しないようにするメカニズムについて、もう少し詳しく説明しよう。咽頭後部に入った食物は反射的に中・下咽頭収縮筋の運動により食道へと送られる。このとき舌骨上筋群の働きにより、舌骨とともに甲状軟骨が前上方に引き上げられ、気管に食物が入らないようになっている。同時に喉頭蓋は後退した舌によりやや下制されるが、喉頭蓋自体が筋により単独で下制されるのではない点が重要である。また喉頭蓋は逆Ｖ型をしており、食物は左右に流れて梨状陥凹の方向を通過することにより気管に入りにくくなっている。さらに、喉頭口の披裂喉頭蓋ヒダや声帯も閉じる方向に働いて誤嚥を防止するとともに、気管内に進入した異物は咳嗽によって排出される。

❸ 食道期

　蠕動運動により食物が胃に送られる。

　これらを統合すると、生体で嚥下の際、気管を閉鎖するのは喉頭部が前上方に引き上げられることにより起こることが分かる。すなわち、気道を開くためには逆の力を加えればよいこととなる（経鼻エアウエイの挿入による後鼻口の開放、舌を前方に挙上：各種用手気道確保法や喉頭展開、喉頭を後方に押さえつける：BURP法等）。

☞ポイント⑫

6　気管挿管の実際と解剖学的知識の関連づけ

(1) 喉頭展開

　気管挿管時の喉頭展開では、まずはじめに挿管実施者及び傷病者のポジショニングが重要である。

　挿管実施者は、狭い口峡を通して深部の喉頭口（声帯）を目視するために、挿管実施者の視線が傷病者の正中軸に沿っている必要がある。視線が左右にずれている場合、喉頭展開しても声帯が目視できない場合がある。

　傷病者のポジショニングに関しては、咽頭腔を広げ、直角に近い咽頭軸と口腔軸を一致させるため頭部に枕を挿入したり、頭部を後屈させる必要がある。ただし、外傷時に頸椎損傷が疑われる場合には頭部後屈させることはできない。

　口唇と歯列を開き喉頭鏡を口腔内に進めるのはこれらのポジショニングがすべて整った後となる。

☞ポイント⑬、⑭

ポイント⑫

嚥下運動は生理的気道閉鎖状態であり、この動きを理解することにより逆に気道確保の原理を理解する。

図による説明を加え、嚥下運動の理解を深めた上で、各種気道確保法がこの生理的気道閉鎖とどのように拮抗した動きかを理解する．(図1-18、1-19)。

オトガイ挙上、修正下顎挙上法等：下顎骨及びそれとつながる舌を前方に引き出し気道確保

経鼻エアウエイ：後鼻口を開通させ舌根部までチューブを挿入することによって気道確保

経口エアウエイ：舌根部を持ち上げることにより気道確保。空気は工型のエアウエイの両脇を通る。

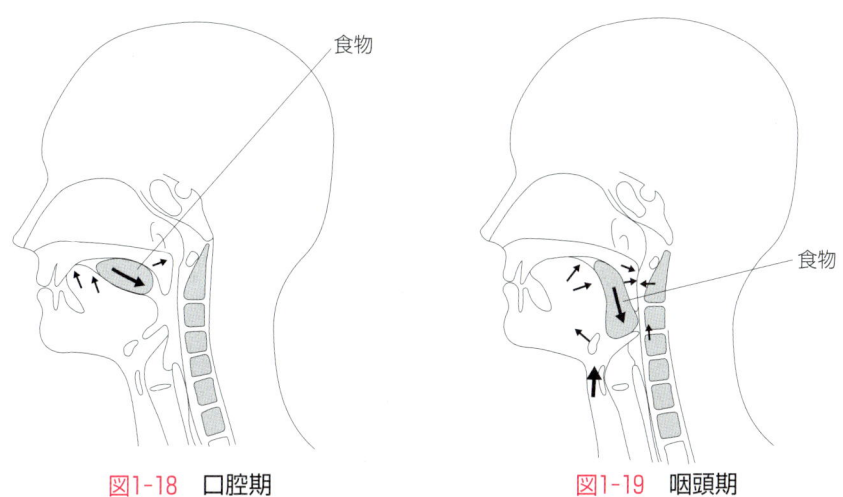

図1-18　口腔期　　　　　　　　図1-19　咽頭期

BURP法とは

BURP法では甲状軟骨を後上方（更にやや右より）に押すことが推奨されている。嚥下の際に甲状軟骨が移動するのは前上方である。そのため、単純に甲状軟骨を押し上げるのみでは当然気道閉塞の状態に近くなる。すなわちBURP法はセリック法と異なり、喉頭展開下で視線軸上に喉頭口を近づける操作であり、不適切な操作によっては気道狭窄状態に近くなる点を理解する必要がある。必ず、挿管実施者の指示で介助者が介助手技を行うよう指導すべきであろう。

喉頭鏡を口腔内に進めるにあたり、口唇や歯牙の欠損を起こさぬよう注意する必要がある。これは挿入時のみでなく喉頭鏡操作中を通じて注意する必要がある。

喉頭鏡はそのL字型のブレードの構造上、右の口角近くより挿入し、ブレードで舌を左側によけるようになっている。舌根部ではブレードの先端が喉頭蓋谷に入るため、舌を完全によけきることはできない。口峡や舌根部は軟部組織でできており、外力で容易に変形するため、咽頭喉頭部で目標となる硬組織は喉頭蓋（軟骨）しかない。喉頭蓋は舌根部のすぐ下方にあるため、喉頭鏡のブレードを挿入し喉頭蓋が確認できない場合はブレードが深く入りすぎている可能性が高く、それ以上ブレードを進めると喉頭蓋や喉頭周囲の組織を障害する可能性があり、危険である。

喉頭蓋が確認できれば喉頭鏡のハンドル軸に向かい喉頭鏡を引き上げると喉頭蓋の奥に喉頭口、その先に声帯が見えてくる（写真1-2）。　　　　　　☞ポイント⑮

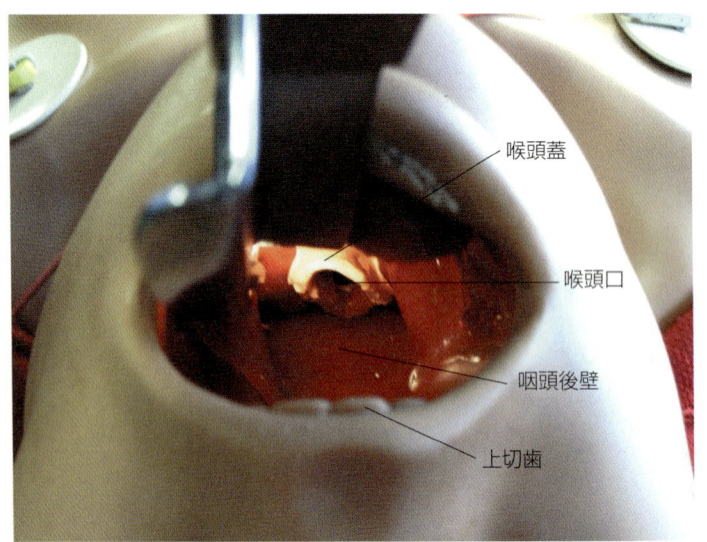

写真1-2　気管挿管時の視野

(2) 気管挿管の手技と解剖学的要点

気管チューブを右口角から挿入していく。このとき気管チューブはそのカーブを垂直ではなくやや寝かせた状態で挿入する必要がある。これは挿管実施者の声帯直視の状態を可能な限り保つ（気管チューブが視線を遮らないようにする）ためと、気管チューブ先端が喉頭蓋を引っかけてしまわないようにするためである。

気管チューブの先端が喉頭蓋を越え声門に達したら、気管チューブを垂直にし、声帯を越え気管内に進める。気管チューブを垂直にすることにより気管チューブ先端も垂直にV字形となり声帯を痛めずに挿入することができる。

さらに、気管チューブの先端が声帯を越えたところからスタイレットが気管内に入りすぎないように抜去するように指示する必要がある。カーブがついた硬いスタイレットを装着したまま気管チューブを進めると、気管壁を傷つける可能性があるためである。

☞ポイント⑯

ポイント⑬ 気管挿管のポジショニング

スニッフィングポジションとは、仰臥位で頭頸部を前方に前額面を一定に保ちながら移動させるものである。麻酔科領域においては数多くの研究がなされているが、解剖学的に口腔軸や咽頭軸・気管軸の関係を変化させるものではない。

一般的に気管挿管のために喉頭口及び声帯を直視するには、上切歯から喉頭口までの直線上に障害物が存在しない必要がある。また、視野を確保するには上切歯の位置を相対的に下げるか、直線上の障害物を少なくし圧排しやすくする必要がある。

スニッフィングポジションをとることにより相対的に舌骨が前方に移動し、少ない喉頭展開で視野を確保しやすくなる。またそのポジションからやや頭部後屈を加えることにより上切歯の位置が相対的に下がり、視野を確保しやすくなることもある（図1-20、1-21）。

単純な頸部後屈は頸椎全体に外力がかかり、頸椎の彎曲が強くなるのみである（写真1-3）。

なお挿管のポジショニングは傷病者の体格等により個人差があり一概に決まった高さや角度を出すことはできない。また外傷患者に対しては頸椎保護の観点からこれらのポジショニングは適当ではない。頸椎保護と適切な気道確保が同時に行えるエアウェイスコープのような器具の使用が望ましい（図1-22）。

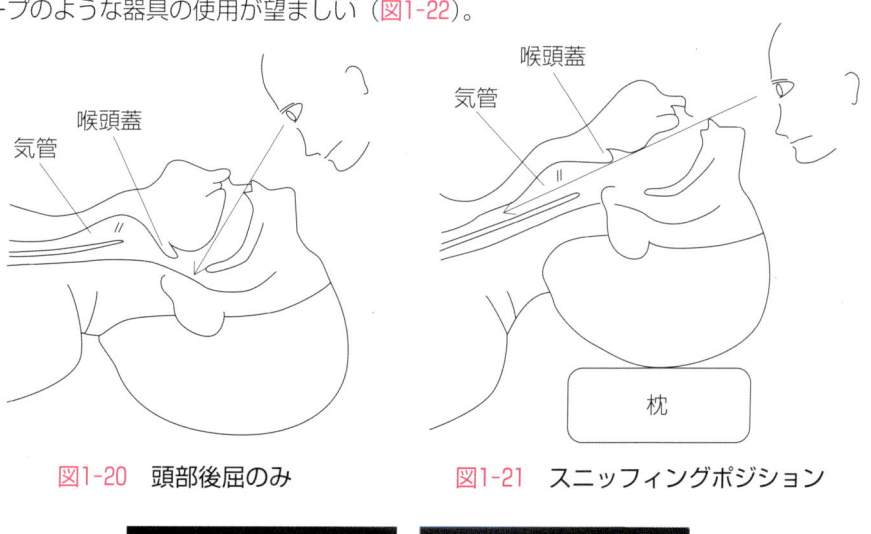

図1-20　頭部後屈のみ　　図1-21　スニッフィングポジション

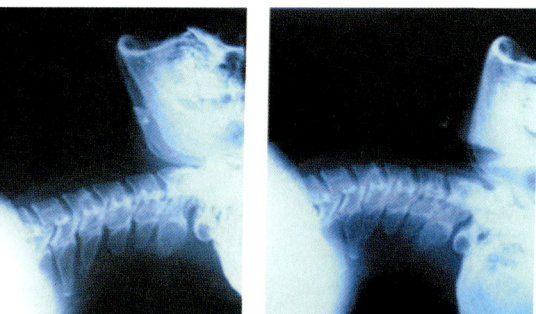

写真1-3　上記挿管ポジション時の透視図

前記は気管チューブが正確に喉頭口から挿入できた場合である。しかし、気管チューブを垂直にした後にずれ等により気管チューブが進まない場合（強い抵抗がある場合）には気管チューブ先端が解剖学的に他の部分に引っかかっている場合があり、その場合は、無理に進めず一度抜去する必要がある。

披裂軟骨や梨状陥凹に気管チューブが引っかかったまま無理に挿管を行うと、軟骨の脱臼や周辺組織の浮腫、出血ひいては裂傷を引き起こす可能性がある。

また抵抗が小さい場合でも強い力で挿管を行うと気管や食道の軟部組織を突き抜け、頸部や縦隔にチューブが進入してしまう場合があるため、どのような時も挿管操作は愛護的に行うことが必須である。

気管チューブを留置する深さは成人では約21cmとされている。これ以上気管チューブを進めるとその先端が気管支（通常右気管支）に入り込み、片肺挿管となる可能性が高いためである。

(3) 介助者の手技

気管挿管は挿管実施者1人で行うことはできない。安全に気管挿管を行うためには挿管介助者が適切な準備及び介助を行う必要がある。適切な準備としては喉頭鏡や気管チューブの準備・確認等が含まれる。

介助方法のいくつかに関しては、介助者自身が気管挿管に関する解剖生理学的特性を熟知している必要がある。

挿管準備段階では患者のポジショニング介助、スタイレットのカーブを決めるなどの必要があるためである（どちらも気管軸と口腔軸に関する解剖学的知識が必要）。

また、喉頭展開時には挿管実施者の声帯確認を容易にするため、挿管実施者の指示でBURP法により甲状軟骨を押さえたり、右口角を引いたりする（喉頭鏡の構造や喉頭の解剖生理学知識が必要）。

さらにはスタイレットの抜去のタイミング等も知っている必要がある（喉頭から気管にかけての解剖学的知識が必要）。

上記の介助は必須のものではないが、介助者がこれらの知識をもたないことにより傷病者に過度の侵襲を加える可能性がある。また挿管後のカフ圧が毛細血管の灌流圧（約20mmHg）を超えると気管壁の壊死がおこることも知っている必要があるだろう。

以上により、気管挿管実施者が事前に介助者の教育を十分行う必要があると考えられる。

☞ポイント⑰

7 様々な気道確保器具と解剖生理

気管挿管は最も確実な気道確保法であるが、様々な危険が伴う侵襲的な手技である。このため、傷病者の状態（挿管困難）や挿管実施者の手技の習熟度により、他の方法で気道確保が図れる場合は、より安全な方法から試みるべきであろう。

ここでは気管チューブ以外に気道確保を行う器具として、ラリンゲアルマスク及び

ポイント⑭

脊髄損傷を疑われる外傷患者では、搬送時にバックボード固定が行われることが多い。しかしその際に救急救命士が気管挿管を行う場合には、脊髄損傷よりも救命を優先し固定を解除しスニッフィングポジションを取り気管挿管をする必要がある。

しかしその脊髄損傷を防ぎつつ、救命のための気管挿管を行える器具としてエアウエイスコープが開発された。この器具を用いると頭頸部を固定したままでも解剖学的に内蔵されたファイバーが声門を向くようになっており、内蔵されたモニターの映像を見ながら安全に気管挿管が行える（図1-22）。

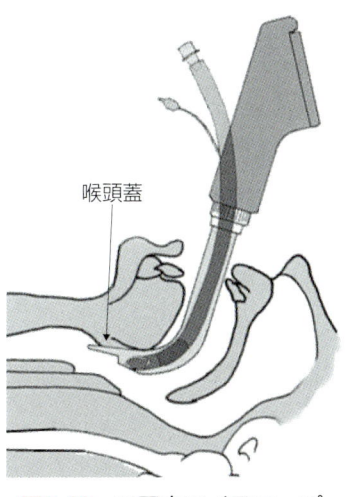

図1-22 エアウエイスコープ

ポイント⑮

喉頭鏡の構造は様々な解剖学的特性をもっており、これらの理解が重要である。特にマッキントッシュ型喉頭鏡に関していくつか要点を追加しておく。

マッキントッシュ型喉頭鏡のブレードは彎曲しており、ブレードを深く挿入しすぎると自身の彎曲で視野をさえぎることがある。喉頭蓋谷は舌根部のすぐ後方にあり、ブレードを過度に挿入する必要はない。

ブレード先端部分を用いて舌根部を前方に挙上すると、視線上の障害物を排除することができる。

テコの原理を用いると、歯牙欠損の危険のみでなく、舌骨・喉頭蓋・甲状軟骨が一体となって前上方に移動してしまう。これは嚥下時の運動と同じで、かえって声帯を目視し難くする行為でもある。

ポイント⑯

気管挿管において、挿管実施者の視野確保は手技を安全に成功させるために重要である。そのため気管チューブの口腔内への挿入に関して注意する必要がある。挿管実施者の視野が妨げられると気管チューブが喉頭口からずれ、食道損傷等の誘因となる。

また、スタイレットの抜去時期も重要である。スタイレットの彎曲は咽頭から喉頭口に対しては適切な形状であるが、声帯以下の気管に対しては適切ではない。スタイレットが声帯以下深く進められると、気管損傷の可能性がある。

ポイント⑰

介助者に対する教育は現在のところ制度化されていない。気管挿管に関する教育を受けた者が介助につく場合を除き、実際に挿管実施者が介助者を教育する必要があろう。

挿管手技を安全に成功させるには、解剖学的背景を十分に理解させる必要がある。

食道閉鎖式エアウエイについて解剖学的な観点から説明する（写真1-4）。

☞ポイント⑱

　両者に共通している点は盲目的に挿管しても、解剖学的により挿入しやすい下咽頭・食道方向に管の先端が進むことを利用し、より簡便な手技で挿管し、下咽頭又は食道を閉鎖して気道を確保しようとしている点である。

(1) ラリンゲアルマスク（Laryngeal Mask Airway：LMA）

　ラリンゲアルマスクは、喉頭口周囲をマスク型のカフで覆うことにより気道を確保するものである。

　ラリンゲアルマスクは、口腔内から咽頭を経て、先端が喉頭口を超える部位まで挿入し、カフを膨らませることにより、マスク型のカフが喉頭口を覆う構造となっている。傷病者に適合したサイズを用いないと形状がフィットせず、リーク（漏れ）が生じる危険性がある。

　またサイズが適正な場合もカフを膨らませる際や傷病者の移送時にカフがずれる可能性もあるため、使用中は常にリーク（漏れ）がないか注意する必要がある。

　またマスクの構造と咽頭の構造（梨状陥凹）により完全に気道を閉鎖することが難しいため、食道からの逆流物があった場合には誤嚥の危険性がある。

(2) 食道閉鎖式エアウエイ

　食道閉鎖式のエアウエイには形状によりいくつかのバリエーションが存在する。いずれもチューブにカフがあり、咽頭や食道（又は下咽頭）で膨らませ閉鎖し、チューブの側方にある孔から喉頭口に向けて気道を確保するものである。現在多用されているものはカフが2つあり、一方を中咽頭で、他方を食道（又は下咽頭）で膨らませる構造になっている。短いものからラリンゲアルチューブ（Laryngeal Tube：LT）、コンビチューブ（Combitube）、スミウエイWBチューブ等があり、最も長いものは挿管時にその先端が食道胸部にまで達する。

❶　ラリンゲアルチューブ

　最も短く、挿管も容易である。2つのカフがそれぞれ口狭〜中咽頭と下咽頭（喉頭口の下）で膨らみ、側方の孔から喉頭に空気を送る構造になっている。口峡部で膨らんだカフが軟口蓋を挙上するため、鼻腔への空気のリークは少ないが、下顎が上がった状態では舌根部の形が変わり口腔にリークする場合がある。現在サクションもできる改良型も使用されている。

❷　コンビチューブ

　コンビチューブの最大の特徴は管が2重構造になっており、盲目的に挿管した場合、気管・食道のどちらに入っても気道確保できるようになっている点である。ただしチューブが硬く、適切に挿管しないと食道裂傷などの合併症を引き起こすことがあるため注意が必要である。

ポイント⑱

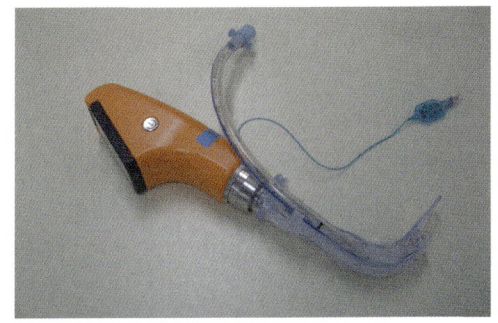

エアウエイスコープ

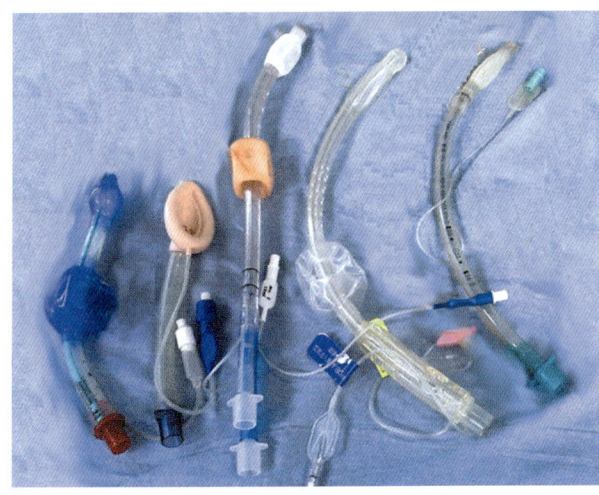

左から
ラリンゲアルチューブ（LT）
ラリンゲアルマスク（LMA）
コンビチューブ
スミウエイWBチューブ
気管挿管チューブ

写真1-4　各種気道確保器具

並べてみると長さや構造の違いがわかる。
　コンビチューブは一見長そうだがカフの位置はラリンゲアルチューブに近く、体外に出ている部分が長い。
　傷病者の状態や挿管実施者の習熟度により、適切な器具を用いて気道確保を行うことが望ましい。

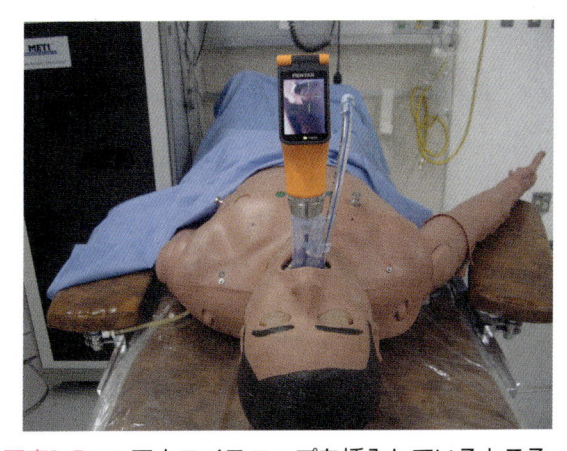

写真1-5　エアウエイスコープを挿入しているところ

❸　スミウエイＷＢチューブ

　チューブが長く、先端が胸部食道まで入り込むため、食道静脈瘤の既往のある傷病者への使用は注意して行わなければならない。

8　おわりに

　実際の症例に合わせた挿管手技や臨床的な知識、生理学等は他の講義・教科書に委ねるが、通常の気管挿管に関連した解剖生理学的知識のうち、最低限必要と思われるものを列記した。また、実際の気管挿管手技には解剖学的原理が非常に密接に関連していることを示した。

　生体に侵襲的な処置を行う場合は、必ず正確な解剖学的知識を身につけておく必要がある。本書のみでなく解剖学アトラス等を活用し、更なる学習を行う必要がある。

　実際の喉頭周囲の解剖は大学医学部等における解剖実習により飛躍的に理解度が増すと考えられる。基礎教育終了後、実際に病院実習に出る前に人体解剖見学を行うことにより、理解が深まり、より安全に臨床実習を行うことができると考えられる。教育方法の選択肢の一つとして考慮することも可能である。　☞ポイント⑲

（川岸久太郎）

> **ポイント⑲**
> 　正常解剖を理解することは、人に対し侵襲的行為をなす際には安全のために非常に重要である。出来うる限り写真等の視覚教材や模型等の教材を駆使し、理解を深める必要がある。
> 　しかし、複雑な人体構造の理解はやはり実物を知ることなくしては難しい。そのため効果的な教育法の一つとして人体解剖見学（実習）も考慮されてよいであろう。
> 　教育のための正常解剖は法律上、大学の医・歯学部においてのみ認められている。近年、日本解剖学会ではコメディカルに対する解剖教育（人体解剖見学等）の充実が検討されている。

2 気管挿管に必要な生理の知識

1 はじめに

　気道はいわゆる呼吸する上での空気の通り道であり、上気道、下気道に分類されている。解剖学的にはその発生過程などから、喉頭以下を下気道、それ以上を上気道としている。臨床の現場では、やや曖昧な部分もあるが、喉頭までを上気道としている（図2-1）。
　気道の働きとして、加湿や嚥下などの生理学的な働き（表2-2）が重要と考えられる。ただし、気管挿管により、異物除去の一部や、加温や湿潤化という部分の機能は失われてしまうので注意する。

2 気道の生理と役割

(1) 吸気の加温と湿潤化

　気道内は粘液で覆われており、異物を吸着するとともに、吸気を湿潤化し、また暖めている。特に鼻腔内は、左右に上中下の鼻甲介があり、このため表面積が広く、その働きが大きい（図2-2）。
　気管挿管によってこの鼻腔の機能は失われる。　　　　　　　☞ポイント①

(2) 嚥下機能との分離

　嚥下機能とは、気道内に食物が入らないようにしつつ食物などを食道へ送り込む働きである。
　嚥下機能は、
　① 舌根が挙上し咽頭へ食物が流れる。
　② 喉頭蓋が、舌根の挙上とともに喉頭への経路をふさぐ。
　③ 咽頭の筋肉の働きにより食物は食道へ押しやられる。
　この三つの運動で気道への食物の流入を防いでいる（図2-3）。　☞ポイント②

(3) 発声機能

　喉頭には声帯という構造があり、呼気時にこの部分を振動させ音を出す。この音を、

表2-1　目標

> 1　**一般目標**
> 　　気管挿管に関連した気道の解剖と生理を理解し、説明できる。
> 2　**到達目標**
> 　1　鼻腔、口腔、咽頭、気管・気管支・肺の構造と生理を理解する。
> 　2　呼吸の生理や換気力学について説明できる。

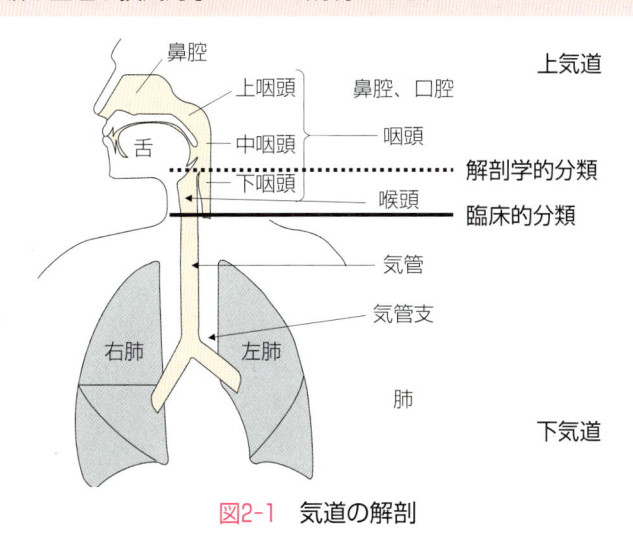

図2-1　気道の解剖

気道とは、呼吸の際に空気の通る道であり、異物が入らないような様々な防御を各所に有している。

表2-2　空気の通り道としての気道の機能

> 1　吸気の加温と加湿
> 　・鼻腔の機能
> 2　嚥下機能との分離
> 　・咽頭、喉頭の機能
> 3　発声
> 　・声門、上気道の機能
> 4　感染や異物への防御
> 　・気道、肺全体の機能
> 　・免疫反応
> 　・気道の反射
> 　・粘液線毛クリアランス

ポイント①
加温、加湿という鼻腔の機能は気管挿管によって失われる。

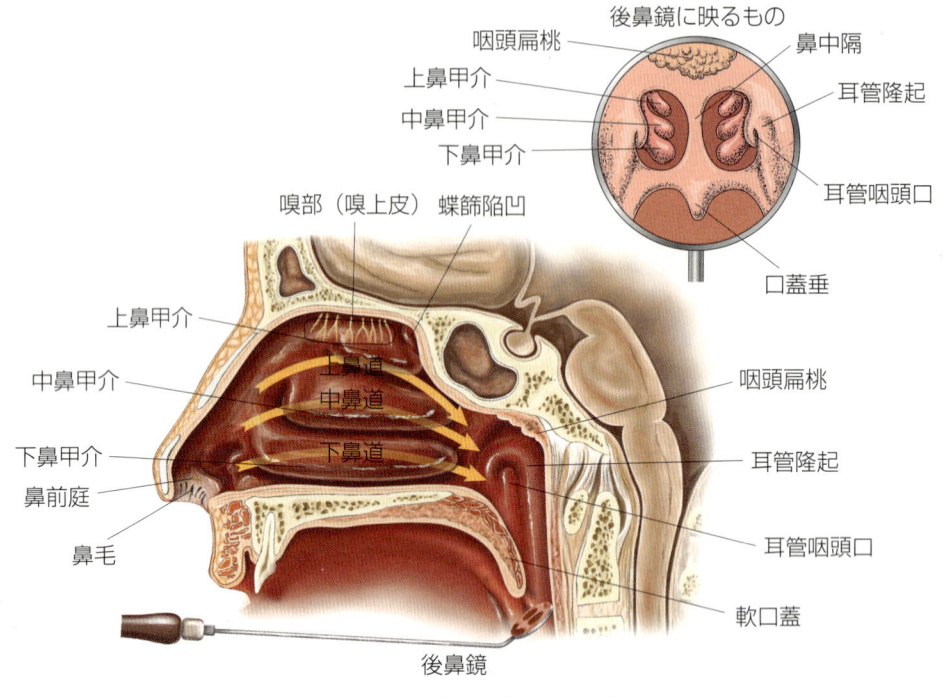

図2-2　鼻腔の外側壁の粘膜

咽頭、口腔、鼻腔、副鼻腔で共鳴させ、構音を行う。声門の開閉状態の調節は、喉頭筋によって行われているが、これら喉頭筋は、迷走神経の分枝である反回神経の支配を受けている。このため、両側の反回神経麻痺で声門が閉じたままだと気道閉塞を起こすことがある。また、片側の麻痺では嗄声となる。　☞ポイント③

(4) 感染や異物への防御

❶　免疫系

　　口蓋や咽頭周囲のリンパ組織（扁桃、ワルダイエル環）や常在菌の作用により気道への細菌の侵入を防いでいる（図2-4）。

　　また、肺胞には多くのマクロファージが存在し、異物、細菌を貪食している。

❷　粘液線毛クリアランス

　　気道は全体に粘液で覆われており、異物を吸着して吸気を清浄化し、湿潤させる働きをもっている。特に気管、気管支の表面は、杯細胞と線毛細胞があり、粘液が分泌され、線毛細胞により口側へ移動し、異物とともに排泄される。この一連の流れを粘液線毛クリアランスという。また、肺胞ではマクロファージが異物や細菌などを貪食し、炎症時には粘液などとともに痰として排泄される。

　　気管挿管を行うことは、これらの防御機能の一部分を失うことになり、細菌などに感染しやすくなる。

❸　主な気道反射　　　　　　　　　　　　　　　　　　　　　　　　　☞ポイント④

〈くしゃみ反射〉

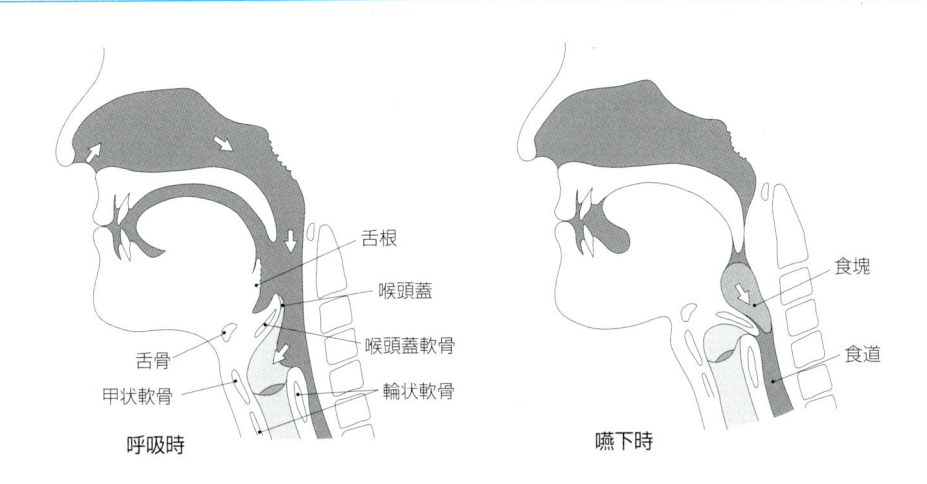

図2-3　呼吸時と嚥下時における喉頭の位置

　嚥下運動では、①軟口蓋の挙上による鼻咽腔の閉鎖（鼻への逆流の予防）、②舌根の挙上（口腔との遮断）、③喉頭蓋の閉鎖（気道への食物の流入の防止）の順で行われる。

ポイント②
　気管挿管によって食道とは分離されることで、挿管されるとその後の誤嚥は予防できる。と同時に、嚥下機能は失われ能動的な摂食は不可能となる。

ポイント③
　声門をチューブが通過することで、発声機能は失われる。

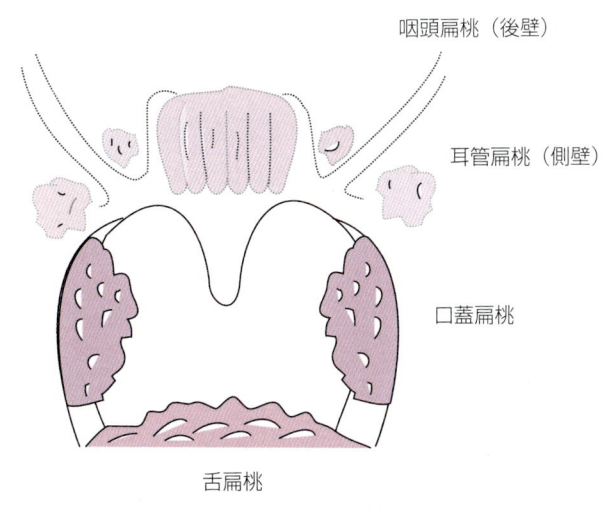

図2-4　ワルダイエル咽頭輪

鼻腔内への異物などによる粘膜の刺激で起こる反射である。
三叉神経などから延髄を介し呼吸筋へ作用する。

〈咳嗽反射〉

喉頭や気管、気管支の粘膜への異物などでの刺激による。
有髄神経を介した反応の早い反射である。
これらの部位の受容体から迷走神経より延髄を介し呼吸筋に作用する。いったん声門が閉鎖した後に爆発的な呼気が起こり、異物などの排泄が起こる。
この反射の際は気管の収縮や攣縮、血圧上昇が起きるため、挿管時には刺激をできるだけ避けることが必要である。また、一時的に声門が閉じるため、その間気管挿管が困難となる。

〈咽頭（嘔吐）反射〉

嘔吐は上部消化管の様々な部位の刺激により起きる（末梢性嘔吐）。また、中枢神経の直接的な嘔吐中枢への刺激によっても中枢性の嘔吐が起きる。前者は、咽頭や舌根部の刺激によっても起き、挿管時の喉頭展開などで問題となる。迷走神経、延髄の嘔吐中枢を介して、胃、咽頭に作用する。この際に胸腔、腹腔内圧の上昇も起きる。

咽頭異物の除去の反射でもあるが、厳密な意味では気道の反射とはいえない。気道管理においては望ましくない反射であり、刺激はできる限り避ける必要があり、この反射による誤嚥は窒息や肺炎の原因になる。

3 呼吸の生理

(1) 腹式呼吸と胸式呼吸

呼吸は、外肋間筋、内肋間筋、横隔膜などの働きにより胸腔容積と圧が変化することで起こる（表2-3）。主として外肋間筋の作用により胸式呼吸の吸気が、横隔膜の働きにより腹式呼吸の吸気がなされている。安静時は、これらの筋の弛緩、肺の弾性と内肋間筋の作用で呼気が行われ、筋の作用はわずかである。横隔膜の神経支配はC3〜C5であり、肋間筋は胸髄神経の支配である。深呼吸時や努力性呼吸時にはこれらの筋以外にも補助呼吸筋が働く（図2-5）。

気管挿管し陽圧人工呼吸を行うことは、これら呼吸筋の働きを不要にし、呼吸筋の退縮を招く。　　　　　　　　　　　　　　　　　　　　　☞ポイント⑤

(2) ガス交換、拡散

気道は23回の分枝を経て肺胞にいたるが、肺でのガス交換は17分枝以降、特に呼吸細気管支以降が担っており、それ以前は導管部と呼ばれる解剖学的死腔である（肺血流の問題で、肺胞でガス交換が行われない場合その肺胞も死腔となるが、それらすべてを含めたものを生理学的死腔という）。

肺胞でのガス交換は拡散というしくみでなされている。健常人の安静状態では、肺

ポイント④

　気管挿管時にはポイント④で述べている以外にも様々な反射が起こりうるが、気管挿管という手技を行う上では好ましくない反射がほとんどである。また、心肺停止傷病者には基本的に反射は起こらない。ただし、筋肉が弛緩し、また心臓マッサージなどの影響で、胃からの逆流が起き、誤嚥の可能性がある。

　上気道は、ほぼ気管チューブに置換されるため、ここでの感染、異物に対する防御機能は失われ、肺炎などの呼吸器感染症の機会が増加する。

表2-3　呼吸の生理

1　呼吸様式（腹式呼吸と胸式呼吸）
2　ガス交換、拡散
3　換気と血流、シャント
4　呼吸不全
5　肺気量、肺コンプライアンス
6　サーファクタント
7　呼吸中枢、化学受容体

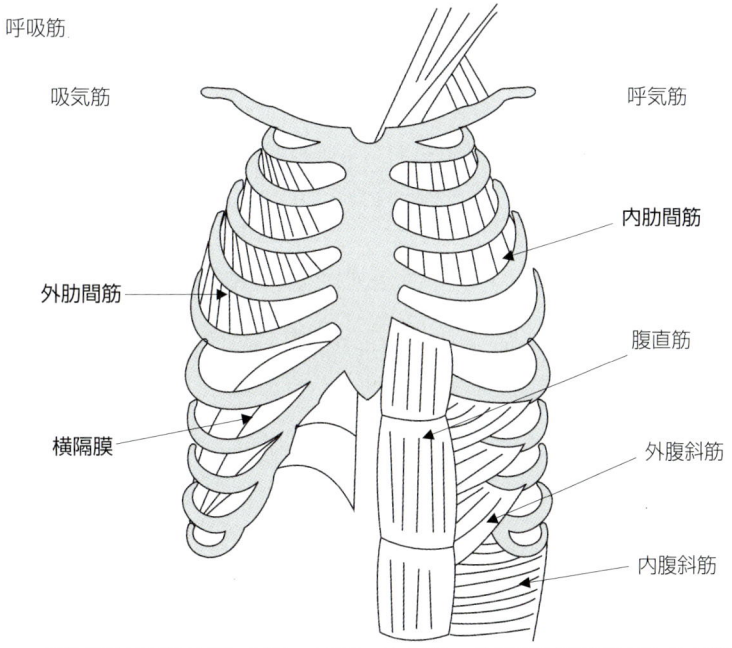

横隔膜は頸髄神経（C3〜C5）の支配、肋間筋は胸髄神経の支配

図2-5　呼吸の調節

胞と毛細血管内の酸素分圧は平衡できるだけの血流の留まる時間がある（ただし、肺線維症など拡散障害をきたす疾患では平衡に達するまで時間がかかる）。

　大気圧は約760mmHgである。気道内の水蒸気が飽和しているとすると、37度で分圧は47mmHgある。760-47mmHg×21（％）／100で約150mmHgが肺胞内の酸素分圧となることが予想されるが、肺胞内は換気のためCO_2が約40mmHg含まれており、そのような理由より肺胞内酸素分圧は約100mmHgとなる。肺胞内の酸素は肺胞上皮細胞（Ⅰ型細胞）、基底膜、血管内皮細胞の薄い層を通り血液内に入り赤血球のヘモグロビンと結合する（図2-6）。

　二酸化炭素は、拡散能が高く、肺の拡散能が低下しても肺胞内と毛細血管内の分圧はあまり変化しない。二酸化炭素は、血漿に溶解したり、重炭酸イオンとなったり、または蛋白質と結合しカルバミノ複合体として運搬されている。　☞ポイント⑥

　心肺停止となり、心臓マッサージなどで循環が少しでも改善した場合は、肺胞内にCO_2が蓄積する。低酸素を避ける意味でも過換気にするぐらいが現実的にはちょうどよい。

(3) 換気と血流、シャント

　前述したガス交換の効率は、換気（供給）と血流（需要）のバランスで決まる。

　1：1が理想であるが、死腔、シャントがあると値は変化する。ただし、基本的に供給（換気）過多で問題は起きないが、供給（換気）が少なすぎる、又は需要（血流）が大きすぎると低酸素となる。前者（換気過多）の効果を死腔効果、後者をシャント効果という。実際の人間でも肺尖部では、死腔効果（換気大、血流小）が高く、肺底部ではシャント効果（換気小、血流大）が高い（図2-7）。

　体循環では、低酸素は末梢血管の拡張を促すものであるが、肺循環では、低酸素になると収縮し、他の換気のよい部分に血流を配分する低酸素性肺血管攣縮と呼ばれる機能があり、換気と血流のバランスをとっている。

(4) 呼吸不全

　動脈血酸素分圧が60mmHgを下回った状態を呼吸不全という。このうちCO_2分圧が正常又は低下しているものを1型呼吸不全、CO_2分圧が50mmHg以上のものを2型呼吸不全という。

　低酸素血症になる原因としては、
① 吸入気の低酸素分圧（高地や酸欠など）
② 肺胞低換気
③ 拡散障害
④ 換気、血流の不均衡
⑤ シャント

である。

ポイント⑤

　胸式呼吸（胸髄神経）と腹式呼吸（頸髄神経C3～C5）の神経支配について、また自発呼吸時（吸気時陰圧）と陽圧呼吸時（吸気時陽圧）の気道内圧の変化について説明すること。

　内肋間筋、外肋間筋、横隔膜が重要な呼吸筋である。その他努力呼吸時には、補助呼吸筋が働く。気管挿管し陽圧人工呼吸を行うことは、これら呼吸筋の働きを不要にし、呼吸筋の退縮を招く。

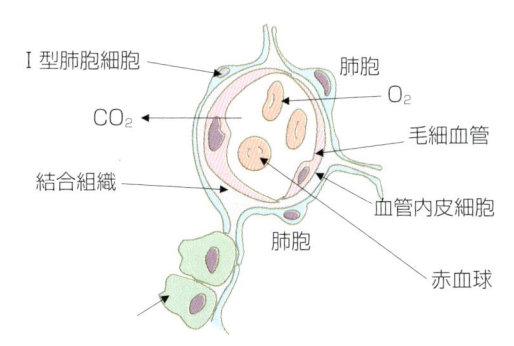

肺線維症などで結合組織が肥厚すると、拡散障害を起こす。

図2-6　ガス交換の現場（肺胞中隔の模式図）

ポイント⑥

　ガス交換に関与しない気道の導管部と呼ばれる解剖学的死腔と、肺血流の問題で、肺胞でガス交換が行われない場合の死腔も含めた生理学的死腔について説明すること。

　肺胞でのガス交換は拡散というしくみでなされている。拡散とは濃度の濃い方から薄い方へ物質が移動することであり、健常人の肺胞では100mmHg程度が肺胞内酸素分圧で、拡散により血管内酸素分圧と平衡しているが、肺線維症などで間質の肥厚があると拡散障害が起き低酸素血症となる。また、二酸化炭素は、物質の性質上、拡散能が高く（酸素の20倍）、肺の拡散能が低下しても肺胞内と毛細血管内の分圧はあまり変化しない。

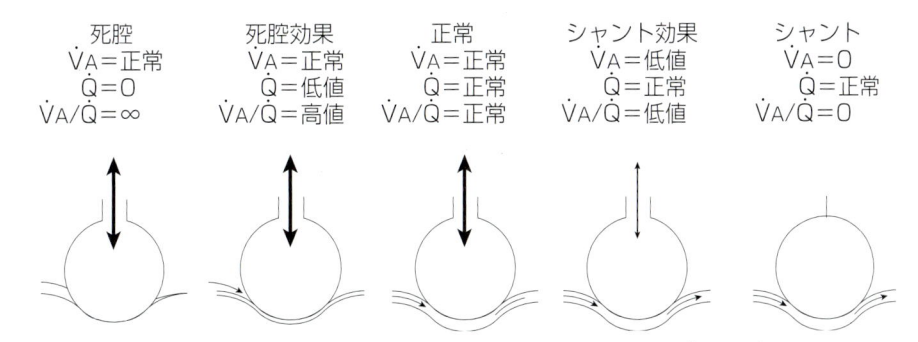

死腔	死腔効果	正常	シャント効果	シャント
$\dot{V}_A$=正常	$\dot{V}_A$=正常	$\dot{V}_A$=正常	$\dot{V}_A$=低値	$\dot{V}_A$=0
$\dot{Q}$=0	$\dot{Q}$=低値	$\dot{Q}$=正常	$\dot{Q}$=正常	$\dot{Q}$=正常
$\dot{V}_A/\dot{Q}=\infty$	$\dot{V}_A/\dot{Q}$=高値	$\dot{V}_A/\dot{Q}$=正常	$\dot{V}_A/\dot{Q}$=低値	$\dot{V}_A/\dot{Q}=0$

図2-7　種々のタイプの領域における換気血流比（$\dot{V}_A/\dot{Q}$）

(5) 肺気量、肺コンプライアンス

❶ 肺気量

スパイログラムやヘリウム希釈法などで、肺の様々な容積を測り肺の機能評価としている。

機能的残気量は、安静呼吸の呼気終了時に残存する肺気量で、呼吸筋は弛緩しており最も基準となる肺気量といえる。呼気予備量は機能的残気量から、最大呼出した量である。その際残っている肺気量が、残気量である。

安静時1回換気量は、気管挿管後の換気量の目安になり、成人では約500mlである（図2-8）。

❷ 肺コンプライアンス

肺の広がりやすさのことである。通常は、体積の変化量／圧の変化量で表現される。胸腔内圧（食道内圧）の変化で測定できるが、簡便な1秒率、1秒量などから推測できる。

値が高いほど、容易に肺は拡張し、値が小さいほど硬い肺（拘束性換気障害）といえる。

気管挿管後のバッグ・バルブ・マスク換気で分かるほどの差異は認識できないだろうが、陽圧人工呼吸管理の際などは、気道内圧の変化で認識できる。

☞ポイント⑦

(6) 表面活性物質（サーファクタント）

風船が小さい場合には膨らますときに高い圧力が必要となるが、大きい場合には圧力はそれほどいらない。肺胞も換気の際に大きいものは空気が入りやすく、小さいものは空気が入りにくくなることが予想されるが、Ⅱ型肺胞上皮細胞より分泌される表面活性物質（サーファクタント）の存在により、異なった大きさの肺胞も同様に空気が入り、ガス交換することができる（図2-9）。肺障害により、サーファクタントが作用しなくなると、肺胞が広がらない部分ができ、シャントが発生し低酸素血症となる。

☞ポイント⑧

(7) 呼吸中枢、化学受容体

脳幹部の延髄、弧束核とその周辺に背側呼吸ニューロン群が、疑核とその周辺には腹側呼吸ニューロン群が存在する。これらが呼吸中枢である。

末梢化学受容体は、頸動脈体、大動脈体があり、主にPO_2の低下に反応し、それぞれ舌咽神経、迷走神経を介し呼吸中枢にいたり呼吸調節を行う。これらの小体は、PCO_2やpHにも反応している。

中枢化学受容体は延髄腹側にあり、PCO_2の上昇に反応する。慢性閉塞性肺疾患の場合、もともとの高いPCO_2により反応が鈍くなっており、高濃度酸素投与により呼吸が抑制され、PCO_2が高くなりCO_2ナルコーシスと呼ばれる意識障害を起こす（図2-10）。

☞ポイント⑨

2 気管挿管に必要な生理の知識

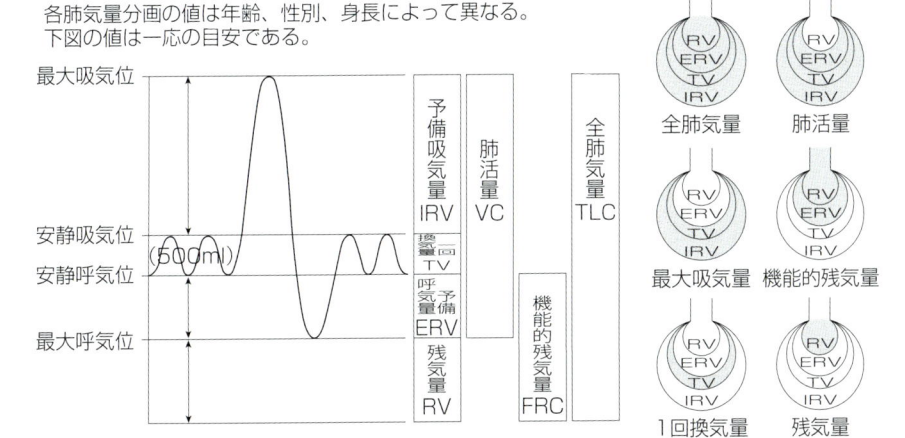

各肺気量分画の値は年齢、性別、身長によって異なる。
下図の値は一応の目安である。

図2-8 肺気量分画

> **ポイント⑦** 肺気量、肺コンプライアンスの意味と肺の障害との関連について

肺気量：それぞれの肺気量についてと、その意味について解説すること。安静時1回換気量は、気管挿管後の換気量の目安になり、成人では約500mlである。

肺コンプライアンス：肺コンプライアンスの意味と1秒率との関係、肺障害との関連について、陽圧人工呼吸の際の気道内圧との関係について解説すること。

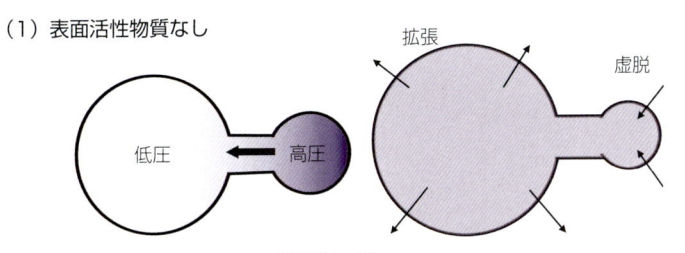

(1) 表面活性物質なし

ラプラスの法則：圧力（P）＝ $2\dfrac{\text{表面張力（T）}}{\text{半径（r）}}$

表面張力が同じとすると、半径の小さい肺胞の方が圧力が高く虚脱する。

(2) 表面活性物質あり

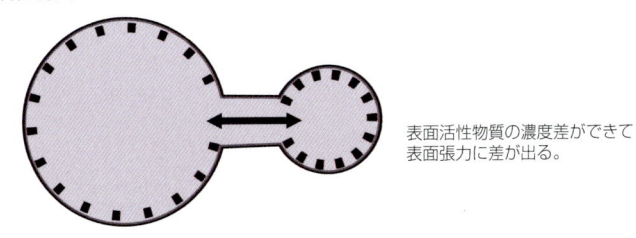

表面活性物質の濃度差ができて表面張力に差が出る。

表面活性物質の作用により、表面張力が半径の小さい肺胞の方が小さくなり圧の差が生じない。このため肺胞が虚脱しない。

図2-9 肺胞表面活性物質（サーファクタント）の働き

表面活性物質は、濃度が高いほど、その面での表面張力を低下させる。

慢性閉塞性肺疾患の傷病者は、もともと呼吸性アシドーシスであり代謝性アルカローシスで代償している。気管挿管し急に過換気にすると、過度なアルカローシスとなり危険である。

(田中秀治)

〔参考・引用文献〕
1) John B West 訳), 堀江孝至：ウエスト呼吸の生理と病態生理. 2002, 3.
2) Jeremy P.T.Ward 訳), 長尾啓一：一目でわかる呼吸器系. メディカルサイエンスインターナショナル, 2003, 9.
3) 牛木辰男, 小林弘祐：人体の正常構造と機能. vol 1 呼吸器. 日本医事新報社, 2002, 6.
4) 標準生理学. 医学書院.

ポイント⑧
Ⅱ型肺胞上皮細胞より分泌される表面活性物質（サーファクタント）の意味と作用について解説すること。

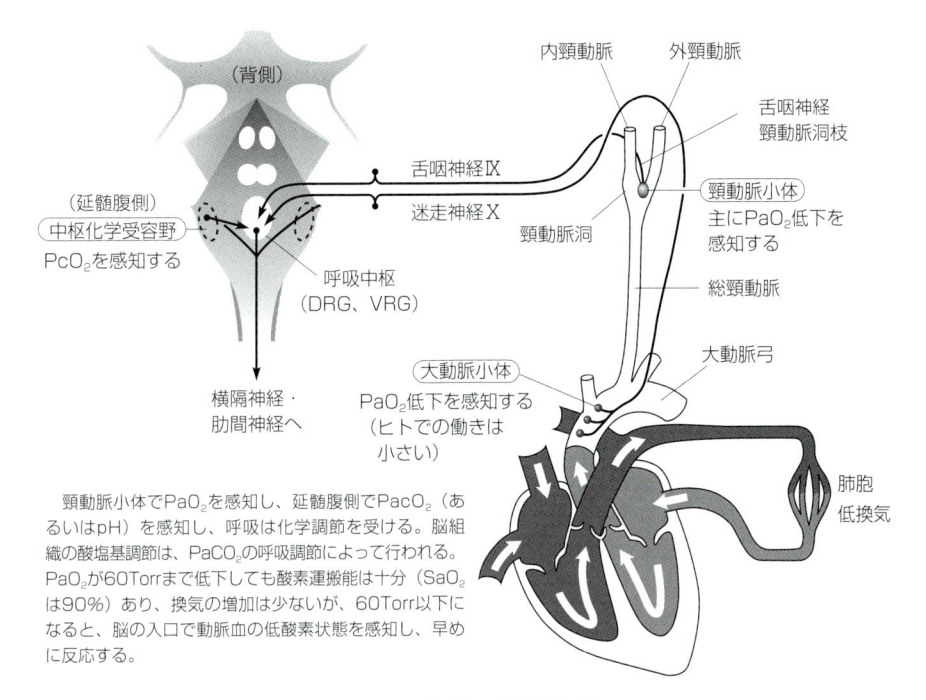

図中ラベル：
- （背側）
- 内頸動脈／外頸動脈
- 舌咽神経 頸動脈洞枝
- 舌咽神経Ⅸ
- 迷走神経Ⅹ
- （延髄腹側）中枢化学受容野　PcO_2を感知する
- 呼吸中枢（DRG、VRG）
- 頸動脈洞
- 頸動脈小体　主にPaO_2低下を感知する
- 総頸動脈
- 横隔神経・肋間神経へ
- 大動脈小体　PaO_2低下を感知する（ヒトでの働きは小さい）
- 大動脈弓
- 肺胞低換気

頸動脈小体でPaO_2を感知し、延髄腹側で$PaCO_2$（あるいはpH）を感知し、呼吸は化学調節を受ける。脳組織の酸塩基調節は、$PaCO_2$の呼吸調節によって行われる。PaO_2が60Torrまで低下しても酸素運搬能は十分（SaO_2は90%）あり、換気の増加は少ないが、60Torr以下になると、脳の入口で動脈血の低酸素状態を感知し、早めに反応する。

図2-10　呼吸の化学的調節

ポイント⑨　呼吸中枢の中枢神経内での位置
末梢化学受容体（頸動脈体、大動脈体）の呼吸調節作用について。

中枢化学受容体（延髄腹側）の呼吸調節作用について。慢性閉塞性肺疾患の場合のこれら受容体の反応について。

3 気管挿管・人工呼吸が及ぼす生体への影響

1 はじめに

　救急救命処置である気管挿管・人工呼吸に伴う生体への影響は組織への直接的損傷とこれに起因する機能的障害に分類される。
　本章では、気管挿管・人工呼吸の各々について生体への影響を概説する。

2 気管挿管が及ぼす生体への影響

　現行法では病院前医療で救急救命士が行える気管挿管の適応は意識レベルがJCS300で、心肺ともに機能が停止している場合である。したがって、気管挿管時に救急救命士が遭遇する生体への影響は、挿管後に蘇生した場合と病院実習で指導医の下で試行する場合に限定される。病院実習において対象となる患者はASA-1度（重篤な合併症がなく全身麻酔をかけられる待機手術）でCormack/Lehaneのグレード1（声門の全体の視野が確保）が想定される。さらに、麻酔の急速・緩徐導入後に筋弛緩薬が与薬されているため、救急現場での気管挿管の適応傷病者と条件はほぼ一致するものと思われる。

(1) 組織損傷

　気管挿管では、挿管時の操作や留置後の気管チューブの圧迫による軟部組織損傷に起因する。
　挿管時の操作では、喉頭鏡のブレードを口腔内に進めていく際に機械的に接触する可能性のある部位すべてが対象となる。具体的には口唇の挫滅創、歯牙の損傷、口腔内の粘膜剥脱・挫滅、喉頭蓋、喉頭蓋谷及び気管の損傷などが挙げられる（表3-2）。
☞ポイント①
　気管チューブの挿入時はスタイレットが気管チューブから先に突出すると、気管損傷などが起こりうるが、それ以外では喉頭鏡操作による口唇、歯牙の損傷がある。
　気管チューブの留置・固定後では気管チューブが粘膜を圧迫する部位、カフによる圧迫を受ける部位の血流障害による粘膜損傷が挙げられる。これが将来的な肉芽腫の原因となりうる（表3-3）。
☞ポイント②
　気管チューブが接する部位の損傷は、病院前医療では搬送時の移動、病院内では体

表3-1　目標

1. **一般目標**
   気管挿管・人工呼吸が及ぼす生体への影響を説明できる。
2. **到達目標**
   1. 気管挿管に伴う組織損傷について理解し、説明できる。
   2. 人工呼吸による生体への影響を説明できる。

表3-2　気管挿管に起因する軟部組織損傷

1. 口唇の挫滅
2. 歯牙の損傷
3. 口腔粘膜の剥脱
4. 声門浮腫、血腫
5. 粘膜下裂傷
6. 接触部の潰瘍、肉芽腫
7. 反回神経麻痺
8. 気管粘膜の圧迫壊死

ポイント①

　喉頭鏡のブレードを口角から喉頭蓋谷に進める際の接触、また、気管チューブの挿入時や留置後の圧迫による損傷が主体となる。挿管操作時はこれらの損傷の可能性を念頭に置き、愛護的に短時間（10秒以内）で実施できるように習熟する。

表3-3　気管チューブ留置後の損傷発生因子

1. 長期間の気管挿管
2. 気管切開
3. 経鼻胃管の留置
4. 口径の気管チューブの留置
5. 高齢者
6. 女性

ポイント②

　これらの因子により損傷部位に肉芽が発生し、晩期の合併症として問題となる。病院実習においては術前に胸部単純エックス線写真で気管の径を確認し、適切なサイズの気管チューブを選定し、固定はカフ圧計を用い、過不足のないエアを注入する。意識レベルの改善に伴う、開口で下顎にテープを貼付すると、はがれる可能性があり、テープ固定は上顎のみに貼付する。

位交換などの医療処置に伴う頭部や頸部の動揺により影響が拡大する。

(2) 機能障害

機能障害をきたす場合、挿管操作時・操作直後の早期に発生するものと、気管チューブ抜管後の晩期に発生するものがある。

❶ 早期発生型

咽頭に分布している咽頭神経叢は舌咽神経、迷走神経、交感神経の末梢枝が複雑に交錯し形成されている（表3-4）。これらの部位が挿管操作により強く刺激されると様々な反応が現れる。

特に、交感神経が優位となる場合、頻脈、高血圧が問題となる。頻脈、高血圧は心筋の仕事量を増加させ心筋虚血に陥るため、心臓手術を行う際には薬剤を用い循環動態の安定が図られている。脳外科手術（特に脳出血の血腫除去手術）では、気管挿管時に高血圧を招来し、頭蓋内圧を上昇させるため薬剤による血圧のコントロールが必要となる。

挿管操作で、喉頭鏡操作時に喉頭蓋谷の強い圧迫により副交感神経が刺激され、徐脈、低血圧を招くことがある（表3-5）。

これ以外にも実施者の体の一部が眼球を圧迫したり、他の原因で頸部が圧迫されると同様の反応が起こり、心肺停止の原因となることがある。　　☞ポイント③

内分泌・代謝の反応として、カテコラミン、成長ホルモン、コルチゾール、アルドステロンの放出が増加する。インスリンの分泌は低下し高血糖となる（表3-6）。
　　　　　　　　　　　　　　　　　　　　　　　　　　　　　　　☞ポイント④

❷ 晩期発生型

気管チューブとの接触や過剰なカフ圧による圧迫により抜管後に咽頭喉頭部痛、嚥下障害、誤嚥性肺炎、嗄声、喉頭・声帯肉芽腫、気管狭窄の発症が挙げられる。また、気管上皮の線毛上皮も圧迫により粘液線毛輸送が障害され気管支炎などの呼吸器感染症を招くことがある。それ故、カフ圧を適正に保つことは重要である。エア注入の適量は気管チューブのパイロットバルーンを指で圧迫し、その感触（おおよそ耳たぶくらいの圧）で判定することがあるが、この方法はトレーニングを積んでも適量がえられないとの報告がある。カフ圧計はエア注入の適量が把握でき有用であり、その使用が推奨される。これにより組織損傷をはじめとする様々な合併症の予防になると思われる。組織損傷を最小限にすることで過剰な生体反応や合併症の発生を防ぐことが重要である。挿管操作においては常に慎重かつ、愛護的に実施することを心がける。

表3-4　咽頭に分布する神経叢

1　舌咽神経
2　迷走神経
3　交感神経

表3-5　気管挿管時の神経反射

交感神経の刺激に起因	副交感神経の刺激に起因
1　血圧上昇	1　徐脈
2　頻脈	2　腸管蠕動亢進
3　腸管蠕動低下	3　外分泌量の亢進
4　外分泌量の低下	4　気管支れん縮
5　気管支拡張	
6　高血糖	

ポイント③

口腔内に分布する神経が刺激され、その神経の作用が優位となった場合の症状・徴候を理解する。

自律神経の反射は一過性であることが多いが、舌咽神経の障害は術後に誤嚥の原因となることがある。気管挿管時及び留置後は、循環動態の指標となる血圧、脈拍数、時間尿量を観察する。

表3-6　代謝・内分泌への影響

血中濃度が上昇するもの	血中濃度が低下するもの
1　カテコラミン	インスリン
2　成長ホルモン	
3　グルコース	
4　コルチゾール	
5　アルドステロン	

ポイント④

全身麻酔と手術の侵襲に対し、生体は恒常性を維持しようとして多様な反応をする。循環動態に影響を与えるカテコラミンの過剰は血管れん縮作用、脈拍数増加を認め、さらにインスリンの分泌低下をきたし高血糖となる。高血糖が浸透圧利尿を助長する。アルドステロンは体液貯留作用により、循環の恒常性を維持しようとする。

3　人工呼吸が及ぼす生体への影響

　心肺機能停止傷病者では人工呼吸管理が必要になるが、その方法として、バッグ・バルブ・マスクによる用手的な換気と人工呼吸器を使用する場合がある。人工呼吸は生体に強制的に送気する陽圧換気であり、これが呼吸・循環動態に影響を及ぼすことを認識すべきである。

　人工呼吸の最終的な目的は酸素供給と換気（二酸化炭素を排出すること）である。これらを効率よく行う方法として陽圧換気が実施されている。陽圧呼吸により、呼吸停止後に虚脱しかけている肺胞を再膨張させ肺胞での換気と酸素供給を維持することを可能とする。

　一方、人工呼吸では気道内圧が上昇し、抗利尿ホルモンの作用により循環血液量が過剰となり、肺水腫をきたすことがある。また、強い圧は肺破裂や緊張性気胸の原因ともなる（表3-7）。　　　　　　　　　　　　　　　☞ポイント⑤

(1)　循環動態への影響

　正常な自発呼吸では胸腔内圧は常に陰圧である。陽圧呼吸では胸腔内圧が上昇し、静脈還流量を減少させる。静脈還流量の減少は心臓の収縮能を低下させ、心拍出量を減少させる。結果として血圧や腎血流も低下する。蘇生により自己心拍が再開した場合は、呼吸については酸素供給と換気が維持できるが、循環では心拍出量の減少により細胞・組織への酸素供給量が低下することとなる。さらに、胸腔内圧の上昇は頭蓋内圧の上昇をきたし脳灌流圧を低下させる。

(2)　内分泌系への影響

　人工呼吸では抗利尿ホルモンの分泌亢進、心拍出量の低下により腎血流量が低下し体液の貯留傾向と尿量の減少が認められる。この結果、前述したように肺水腫を招来することがある。

(3)　圧挫傷（肺破裂）

　持続性に陽圧を加え肺胞の虚脱を改善する呼気終末持続陽圧呼吸（PEEP）の併用により、肺胞が破裂し気胸の一因となりうる。破裂時に臓側胸膜の破綻をきたし、胸腔内にエアが流出することにより気胸を発症する。加圧が持続すれば横隔膜、心臓を圧排し緊張性気胸となる。気胸は発症直後に判断することは困難であるが、胸部の皮下気腫が観察されれば臓側・壁側胸膜とも破綻していることを示しており気胸を疑うことができる（表3-8）。　　　　　　　　　　　　　☞ポイント⑥

（島崎栄二）

表3-7 陽圧呼吸による影響

循環動態	内分泌系	圧挫傷
1　血圧低下	1　尿量減少	1　気胸
2　脳灌流圧低下	2　肺水腫	2　皮下気腫
3　腎機能低下		

ポイント⑤

　呼吸・循環を維持するために、生体にとって利益が不利益を上回る場合に用いる。特に圧挫傷の発症に注意する。
　胸部の皮下気腫は臓側、壁側胸膜、2枚の損傷が疑われ、緊急に胸腔ドレナージが必要となる。

表3-8 緊張性気胸の所見

病院前（バッグ・バルブ・マスク使用時など）	病院内（人工呼吸中）
1　浅表性頻呼吸	1　中心静脈圧上昇
2　胸壁運動の左右差	2　気道内圧の上昇
3　患側の肺胞呼吸音減弱	3　胸部レントゲン写真
4　脈圧の狭小化、血圧低下、頻脈	4　突然の血圧低下
5　BVM換気での抵抗増大	

ポイント⑥

　心タンポナーデとの鑑別を要する。胸壁運動、呼吸音の左右差、心音の減弱、打診による観察を行う。
　病院前では搬送先医療機関の選定がポイントとなる。緊急の胸腔穿刺による脱気が必要となる。

4 心肺停止に至る原因と病態

1 はじめに

　死とは、生物学的な死を含む一連の経過をいう。生物学的な死とは、全ての臓器が不可逆的な機能停止に陥り、蘇生不可能な状態にあることをいう。心肺停止は、この生物学的な死の手前にあり、蘇生可能な状態である。また、心肺機能停止は、この心肺停止より更に生に近く位置する。こうした詳細な死の経過に対する段階分けが存在するのも、すべては心肺蘇生の最終目的が心肺脳蘇生であるからに他ならない。

　脳の虚血許容時間は、他の臓器に比較して極めて短い。従って、脳虚血が開始した時点から激烈な速度で進む脳蘇生不可能というタイムリミットまで、必要な脳蘇生への方策をこの短時間に見出さなければならない。よって、生物学的な死に至る過程を細胞死のレベルから検討し、その原因を分類することで、心肺停止に対しての知識を深めることが重要となる。

2 「心肺停止」と「心肺機能停止」

　気管挿管を前提に心肺停止を考える場合には、改めて「心肺停止」と「心肺機能停止」の定義の違いを整理しておくことが重要である。

　「心肺停止」は、心臓機能と呼吸機能が共に失われている状態であり、いずれかの機能が残存する場合は、「心肺停止」ではない。

　「心肺機能停止」とは、心臓機能停止状態あるいは呼吸機能停止状態をいい、どちらか一方の機能が失われていれば要件を満たす。

　ここでいう心臓機能停止並びに呼吸機能停止については、「平成4年3月13日、指第17号」の「救急救命処置の範囲等について」に明記されている。

　以上の法的な規制の下、従来からの特定行為にあった「自動体外式除細動器による除細動」は、2003年4月に特定行為から除外された。一方「食道閉鎖式エアウエイ又はラリンゲアルマスクによる気道確保」や「乳酸リンゲル液を用いた静脈路確保のための輸液」は、「心肺機能停止」状態の傷病者に施行できる。

　気管挿管の適応は「心肺停止」に限られ、従来の器具を用いた気道確保より高度な技術を要すると位置付けられ、実施の適応が制限されている。

表4-1

A 細胞死の直接的原因となる細胞内の要因
A－1　ATPの生成障害・欠乏：Na＋－K＋ポンプの機能障害、オキシダント抵抗性低下
A－2　細胞内Na＋濃度の増加：細胞の膨張
A－3　細胞内オキシダント増加：酸化障害による細胞膜の脂質過酸化
A－4　細胞膜における脱分極：Cl－の細胞内流入に伴う細胞の膨張
B 直接的原因を引き起こす細胞外の要因
B－1　低酸素症：①低酸素血症，②組織低灌流，③組織酸素利用能の低下，④酸素需給バランスの失調
B－2　低血糖症：グルコース欠乏→好気性解糖の抑制→嫌気性解糖への移行→ATP欠乏→細胞破壊
B－3　内因性物質：神経伝達物質であるグルタミン→Ca＋チャネル、Na＋チャネルの活性化→ミトコンドリア呼吸抑制、Na＋貯留による細胞膨化→細胞破壊
B－4　外因性有害物質：外因性オキシダント（酸化薬など）→Ca＋チャネル、Na＋チャネルの活性化→ミトコンドリア呼吸抑制、Na＋貯留による細胞膨化→細胞破壊
B－5　細胞活性（興奮性細胞の活性化状態、上皮細胞の輸送能力）：細胞膜の脱分極→興奮、輸送関連の電位依存性Na＋チャネル活性化→Na＋貯留による細胞膨化→細胞破壊

表4-2　死にいたるまでの時間経過

心臓機能停止 （心室細動、無脈性不整脈等）	呼吸機能停止 （心室細動、無脈性不整脈等）
・10秒程度で意識が消失 ・30秒で呼吸が不規則となり、1分で呼吸停止が起こる。 ・3～5分で不可逆的な脳障害を呈し、死にいたる。	一般に呼吸停止から10～15分の間には、心肺停止となり、死にいたる。

3　組織代謝と細胞死

　生命維持には呼吸・循環器系からなる重要臓器への酸素運搬が必須であり、これにより身体を構成する60兆あまりの細胞に酸素がいきわたる。この酸素供給により、それぞれの細胞内にあるミトコンドリア内で、エネルギー源であるATP生成が絶え間なく行われているのである。もし個々の細胞が細胞死の直接的原因となるような細胞内の要因（表4-1A）により傷害を受けてしまうと、膜破壊や細胞膨化などの炎症を経て細胞死に至る。傷害が広範囲に及べば組織全体の活動が停止し、臓器としての機能を失うことになる。つまり、この細胞死の直接的原因となる細胞内の要因こそが生物学的死の直接的原因といえる。この細胞内の要因を引き起こすのが細胞外の要因である。細胞外の要因は、低酸素症（B-1）によるものと、低血糖症（B-2）も含め特異的な生化学反応を引き起こし、細胞内の要因を刺激する内分泌異常や代謝障害、毒物・薬物中毒などの血液成分の異常（B-3、B-4、B-5；内呼吸障害を招く化学物質などは含めない。）とに大別できる。

　血液成分の異常については、分子生物学又は法医学や薬理分野では大変興味深いところではあるが、その概要を表4-3に示し、低酸素症について触れたい。

4　低酸素症

　低酸素症とは、生体が機能維持に必要十分な酸素を得られないため、組織が低酸素状態にあることをいい、こうした状態を組織低酸素という。これは動脈血中の酸素含量減少による低酸素血症などに起因する。

組織低酸素を引き起こす原因は、以下の4つに分類できる。
① 低酸素血症
② 組織低灌流
③ 組織酸素利用能の低下
④ 酸素需給バランスの失調

　この内、心肺停止に直接結びつくと考えられるのが、低酸素血症、組織低灌流、組織酸素利用能の低下である。酸素需給バランスの失調は組織における需要があって成り立つので、心肺停止の直接原因としては考えにくい。

　低酸素血症から貧血性低酸素症を除いた酸素欠乏性低酸素症は、外呼吸の障害といえる。一方で、組織中毒性低酸素症と貧血性低酸素症は、内呼吸の障害と捉えることができよう。さらにうっ血性低酸素症は循環器障害に一致する。

　これらを踏まえてまとめると以下のように分類できる。
　　　呼吸器障害（外呼吸、内呼吸）
　　　循環器障害

　以上から心肺停止に至る原因を呼吸器障害と循環器障害に分けて考える必要がある。この2つの障害には死に至るまでの時間経過にも差異をみてとれる（表4-2）。

表4-3 低酸素症の原因による分類

A	組織への酸素供給量が足りない状態	
	ヘモグロビンの酸素飽和度の低下、ヘモグロビンの濃度やその酸素運搬能の低下、組織血流量低下など	①低酸素血症
A－a	酸素欠乏性低酸素症（ヘモグロビンの酸素飽和度の低下）	
A－a－1	大気性低酸素症（俗称・酸欠） 気圧の低下（高山病など）、低酸素濃度の空気の吸入など、吸気中の酸素分圧の低下が原因；酸欠事故など	
A－a－2	換気性低酸素症 換気量の減少が原因；呼吸麻痺（有機リン系殺虫剤中毒、ふぐ中毒など）、気道閉塞、溺水など	
A－a－3	肺胞性低酸素症 肺胞でのガス交換の障害が原因；ホスゲン、塩素、クロルピクリン吸入後の肺水腫など	
A－b	貧血性低酸素症（ヘモグロビンの濃度やその酸素運搬能の低下）	
A－b－1	貧血 ヘモグロビン濃度の低下に伴う酸素運搬能の低下が原因；再生不良性貧血など	
A－b－2	一酸化炭素中毒 一酸化炭素の強いヘモグロビン親和性に伴う酸素結合障害が原因；酸素運搬能力が低下	
A－b－3	メトヘモグロビン アミノベンゼンやニトロベンゼン、およびこれらの誘導体がヘモグロビンのFe++を酸化してメトヘモグロビンを作り、これが酸素結合障害を呈することが原因	
A－c	うっ血性低酸素症（ショックや心不全に伴う組織血流量低下）	②組織低灌流
A－c－1	虚血性低酸素症 心臓停止などによる完全な血流途絶が原因；脳虚血	
A－c－2	乏血性低酸素症 血流途絶ではないが血流低下を呈していることが原因；脳血流不全	
B	組織中毒性低酸素症（酸素供給量は正常でも組織がそれを利用できない状態）	
	細胞の内呼吸障害により、酸素が供給されてもそれを利用できないため電子伝達系に障害を与える；シアン化合物、硫化水素など	③組織酸素利用能の低下
C	需要性低酸素症（酸素供給量は正常でも、組織の酸素消費量がそれを上まわる状態）	
	組織の酸素消費量が増加し、供給が伴わないための酸素不足。敗血症、高熱、熱射病など	④酸素需給バランスの失調

5　循環器障害による心肺停止

(1)　心肺停止に至る原因

　循環を支える3因子とは、心臓ポンプ機能、循環血液量、末梢血管抵抗である。この何れかに障害が生じればショックとなる。一方で、心肺停止に至る過程では必ず血圧が低下する。つまり必ずショックを経て心肺停止となる。従って心肺停止に至る過程で必ず経過するショックをもって心肺停止に至る原因病態と捉えることができる（表4-4）。

　また、心肺脳蘇生を前提とした場合、心肺停止直前の呼吸循環状態が正常であったか、あるいは一定時間以上の循環不全のために相当の低酸素症を呈していたかで、心肺蘇生に対する反応と予後に差異が現れる。よくいわれる「突然の心停止」では、心肺停止直前の呼吸循環状態は比較的正常に保たれていることが多い。

　ここでは心停止の直接原因が心臓にある心原性心停止と、心臓以外にある非心原性心停止に分けて考える。

❶　心原性心肺停止

　心原性心肺停止は、おおむね心原性ショックの終末像と捉えることができる。つまり、心臓の器質的障害によって起こる心筋性、機械性の異常や不整脈に起因する心肺停止といえる。

心原性の心肺停止の原因となりうる病態

　　心筋性の異常：広範囲心筋梗塞、拡張型心筋症など
　　機械性の異常：大動脈弁狭窄症、肺動脈弁狭窄症、大動脈弁閉鎖不全症、僧
　　　　　　　　　帽弁閉鎖不全症など
　　致死的不整脈：心室細動、心室頻拍、完全房室ブロック、QT延長症候群、
　　　　　　　　　WPW症候群

　特に心筋性の異常による重度のポンプ機能不全（広範囲心筋梗塞など）や致死的不整脈（心室細動、無脈性心室頻拍など）では、突然の心肺停止となりやすい。

❷　非心原性心肺停止

　非心原性心肺停止は、心臓の器質的障害を原因としないことが原則である。おおむね血液分布異常性ショックや循環血液量減少性ショック、心外閉塞・拘束性ショックの終末像と捉えることができる。

非心原性心肺停止の原因となりうる病態

　　血液分布異常性ショック
　　　　　感染性ショック：敗血症
　　　　　アナフィラキシーショック：Ⅰ型アレルギー反応

表4-4

（Hollenbergの分類一部改変）

ショックの分類	
Ⅰ　血液分布異常性ショック	Ⅱ　循環血液量減少性ショック
1　感染性ショック	1　出血性ショック
2　アナフィラキシーショック	2　体液喪失
3　神経原性ショック	
Ⅲ　心原性ショック	Ⅳ　心外閉塞・拘束性ショック
1　心筋性	1　重症肺血栓塞栓
(1)　心筋梗塞	2　緊張性気胸
(2)　拡張型心筋症	3　心タンポナーデ
2　機械性	4　収縮性心膜炎症
(1)　僧帽弁閉鎖不全症	
(2)　心室瘤	
(3)　心室中隔欠損症	
(4)　大動脈弁閉鎖不全症	
3　不整脈	

　　　　　　　神経原性ショック：脊髄損傷
　　　　循環血液量減少性ショック
　　　　　　　出血性ショック：大出血
　　　　　　　熱傷ショック：重症熱傷
　　　　　　　循環虚脱：熱中症、炎症性腹水
　　　　心外閉塞・拘束性ショック
　　　　　　　閉塞性：重症肺血栓塞栓症
　　　　　　　梗塞性：緊張性気胸、心タンポナーデ
　　　　　　　呼吸原性心肺停止：窒息、肺炎、肺挫傷

　上記以外に非心原性心肺停止は呼吸原性心肺停止をも含む。

(2) 心肺停止直後の病態整理の特徴

❶ 心原性心肺停止の場合

　心原性心肺停止では、病態発生から比較的短時間で心肺停止に至るのがひとつの特徴といえる。従って心肺停止直前の呼吸循環状態が比較的保たれていることが多い。基本病変となる呼吸器障害が無ければ、心肺停止後の肺内貯留ガスの酸素濃度は約16％である。これは突然の心肺停止の場合には、胸骨圧迫のみで人工呼吸を行わずとも生存率をそれなりに確保できる根拠とも言える。

❷ 非心原性心肺停止の場合

　非心原性心肺停止では病態発生から心肺停止に至るまで、ある程度の循環不全の継続が存在する。この循環不全の継続時間が長いか短いかによって、全身臓器への低酸素や心筋の酸素不足をひき起こす。

　循環不全の継続が短かった場合（大量出血、緊張性気胸、肺血栓塞栓症など）は、心停止直後の心筋の酸素化はある程度保たれており、乳酸アシドーシスは比較的軽度である。心電図上は頻脈性で幅の狭いQRSを呈するPEAであることが多い。

　循環不全の継続が長かった場合（進行性の脱水など）では、心停止に至った段階で心筋の酸素化はかなり障害されており、乳酸アシドーシスもそれなりに進行している場合が多い。心電図上は徐脈性の幅の広いQRSを呈するPEAや心静止であることが多い。

6 呼吸器障害による心肺停止

　呼吸器障害による低酸素症は心肺停止の原因となる。先にも示したが、ここでいう低酸素症は組織低酸素を意味し、動脈血中の酸素含量減少による低酸素血症とは異なる。しかしながら低酸素血症であれば、必ず組織低酸素状態に陥るものと考えられる。また、呼吸障害の主体が換気不全であったとしても、その終末像は組織低酸素状態であることもまた確かである。

表4-5 外傷後の転機の概要

損傷→失血や臓器傷害→直接死又は続発病変（→心肺停止→？）
損傷→心・肺・脳等の傷害→直接死
損傷→出血多量→直接死
損傷→出血多量→救命→出血時の虚血・低酸素血症による細胞の障害→多臓器不全（呼吸不全、肝・腎不全など：感染症の併発で増悪）→心肺停止→死
損傷→出血→血栓形成→肺その他の臓器の毛細血管の閉塞（血栓塞栓症）→呼吸不全・多臓器不全→心肺停止→死
骨折→脂肪滴の静脈内侵入→肺その他の臓器の毛細血管の閉塞（脂肪塞栓症）→呼吸不全→心肺停止→死

表4-6 換気不全型呼吸障害の分類

換気運動の障害	呼吸麻痺	中枢性呼吸麻痺、延髄麻痺、頸髄損傷、進行性脊髄運動麻痺、特発性肺胞低換気症候群（Ondine's curse, Pickwick症候群など）、脳炎、脳出血、脳外傷、横隔膜神経麻痺、神経筋麻痺（筋萎縮性側索硬化症、筋ジストロフィー、重症筋無力症、筋弛緩薬）、薬物中毒（麻薬、麻酔薬、鎮静剤、睡眠薬）、高CO_2血症など
	胸郭の異常	胸部外傷（肋骨骨折、フレイルチェスト、開胸手術）、上腹部手術、脊椎彎曲症、急性膵炎、高度の腹水、肥満など
気道狭窄		舌根沈下、気道異物、声門浮腫、気道内腫瘍、腫瘍による気道の圧迫、咽後膿瘍など
拘束性換気障害		肺線維症、肺炎、肺水腫、ARDS、無気肺、全身性進行性硬化症（PSS）など
閉塞性換気障害		肺気腫、慢性気管支炎、陳旧性肺結核、気管支喘息など
肺血流障害		肺動脈塞栓症

つまり、この組織低酸素により脳低酸素状態を呈し、直接的な心筋の低酸素と相まって、心機能障害から心原性ショック、心停止の経過を進むと考えられる。

呼吸器障害は外呼吸障害と内呼吸障害に分けて考えることができる（表4-3）。

外呼吸障害（表4-3、A－a）：低酸素血症型呼吸障害、換気不全型呼吸障害

内呼吸障害（表4-3、A－b、B）：組織中毒性低酸素症（シアン化合物、硫化水素など）、貧血性低酸素血症

(1) 外呼吸障害

〈低酸素血症型呼吸障害〉（表4-3、A－a－1）

吸入気酸素分圧（PIO_2）の低下、あるいは肺内シャントによって低酸素血症が起こり、これにより組織低酸素となって心肺停止へと移行する。

・低酸素血症型呼吸障害を呈する原因
① PIO_2低下：高山病、各種低酸素環境など
② 肺内シャント：無気肺、肺動静脈瘻、肺感染症など

〈換気不全型呼吸障害〉（表4-3、A－a－2）

肺胞換気量が不足することによる呼吸器障害で、拘束性換気障害や閉塞性換気障害もこの分類に属する。

・換気不全型呼吸障害を呈する原因分類（表4-6）

肺胞低換気
① 換気運動の障害
呼吸麻痺：中枢性呼吸麻痺（乳幼児突然死症候群など）、進行性脊髄運動麻痺、頸髄損傷、横隔膜神経麻痺、神経筋麻痺（重症筋無力症、筋弛緩薬）、薬物中毒

胸郭の異常：胸部外傷（フレイルチェスト、開胸手術）
② 気道狭窄
舌根沈下、気道異物、声門浮腫、気道内腫瘍、腫瘍による気道の狭窄、咽後膿瘍など
③ 拘束性換気障害
肺線維症、肺炎、肺水腫、ＡＲＤＳ、無気肺、全身性進行性硬化症（ＰＳＳ）など
④ 閉塞性換気障害
肺気腫、慢性気管支炎、陳旧性肺結核、気管支喘息など
⑤ 肺血流障害
肺血栓塞栓症

前記のような低酸素血症の場合、血液の酸素化が必須であり、早い段階から十分な酸素投与が必要である（表4-7）。

表4-7 酸素投与が必要な病態

原　因	症　状・病　態
上気道閉塞が原因	・大量鼻出血 ・窒息 ・上気道の外傷〔顔面骨骨折、咽頭・喉頭穿通創、咽頭・喉頭外傷、気道損傷、気道熱傷（上気道型）〕 ・上気道の構造異常（頸部血腫、軟口蓋低位）、単純性肥満、アデノイト増殖 ・上気道の異物、窒息 ・上気道の感染（喉頭蓋炎、クループ、ルートヴィヒアンギナ、咽後腫瘍） ・口腔、咽頭、粘膜への熱傷（顔面・口腔熱傷、熱傷創） ・アナフィラキシーショック ・喉頭痙攣
呼吸器系の原因	・誤飲性肺炎 ・喘息 ・慢性呼吸不全 ・慢性気管支炎、肺気腫 ・肺炎 ・非心原性肺水腫、ARDS ・大量胸水貯瘍 ・胸膜炎 ・気胸 ・肺塞栓、肺脂肪塞栓 ・中毒物質の吸入（強酸、強アルカリの吸入、灯油などの誤飲） ・気道熱傷（下気道型） ・外傷（気胸、血胸、肺破裂、気管・気管支損傷、フレイルチェストなど）
循環器系の原因	・心原性ショック ・急性心不全 ・急性心筋梗塞 ・心タンポナーデ ・重症不整脈（心室細動、心室頻拍、洞性徐脈、Ⅲ度房室ブロック、アダムス・ストークス発作）
神経・筋疾患	・脳血管障害（クモ膜下出血、脳出血、脳梗塞） ・頸部外傷（脳挫傷、急性硬膜外血腫、急性硬膜下血腫） ・筋ジストロフィー ・ALS（筋萎縮性側索硬化症） ・ギラン・バレー症候群 ・重症筋無力症 ・高位頸髄損傷 ・中毒（呼吸筋麻痺：フグ中毒、サリン中毒など）
その他	・意識障害（急性アルコール中毒、睡眠薬の過剰摂取など） ・重症貧血 ・甲状腺機能亢進症 ・代謝性アシドーシス

救急処置スキルブック　荘道社　田中秀治（編）

(2) 内呼吸障害

〈組織中毒性低酸素症〉

　酸素供給量が正常でも細胞や組織がそれを利用出来ない状態である。

　細胞は低酸素症や低血糖症、内因性物質、外因性有害物質、細胞活性などによりATPの生成障害をきたしたり、細胞内Na濃度や細胞内オキシダントの増加、更に細胞膜における脱分極などをおこし細胞死に至る（表4-1）。

7　その他の原因による心肺停止

　その他の原因のほとんどが循環器障害、あるいは呼吸器障害という病態を経て心肺停止となっている。一部の内分泌・代謝障害、放射線障害、環境障害、毒物・薬物中毒など、特殊な原因に関してはその項に解説を譲る。ここでは良く遭遇する外傷に関して、心肺停止までの経過を示しておく（表4-5）。

（櫻井　勝）

〔参考文献〕

1）PAUL L.MARINO、稲田栄一等監訳：ICUハンドブック、メディカル・サイエンス・インターナショナル（第2版）、2001、pp 3 − 25，pp163 − 183
2）三学会合同呼吸療法士委員会：呼吸療法テキスト、克誠堂出版株式会社、1992、pp 6 − 24、pp55 − 61
3）古井土雄一、吉田竜介、山本保博：酸素投与、迷わないための基礎知識；救急医学、へるす出版、VOL.25 NO.10. SEPT,2001、pp1333 − 1341
4）遠井健司、安本和正：体循環、循環動態の把握とその対応；救急医学、へるす出版、VOL.28 NO.2, FEB, 2004、pp127 − 131
5）布宮伸：酸素運搬とその周辺、わかりやすい臨床呼吸生理学；救急医学、へるす出版、VOL.25 NO.9, SEPT, 2001、pp1003 − 1009
6）小澤和恵、嶌原康行：ショックで細胞機能はどう変化するか？、臨床医のためのハンドブック　ショック、メディカルビュー社、1993、pp 3 − 25、pp24 − 25
7）山林一、河合忠、塚本玲三：血液ガス、わかりやすい基礎知識と臨床応用（第2版）、医学書院、1985、pp 2 − 27、pp72 − 82、pp98 − 116
8）消防救第58号、医政指発第0323071号
9）和田和夫、美濃部嶢監修、BLSヘルスケアプロバイダー、中山書店、2004、pp17 − 21、pp123 − 129、pp195 − 200
10）和田和夫、青木重憲、金弘監修、ACLSプロバイダーマニュアル、BIOMEDIS、pp101 − 128
11）和田和夫、美濃部嶢監修、AHA心肺蘇生と救急心血管治療のための国際ガイドライン2000、BIOMEDIS、pp165 − 179
12）田中秀治編集：救急処置スキルブック、荘道社、pp82 − 86

5 気管挿管の適応と禁忌、合併症、気管挿管困難症

1 気管挿管の適応

(1) 救急救命士による気管挿管の適応

　本邦では救急救命士による気管挿管の対象となるのは心肺停止（心臓機能停止かつ呼吸機能停止の状態）の傷病者のみとされている。厚生労働省の研究班「救急救命士による特定行為の再検討に関する研究」では、院外心肺停止に対する救急救命士による気管挿管の適応として下記の2つを挙げている。
　① 異物による窒息の院外心肺停止
　② 適切なメディカルコントロール体制下で、傷病の状況から気管挿管以外では患者の予後を改善しえないと指導医が判断した院外心肺停止
　地域のメディカルコントロールによって気管挿管の適応の判断が異なるが、原則として救急救命士による気管挿管の具体的な適応としては、幅広く適応を考え、異物による窒息、多量の嘔吐物や吐血、溺水などに加えあらゆるCPAOAで適応が考えられる（表5-2）。また、従来のラリンゲアルマスクや食道閉鎖式エアウエイでは適応となっていた「呼吸なしかつ脈拍あり」の傷病者は気管挿管の適応とはならない（表5-3）。さらに、本邦の病院前救護における気管挿管の適応基準年齢は「思春期（およそ15歳）以上」を原則として定め、小児（すなわち思春期まで（およそ15歳未満））は気管挿管の適応とされていない[2]。
　一方、医療機関においては気管挿管困難症例、あるいは挿管困難が予測される症例であっても気管挿管の禁忌とはならない。このように気管挿管の適応と禁忌は救急救命士が行う場合と医療機関で行われる場合で大きく異なる。この点について救急救命士、気管挿管を指導する医師の双方が十分に認識しておかなければならない。
☞ポイント①

(2) 医療機関における気管挿管の適応

　一般に気管挿管は以下の目的のために施行される。
　① 気道を確保する（気道を開通させる）。
　② 気道を隔離する（気道を保護する）。
　③ 肺に陽圧により換気を行う。

表5-1　救急救命士による気管挿管の到達目標

1　一般目標
1. 救急現場において、病態に適した適切な気道確保法を選択できる能力を身につける。
2. 気管挿管に伴う危険因子を認識し、事故発生時に適切に対処できる能力を身につける。

2　到達目標
1. 気管挿管の適応と中止について説明できる。
2. 医療機関で実施する気管挿管と救急救命士が行う気管挿管の相違を説明できる。
3. 気管挿管に伴う合併症と対策を説明できる。
4. 気管挿管に伴う合併症を含めた危険因子を説明できる。

表5-2　救急救命士による気管挿管の適応

1. 異物による窒息の院外心肺停止
2. 多量の嘔吐物や吐血、溺水など気管挿管以外では患者の予後を改善しえないと指導医が判断した院外心肺停止

表5-3　救急救命士による気管挿管の適応除外例

1. 挿管困難症例
2. 他の気道確保法により十分な結果が得られる症例
3. 気管挿管により予後の改善が期待できない症例
4. 小児（15歳未満）

ポイント①

挿管困難症例は救急救命士による気管挿管の適応とならない。気管挿管の試行は2回以内（1回の操作を30秒以内）にとどめ、挿管できない場合には速やかに他の気道確保法に変更する。また、気管挿管に伴う胸骨圧迫の中断時間は、最低限に（10秒以内）なるように指導する。

④ 気管内の分泌物、異物を除去する。
⑤ 酸素化を維持する。

したがって、医療機関における気管挿管の具体的な適応としては下記のような状況が挙げられる（写真5-1）。
① 心肺蘇生時の気道確保
② 全身麻酔時の気道確保
③ 長期の人工呼吸時の気道確保
④ 外傷や熱傷などに伴う気道閉塞に対する予防的気道確保
⑤ 意識障害、ショック、低酸素症、高二酸化炭素血症患者での気道確保
⑥ 急性薬物中毒に対する胃洗浄など、誤嚥の危険を伴う処置の気道確保
⑦ 気道内分泌物、出血の吸引
⑧ 気管支の検査

これを病態からみると下記の患者において気管挿管の適応となる（表5-4）。
☞ポイント②
① 気道閉塞
② 酸素化障害
③ 換気障害
④ 呼吸努力の増加
⑤ 気道反射の減弱

また、米国心臓協会（AHA）の心肺蘇生ガイドライン2005では気管挿管の適応は下記のように述べられている[1]。
① 意識のない患者において、救助者がバッグとマスクで十分に換気を行えない場合
② 気道保護反射が失われている場合（昏睡又は心停止）

2 気管挿管の禁忌

(1) 救急救命士による気管挿管の禁忌

厚生労働省の研究班「救急救命士による特定行為の再検討に関する研究」では下記を気管挿管の適応除外例としている。
☞ポイント③
① 状況から頸髄損傷が強く疑われる事例
　頭部外傷など鎖骨より頭側の外傷では頸椎頸髄損傷を合併している場合がある。心肺停止に至る外傷の多くは頭部外傷を合併しており、したがって、救急救命士による気管挿管の適応外となる（写真5-3、5-4）。

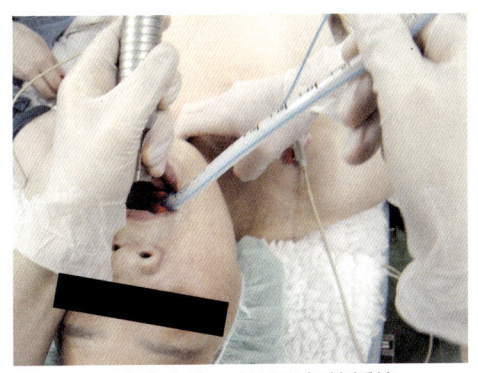

写真5-1 全身麻酔における気管挿管

表5-4 救急領域における気管挿管の適応

1 急性気道閉塞	2 気管内吸引	3 気道反射の減弱、消失	4 呼吸不全
① 頭・頸部、顔面外傷 ② 咽・喉頭、気管、気管支異物 ③ 有毒ガス中毒 ④ 咽・喉頭の感染、膿瘍形成 ⑤ 頸部、咽・喉頭の血腫 ⑥ 頸部、咽・喉頭の腫瘍 ⑦ 先天異常 ⑧ 喉頭浮腫 ⑨ 喉頭痙攣	① 衰弱患者 ② 多量の分泌物	① 頭部外傷 ② 薬物中毒 ③ 脳卒中	① 低酸素症 ・急性呼吸促迫症候群（ARDS） ・換気不全 ・無気肺 ・肺水腫 ・肺炎 ② 高二酸化炭素血症 ・換気不全 ・神経筋疾患 ・薬物中毒

ポイント②

医療機関においては様々な病態に対して気管挿管が行われる。救急救命士には院外心肺停止に対してのみ気管挿管が認められる。

医療機関においては気管挿管の禁忌は存在しない。ただし、声門に強度の狭窄がある場合には気管切開の適応となることがある（写真5-2）。

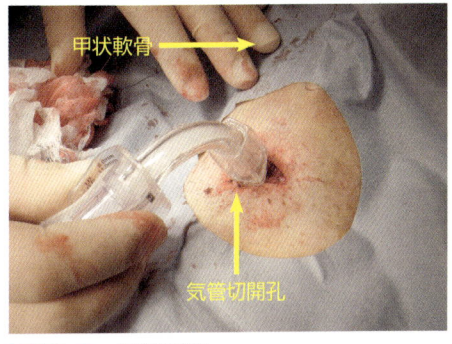

写真5-2 気管切開

② 頭部後屈困難症例

頸椎疾患を有する傷病者やそれらの疾患に対して手術が行われた傷病者では頭部後屈が困難な場合がある。また、頸椎頸髄損傷に対してハローベストなどにより頸椎固定が行われている場合も頭部後屈ができない（写真5-5、5-6）。

③ 開口困難と考えられる例

2横指以上の開口が得られない場合は開口困難と考える。開口障害として病院前救護でしばしば遭遇するのが死後の顎関節硬直である。低体温や死斑などの死体徴候の有無に注意する。また、歯科治療などの目的で顎間固定が行われている場合は気管挿管適応外である。

④ 喉頭鏡挿入困難例

腫瘍など解剖学的異常がある場合は適応外となる。

⑤ 喉頭鏡挿入後喉頭展開困難例

喉頭展開困難の指標としてはCormackグレードが用いられる。スニッフィングポジションをとって正しく喉頭展開を行い、かつ、BURP法（後述）を併用しても良好な喉頭の視野（Cormackグレード1）が得られない場合は救急救命士による気管挿管の適応外となる。

⑥ その他の理由で声帯確認困難例

⑦ 時間を要する、もしくは要すると考えられる例

⑧ その他、担当救急救命士が気管挿管不適当と考えた例

上記の適応除外例は通常の経口気管挿管が困難な症例と解釈できる。救急救命士の気管挿管において挿管困難症例はその適応とならない。さらに心肺停止症例に対する気管挿管は30秒以内に挿管操作を終了すべきであり、それ以上時間を要する場合にはバッグ・バルブ・マスクで十分に換気をしたのちに再度挿管を試みなければならない。その際、救急救命士は2回試行しても気管挿管できない場合には、3回目を試みることなく速やかに他の気道確保法に変更しなければならない。

また、同研究班では既存の方法により十分な結果が得られるもの、または気管挿管を実施しても予後の改善が期待できないものとして下記の事例を挙げている。

① 脳血管障害による心肺停止が明らかな事例

② 心筋梗塞、致死性不整脈など、循環系の傷病に起因する心肺停止が明らかな事例

③ 呼吸器系を除く部位の外傷に起因する心肺停止が明らかな事例

④ 目撃者のいない縊頸による心肺停止事例

⑤ 目撃者のいない入浴中の心肺停止事例

ただし、上記①〜③では、嘔吐などによりラリンゲアルマスクや食道閉鎖式エアウェイの挿入が困難な場合には気管挿管を考慮する。

さらに、小児（すなわち思春期まで（およそ15歳未満））は救急救命士による気管挿管の適応とならず[2]、病院での全身麻酔症例での気管挿管実習の対象からも除外さ

ポイント③

　頸椎頸髄疾患を有する患者では喉頭展開操作によって頸髄に圧迫が生じ、症状が悪化する可能性がある。また、器具や手術により頸椎が固定されている患者では喉頭展開自体が不可能となる。このような場合、医療機関では気管支ファイバー挿管の適応となる。

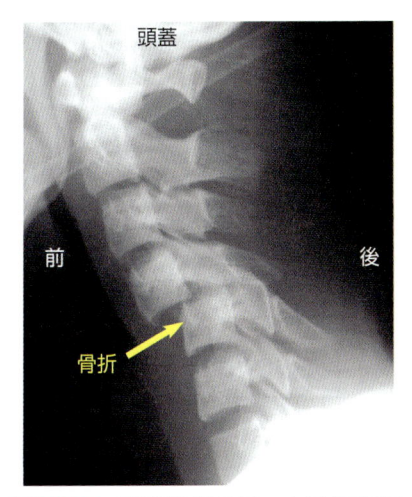

写真5-3　頸椎損傷のエックス線写真

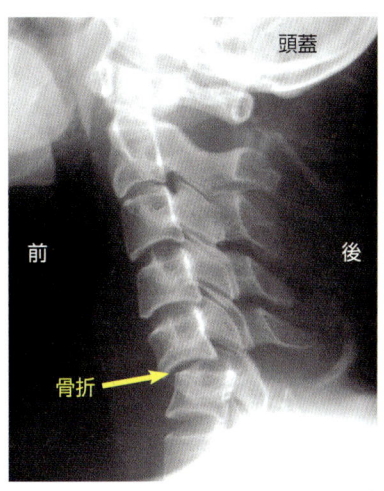

写真5-4　頸椎損傷のエックス線写真

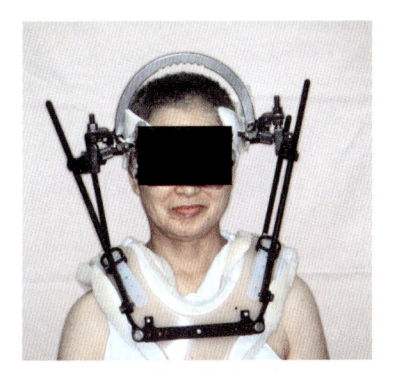

写真5-5　頸椎固定器具(ハローベスト)

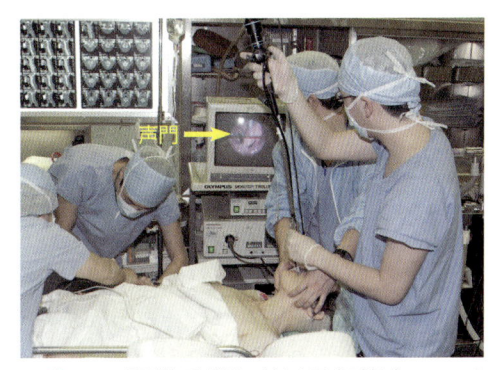

写真5-6　頸椎手術における気管支ファイバーを用いた気管挿管
　介助者は頸部を後屈せず、下顎挙上のみで気道を確保している。

(2) 医療機関における気管挿管の禁忌

　医療機関においては気管挿管が絶対的禁忌となるような病態は存在しない。しかしながら、急性喉頭蓋炎や喉頭浮腫などにより気道の狭窄が顕著な場合には、声門部の確認が困難であり、また、不用意な喉頭展開や挿管操作により浮腫や出血が増悪し、完全な窒息状態に陥る危険性がある。

　したがって、このような病態では輪状甲状靱帯穿刺・切開や気管切開の適応となる（写真5-2）。やむを得ず気管挿管が試みられる場合も、直ちに輪状甲状靱帯穿刺・切開ができるようスタンバイしながら、ベテランの麻酔科専門医により行われるべきである。

3　気管チューブの抜去（抜管）

　一般的に気管チューブの抜去は以下の事項により考慮される（表5-5）。
① 酸素化や換気に関して一定の基準を満たす。
　　人工呼吸の必要性がなくなることが大前提となる。つまり、抜管後もフェイスマスクなどにより、酸素化が維持できること、自発呼吸で十分な換気量があり、深呼吸ができることが条件となる。一般的には、抜管前の酸素化の指標としてはP/F ratio（Pao_2とFIo_2の比）で200以上が目安となる。換気量については、人工呼吸器による呼吸補助のない状態で、1回換気量6ml/kg以上、肺活量15ml/kg以上、呼吸回数30回/分以下などを目安とする。
② 意識と反射が回復し神経学的異常を認めない。
　　気管チューブを抜去した後も気道が開通していること、十分な咳反射により気管内への分泌物や異物の誤嚥が予防されることが条件となる。自発開眼しているか、または呼名で容易に開眼し、離握手等の命令に応じるレベルの意識状態が求められる。また、気管吸引操作において十分な咳反射があることを確認する。
③ 気管挿管の適応となった病態が改善している。

4　気管挿管の合併症

　気管挿管の合併症は発症時期により下記の3つに分けられる（表5-6）。
① 気管挿管操作による合併症（短期的合併症）
② 気管チューブ留置中の合併症（長期的合併症）
③ 抜管後の合併症

表5-5 気管挿管抜管の基準

1. 十分な酸素化能がある。
2. 呼吸性アシドーシスを認めない。
3. 十分な肺活量（15ml/kg以上）がある。
4. 十分な吸気力がある。
5. 中枢神経系に異常を認めない（意識が回復している）。
6. 十分な咳反射、嚥下反射がある。
7. 気道閉塞がない。

表5-6 気管挿管の合併症

1. 気管挿管操作による合併症（短期的合併症）
2. 気管チューブ留置中の合併症（長期的合併症）
3. 抜管後の合併症

表5-7

気管挿管操作による合併症	・心肺蘇生の中断 ・食道、口腔・咽頭内、気管支挿管 ・チューブ位置の誤判断 ・口唇、歯牙損傷 ・角膜損傷 ・咽頭、喉頭、気管、食道損傷 ・喉頭痙攣、気管支痙攣 ・頸髄損傷 ・誤嚥、気管・気管支異物 ・高血圧、低血圧、不整脈、低酸素症、心筋虚血 ・鼻出血
気管チューブ留置中の合併症	・事故抜管 ・緊張性気胸 ・チューブの閉塞、位置異常 ・肺炎
抜管後の合併症	・喉頭痙攣 ・声帯麻痺、嗄声、声帯浮腫 ・潰瘍、肉芽腫形成、気管狭窄 ・誤嚥、気管・気管支異物

(1) 気管挿管操作による合併症

　挿管操作により口唇から気管までのあらゆる部位に損傷を及ぼす可能性がある。

　具体的には食道挿管、口腔・咽頭内挿管、気管支挿管（片肺挿管）、チューブ位置確認の誤判断、口唇損傷、歯牙損傷、角膜剥離、咽頭損傷、喉頭損傷、喉頭痙攣、気管損傷、気管支痙攣、食道損傷、頸髄損傷、胃内容物や異物の誤嚥、低酸素症、高血圧、低血圧、心筋虚血、経鼻挿管時の鼻出血などが挙げられる（表5-7）。

　また、心肺蘇生において非熟練者が気管挿管を行うと、人工呼吸や胸骨圧迫の開始の遅れや中断が問題となる。特に胸骨圧迫の中断は最小限にとどめる必要があり、気管チューブ挿入前後の10秒以内とすべきである。そのためには、胸骨圧迫担当者は気管挿管実施者が声門を視認するまでは絶え間なく胸骨圧迫を継続し、チューブが声門を通過したら直ちに圧迫を再開しなければならない。

　これらの合併症の多くは注意深い挿管操作により予防が可能である。さまざまな要因が関与するため、それぞれの合併症の正確な発生率は不明であるが、もっとも頻度の高い合併症は口唇や歯牙の損傷である[3]（写真5-6）。

　喉頭鏡のブレードを口腔内へ挿入する際、また喉頭展開時には口唇や歯牙を損傷しないように注意深く、かつ愛護的に操作を行わなければならない。特に喉頭展開の際に上顎歯を支点として「てこ」のように力を加えた場合、上顎歯や上口唇を損傷しやすい。歯牙を損傷した場合には脱落した歯牙を発見しなければならないが、見つからない場合には胸・腹部のX線撮影を行うべきである。脱落した歯牙が気管内へ迷入し、気管支異物となることもある（写真5-8、5-9）。

　一方、もっとも恐ろしい合併症は「気付かれることのない食道挿管（unrecognized esophageal intubation）」である。これは食道挿管後のチューブ位置確認の誤判断や気管挿管後のチューブ固定不備による食道への逸脱などが原因となる（写真5-10）。欧米の病院前救護における報告では、食道挿管の頻度は０％から数％までかなりのばらつきがある[4]〜[11]。

　これには気管挿管を行う者の習熟度やメディカルコントロールの差に加え、対象患者の違いや挿管時の筋弛緩薬投与の有無などが影響を及ぼしているものと考えられる。米国のある都市では、病院前救護でパラメディックスが施行した気管挿管を救急外来で医師が確認したところ、108例中食道挿管が18例（17％）、下咽頭への挿管が９例（８％）であったと報告された[12]。

　この報告は極端な例ではあるが、パラメディックスに対する初期教育、技能維持のための再教育、事後検証システムなどのメディカルコントロール体制が十分に確立されていなかったことが最大の原因であると考えられる。

　気管挿管後のチューブ位置の確認において、単一の方法で絶対確実というものは存在しない。したがって、臨床的確認方法と器具による確認方法を複数組み合わせてチューブ位置を判断することが重要である。これらの確認操作により、誤挿管と判断された場合やチューブの位置に少しでも疑問が残る場合には、直ちにチューブを抜去

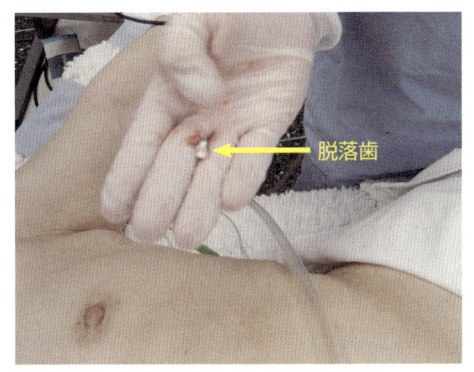

気管挿管時の歯牙損傷では、喉頭鏡のブレードによって上顎歯を損傷することが多い。脱落した歯牙は気管・気管支異物とならないよう注意する必要がある。

写真5-7　気管挿管による歯牙損傷

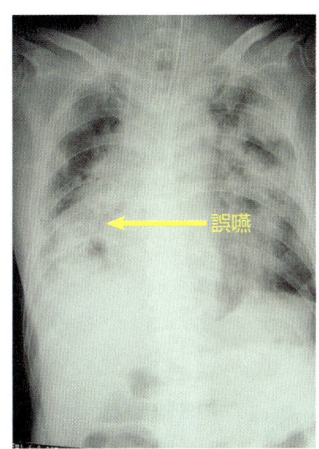

写真5-8　気管挿管時に発生した誤嚥性肺炎

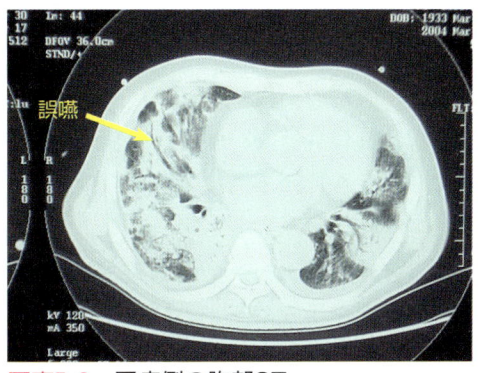

写真5-9　同症例の胸部CT

胃内容物の誤嚥により重篤な化学性肺炎を起こすことがある。

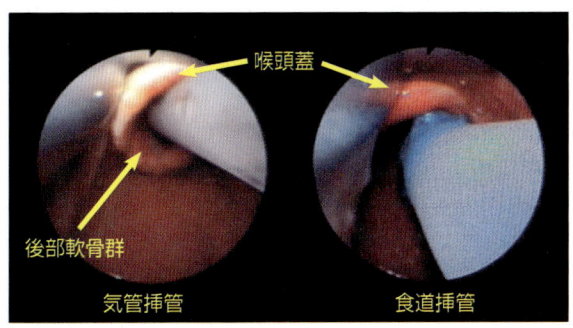

写真5-10　気管挿管と食道挿管

　気管挿管（左）では声帯の確認はできないものの、後部軟骨群の上方を気管チューブが通過していることが分かる。この所見はチューブの声門通過確認と同等の確実性をもつ。
　一方、食道挿管（右）では気管チューブにより声門が死角となっているため、チューブの声門通過が確認できない。

してバッグ・バルブ・マスク換気を再開すべきである。

米国心臓協会（AHA）の心肺蘇生ガイドライン2005によれば、気道確保の基本はバッグ・バルブ・マスクであり、ラリンゲアルマスクやコンビチューブなどの気道確保器具の有用性も強調されている。そして気管挿管については十分な初期訓練と継続的な練習、さらに豊富な経験と再訓練がその施行において不可欠とされている。また、病院前気管挿管の合併症を最小限にするためには、継続的な訓練を行うシステムの確立が必要とされている[1]。

高度な気道確保が病院前心停止患者の生存率を改善するというエビデンスは存在しない。救急医療従事者は、気管挿管が決して必須の救命処置ではないことを十分に認識しておかなければならない（表5-9）。　　　　　　　　　　　　☞ポイント④

(2) 気管チューブ留置中の合併症

チューブ固定の不備、チューブの位置異常、事故抜管、緊張性気胸、気管狭窄、チューブの閉塞、気管食道瘻、肺炎、気管支痙攣、経鼻挿管時の副鼻腔炎などが挙げられる。

これらのうち特に事故抜管と緊張性気胸は速やかに対応しなければ致命的となる可能性がある。

事故抜管は気管チューブの固定や患者の鎮静が不十分な場合に起こりやすい。気管チューブの固定状態や固定の深さには常に細心の注意を払うとともに、患者の体動の程度に応じた適切な鎮静を行う必要がある。気管挿管後に患者の体動を認めた場合や患者を移動させた際には、挿管時と同様に聴診・視診による臨床的確認と器具を用いた確認の両方を実施して、チューブの位置を確認すべきである。

緊張性気胸は心肺停止の原因となりうる。特に胸部外傷や中心静脈穿刺後などでは気管挿管直後に胸部聴診、気道内圧の上昇（バッグ・バルブの硬さ）、胸郭の動き、頸静脈の怒張、皮下気腫などに注意を払う必要がある。また、肺のコンプライアンスが低下している場合には、人工呼吸の陽圧によって緊張性気胸となることもある（圧外傷）（表5-8）。

また、心肺蘇生においては、気管挿管後の過換気に伴う胸腔内圧の上昇により、静脈還流が減少し冠灌流圧が低下することが示されている。これは、有効な胸骨圧迫の妨げとなり、生存率を低下させる可能性がある。心肺蘇生中は気管挿管後の過換気を避けなければならない。

(3) 抜管後の合併症

抜管後の合併症としては喉頭痙攣、声帯麻痺、嗄声、声帯浮腫、チューブ通過部の潰瘍形成（口唇～気管）、気管狭窄、胃内容物や異物の誤嚥、咽頭痛、喉頭肉芽腫などが挙げられる。

もっとも頻度が高いのは咽頭痛であり、程度の差はあるもののほとんどのすべての症例で発生する。ただし、潰瘍や肉芽腫など器質的変化を伴わない場合には数日で症状の軽快が得られる。

ポイント④

もっとも起こりやすい合併症は口唇、歯牙の損傷である。一方、絶対に避けなければならない合併症は「気付かれることのない食道挿管」である。

多くの合併症は注意深い挿管操作によって予防が可能である。各種確認方法を組み合わせて「気付かれることのない食道挿管」を防がなければならない。

表5-8 「気付かれることのない食道挿管」を防ぐために

1. 聴診、視診による確認（一次確認）
2. 呼気二酸化炭素検出器、陰圧式食道挿管判定器具による確認（二次確認）
3. 上記1、2によって確信がもてない場合は再度喉頭展開してチューブの声門通過を確認する。
4. 以上の確認の過程で少しでも疑わしい点があれば躊躇せずチューブを抜去し、バッグ・バルブ・マスクによる換気へ変更する。

表5-9 気管挿管困難症の解剖学的要因

1. 短頸
2. 猪頸
3. 上顎切歯の突出
4. 頸部・下顎の可動制限
5. 妊娠後期
6. 先天奇形症候群
7. 気道の腫瘍
8. 頸部の腫瘍
9. 頸部の血腫や腫脹
10. 頭頸部への放射線治療
11. 熱傷瘢痕拘縮
12. 末端肥大症
13. 高度肥満
14. 気道感染症
15. 睡眠時無呼吸症候群
16. 気管狭窄症　　　　　　　　など

まれではあるが危険な合併症は両側の声帯麻痺、強度の声帯浮腫、気管狭窄である。いずれも気道閉塞を来たす可能性がある。これらの合併症が起こる可能性がある場合には抜管前に十分な評価が必要である（表5-7）。

5　気管挿管困難症

(1)　気管挿管困難症とは

　麻酔科医やその他の特別に訓練された医師であっても、マスク換気や気管挿管が困難な状態をdifficult airway（ディフィカルト・エアウエイ）という。

　米国麻酔科学会（ASA）では、ディフィカルト・エアウエイを『一般的なトレーニングを積んだ麻酔科医が、マスク換気又は気管挿管、あるいはその両者とも困難である状況』と定義しており、①マスク換気困難、②喉頭展開困難、③気管挿管困難、④気管挿管不能の4つに分類される。以前の基準では、『純酸素による換気で経皮的酸素飽和度（SpO_2）90％を維持できない』、『気管挿管に3回以上の手技を試みた、あるいは10分以上を要した』などの数値が示されていたが、現在では具体的数値は削除され、上記のような曖昧な表現にとどめられている。これは、気道確保の難易度には患者の状態、現場の状況や設備、実施者の技術などの様々な要因が関与しており、一定の基準値では判断できないとの観点からである[13),14)]。

　気管挿管が困難な解剖学的要因としては短頸、猪頸、上顎切歯の突出、頸部・下顎の可動制限、妊娠後期などが挙げられる。また、特異な顔貌を呈する各種の先天奇形症候群においても挿管困難を伴うことがある。

　さらに後天的な解剖学的異常として、気道の腫瘍、頸部の腫瘍、頸部の血腫や腫脹、頭頸部への放射線治療、熱傷瘢痕拘縮、末端肥大症、高度肥満、気道感染症、睡眠時無呼吸症候群、気管狭窄症などが挙げられる（表5-9、写真5-11、5-12）。

(2)　気管挿管困難症の予測方法

❶　解剖学的特長の把握

　挿管困難を予測する上で、まず最初に外見から傷病者の解剖学的特長を観察する。著しい肥満（体重110kg以上）がある場合は、用手気道確保、喉頭展開ともに困難であることが推測される[14)]。独特な顔貌、顔面外傷、突出した上顎歯、頸部の腫脹や瘢痕などは挿管困難を予測させる（表5-10）。

❷　挿管困難を予測する上で必要な身体指標

　開口の程度、下顎のサイズ、甲状軟骨の高さ、頸部の可動性は挿管困難を予測する上で重要な指標である[15),16)]。開口については、通常、成人では3横指の開口が可能である。開口制限が4cm以下である場合は喉頭展開が困難となる。下顎サイズの評価は下顎の先端から舌骨までの距離で推測され、3横指以下の場合は挿管困難が予測される。甲状軟骨の高さは口腔底（舌骨）から上甲状切痕までの距離で推測さ

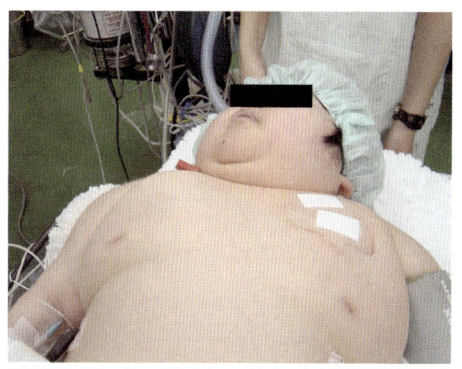

写真5-11　気管挿管困難症（高度肥満） 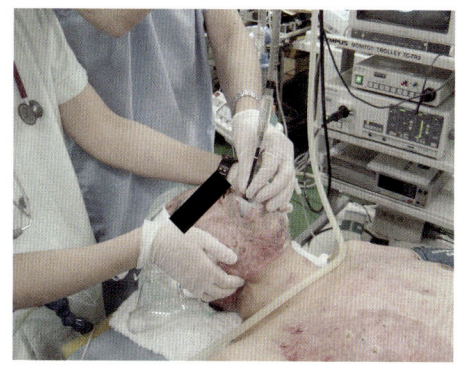　　写真5-12　気管挿管困難症（開口困難：熱傷瘢痕拘縮）

　開口障害のある患者では通常の喉頭展開による気管挿管が困難となる。このような場合、医療機関では気管支ファイバー挿管の適応となる。

表5-10　気管挿管困難症の予測方法

解剖学的特長の把握	① 著しい肥満（体重110kg以上）がある場合 ② 独特な顔貌 ③ 顔面外傷 ④ 突出した上顎歯 ⑤ 頸部の腫脹や瘢痕　などは挿管困難を予測させる。
挿管困難を予測する上で必要な身体指標	① 開口：通常、成人では３横指の開口が可能。開口制限が４cm以下である場合は喉頭展開が困難となる。 ② 下顎サイズの評価：下顎の先端から舌骨までの距離で推測され、３横指以下の場合は挿管困難が予測される。 ③ 甲状軟骨の高さ：口腔底（舌骨）から上甲状切痕までの距離で推測され、２横指以下では挿管困難が予測される。 ④ 甲状頤間距離：６cm以下の場合は、挿管困難が予想される。 ⑤ 頭頸部の可動域：屈曲から伸展までの角度が80度以下では挿管困難が予測される。 ⑥ ３の法則："３の法則"では、開口の程度、舌骨から下顎までの距離、そして胸骨上窩から甲状軟骨までの距離が３横指以下である場合は挿管困難が予測される。
マランパティ（Mallampati）の分類[16]	医療機関、特に麻酔科領域でもっとも頻用されている簡便な予測方法。これは最大開口時に観察可能な口腔、咽頭内構造の見え方の度合いによって挿管困難を予測する方法である。ただし、この評価法では患者の協力が必要である。

れ、2横指以下では挿管困難が予測される。

　また、下顎のサイズと甲状軟骨の高さを総合的に評価する指標として、下顎の先端から上甲状切痕までの距離（甲状頤間距離）があり、これが6cm以下の場合は挿管困難が予測される。頭頸部の可動域（屈曲から伸展までの角度）が80度以下では挿管困難が予測される。

　簡単な予測式として"3の法則"がある。"3の法則"では、開口の程度、舌骨から下顎までの距離、そして胸骨上窩から甲状軟骨までの距離が3横指以下である場合は挿管困難が予測される（表5-10、写真5-13、5-14）。

❸　マランパティ（Mallampati）の分類[17]

　医療機関、特に麻酔科領域でもっとも頻用されている簡便な予測方法としてはマランパティの分類があげられる。これは最大開口時に観察可能な口腔、咽頭内構造の見え方の度合いによって挿管困難を予測する方法である。ただし、この評価法では患者の協力が必要である（写真5-13）。

　これらの予測方法の多くは基本的には医療機関における手術時の全身麻酔を前提としたものであり、救急領域での気管挿管に際してすべて適応できるとは限らない。頸椎損傷が疑われる場合、頸部の可動制限、開口制限、上顎の突出、高度の肥満など外見上明らかに挿管困難が疑われる場合には、たとえ気管挿管の適応であったとしても気管挿管あるいはその試行に固執せず、ラリンゲアルマスクなどの代替気道確保法やバッグ・バルブ・マスクによる換気の継続を選択すべきである。

(3) 気管挿管困難症への対処方法

　気管挿管困難症に遭遇した場合、むやみに喉頭展開や挿管操作を繰り返してはならない。喉頭展開や挿管操作を繰り返すことにより喉頭周囲の浮腫や出血を生じる危険性が高くなり、結果的にさらに気道確保が困難となる可能性がある（写真5-11、5-12）。

　初回の喉頭展開により声門を直視できなかった場合には、再試行の前に以下の項目について確認を行う（表5-12）。

① 正しいスニッフィングポジションはとれているか？
② 正しく開口操作ができているか？
③ セリック法の力の強さ・方向は正しいか？
④ 喉頭鏡操作は正しいか？（力の強さ・力を加える方向、ブレード挿入の深さなど）
⑤ 舌は正しくよけられているか？
⑥ 喉頭鏡のブレード、気管チューブのサイズは適当か？

　研修医の気管挿管初期実習においてもっとも陥りやすいミスは開口の不足と舌の圧排不足である。非熟練者においては基本的な手技の不履行によって結果的に挿管困難となる可能性が高い。実際に気管挿管を施行する際、特に挿管困難に遭遇した場合には、自らの手技について冷静に分析する姿勢が重要である。　　　☞ポイント⑤

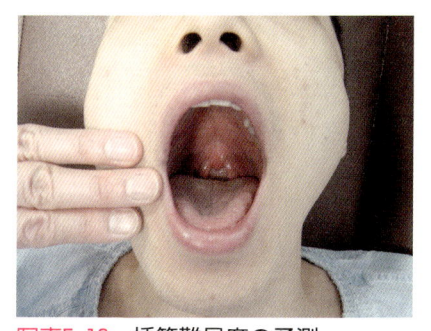

5 気管挿管の適応と禁忌、合併症、気管挿管困難症

写真5-13 挿管難易度の予測
マランパティ分類はクラスⅠ（軟口蓋、扁桃柱、口蓋垂を観察可能）。開口も3横指以上と十分である。

写真5-13、写真5-14のケースは手術室での全身麻酔を前提とした場合、気管挿管困難症である可能性は低いものと予測できる。しかし、救急現場での気管挿管においては、これらの予測がすべてあてはまるとは限らない。

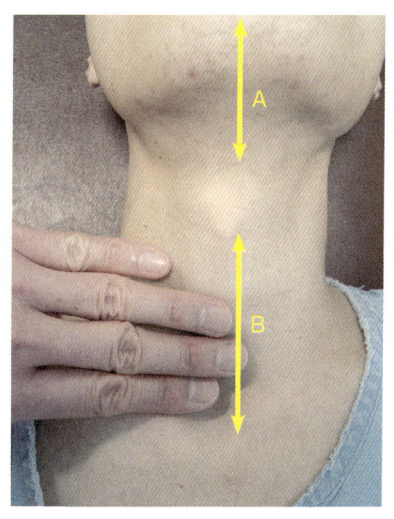

写真5-14 挿管難易度の予測
舌骨から下顎までの距離（A）、胸骨上窩から甲状軟骨までの距離（B）ともに3横指以上ある。

表5-11 挿管困難に遭遇した場合の確認事項

1. 正しいスニッフィングポジションとなっているか？
2. 開口操作は十分か？
3. セリック法は正しく行われているか？
4. 喉頭鏡の操作、ブレードのサイズは適切か？

ポイント⑤

非熟練者においては開口操作、舌の圧排、喉頭鏡の操作などの基本的手技が不十分なために気管挿管が困難となることを認識させる。

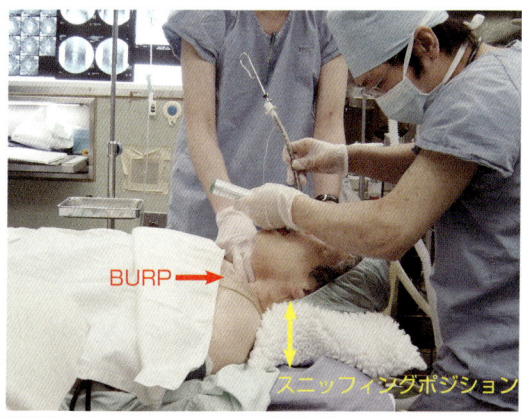

写真5-15 スニッフィングポジションとBURP

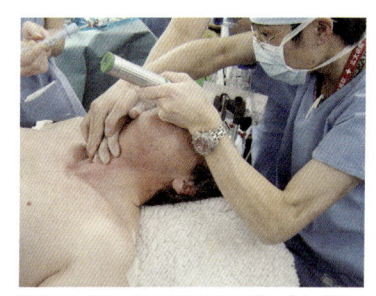

写真5-16 気管挿管困難（小顎）に対するBURP
気管挿管施行者の指示に従い、介助者が甲状軟骨を後方、上方、右方へ圧迫している。

スニッフィングポジション

　MRIを用いた検討ではスニッフィングポジションにより必ずしも口腔軸、咽頭軸、喉頭軸が一直線に近づかないことが示された[18]。しかしながら、同様の検討で頭頸部の可動制限がある場合や肥満患者ではCormackグレードが改善したことが示されており[19]、適切な枕を使用して正しいスニッフィングポジションをとることが重要である（写真5-15）。

セリック法

　一方、誤嚥防止のために推奨されているセリック法に関する報告では、加える力が強すぎる場合（4.5kg相当）、頭側方向へ圧排した場合、患者が女性の場合に気道閉塞が生じやすくなることが示されている[20],[21]。セリック法を併用する際には加える力の強さと方向に注意が必要である。また、声門が直視可能であるにもかかわらず、セリック法により気管チューブの声門通過が困難となることもあるので注意が必要である。

　MRIによる検討ではセリック法により食道や気管が正中より偏位するとの報告があり[22]、誤嚥防止の効果についても疑問視する意見もある。

BURP法

　上記の基本的手技に関する問題が解決され、正しい喉頭展開操作にもかかわらず声門部の視野が不良である場合に試みるべき対処法としてはBURP法（Backward, Upward and Rightward Pressure）がある[23],[24]（写真5-15、5-16）。

　これは喉頭展開時に甲状軟骨を背側（Backward）、頭側（Upward）、右側へ（Rightward）圧迫することにより、声門部の視野の改善を得ようとする手技である（写真5-17）。

　一般的には、気管挿管施行者が喉頭展開しつつ介助者に圧迫の方向を指示する。圧迫の仕方によっては逆に視野が損なわれる可能性があるので注意が必要である。

(4) 医療機関における挿管困難の対処法

　医療機関において挿管困難に遭遇した場合には、気管支ファイバーや気管挿管用ラリンゲアルマスクなど特殊な器具を使用した気管挿管法が選択される（写真5-18、5-19、5-20）。

　米国麻酔科学会（ASA）では気管挿管困難を含むディフィカルト・エアウエイへの対処法をアルゴリズムにより示しているが、マスク換気も気管挿管もできない状況（cannot ventilate, cannot intubate：CVCI）においてはラリンゲアルマスクやコンビチューブなどの気道確保器具が果たす役割は大きい[25]（写真5-21）。これらの代替器具によっても換気が困難な場合には輪状甲状靱帯切開などの外科的気道確保法が選択される（写真5-22）。

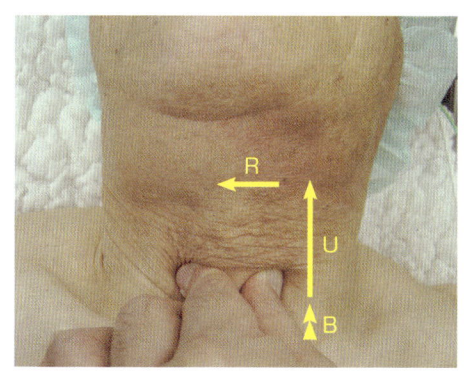

写真5-17　BURP法

Backward（後方）　：頸椎の方向へ
Upward（上方）　　：可能な限り上方へ
Rightward（右方）　：正中よりわずかに右方へ
Pressure（圧迫）　　：甲状軟骨を圧迫する

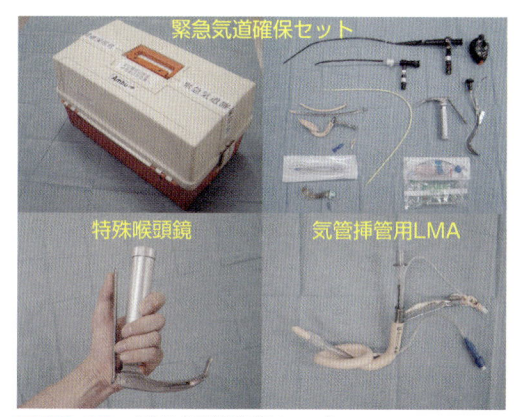

写真5-18　緊急気道確保セット

　手術室では予期せぬ挿管困難にも対応できるように、特殊喉頭鏡、エラスティックブジー、気管挿管用LMA、輪状甲状靭帯切開セットなどを携帯用ボックスに収納している。

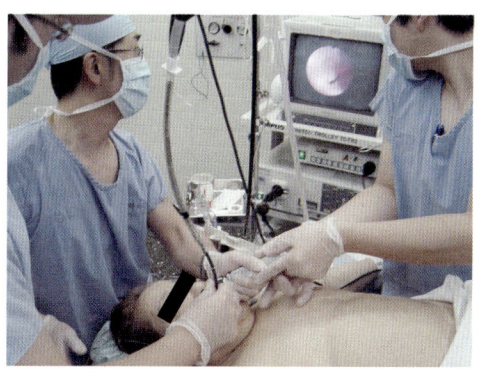

写真5-19　気管挿管困難例での気管支ファイバー挿管

　頸椎損傷後の高度肥満患者に対する全身麻酔。頸椎の可動制限、喉頭蓋の偏位、声門周囲の浮腫を認めた。挿管困難を予測していたが、3人の麻酔科医によっても気管挿管までに30分以上を必要とした。喉頭鏡の補助下に気管支ファイバー挿管を行った。

近年、エアウエイスコープ®やエアトラック®など、新しい間接視型喉頭鏡が開発され、挿管困難での有用性が報告されている[26),27)]（写真5-23）。これらの器具は喉頭展開を必要とせず、非熟練者でも安全かつ確実な気管挿管が可能とされている。今後、救急領域での有用性が期待される[28)]。

　マスク換気も気管挿管もできない状況（CVCI）があらかじめ予測される場合には、意識下気管挿管が行われることがある。意識下に気管挿管する際には、喉頭鏡を使用する場合と気管支ファイバーを使用する場合、経口挿管と経鼻挿管、あるいはラリンゲアルマスクを使用する場合など、いくつかの選択肢があり、状況に応じて適切な方法を選択しなければならない。意識下では経口挿管よりも経鼻挿管のほうが患者の苦痛が少ないと言われているが、経鼻挿管では鼻出血や副鼻腔炎などの合併症の可能性が高く注意が必要である。かつては開口障害や頸椎損傷を伴う救急患者に対して盲目的経鼻挿管が行われてきたが、現在ではそのような患者に対しても筋弛緩薬を使用した急速挿管（rapid sequence intubation：RSI）が主流となっている。　☞ポイント⑥

（楠　真二・谷川攻一）

〔参考文献〕
1) ECC Committee, Subcommittees and Task Forces of the American Heart Association. 2005 American Heart Association Guidelines for Cardiopulmonary Resuscitation and Emergency Cardiovascular Care. Adjuncts for Airway Control and Ventilation. Circulation 2005;112 [24 Suppl I]:IV-51-IV-57.
2) 日本救急医療財団心肺蘇生法委員会：日本版救急蘇生ガイドライン
3) Smith DE, Santora AH, Finucane BT: Aiway Management, Principles and Procedures in Anesthesiology. Edited by Liu PL, J. B. Lippincott, Philadelphia, 1992, pp85-118.
4) Adnet F, Jouriles NJ, Le Toumelin P et al.: Survey of out-of-hospital emergency intubation in the French prehospital medical system: A multicenter study. Ann Emerg Med 1998; 32:454-60.
5) Ochs M, Davis D, Hoyt D et al.: Paramedic-performed rapid sequence intubation of patients with severe head injuries. Ann Emerg Med 2002; 40:159-67.
6) Vilke GM, Steen PJ, Smith AM, et al.: Out-of-hospital pediatric intubation by paramedics: The San Diego experience. J Emerg Med 2002; 22:71-4.
7) Jemmett ME, Kendal KM, Fourre MW, et al. : Unrecognized misplacement of endotracheal tubes in a mixed urban to rural emergency medical services setting. Acad Emerg Med 2003; 10:961-5.
8) Jones Jh, Murphy MP, Dickson RL, et al.: Emergency physician-verified out-of-hospital intubation: miss rates by paramedics. Acad Emerg Med 2004; 11:707-9.
9) Colwell CB McVaney KE, Haukoos JS, et al.: An evaluation of out-of-hospital advanced airway management in an urban settings. Acad Emerg Med 2005; 12:417-22.
10) Silvestri S, Ralls GA, Krauss B, et al.: The effectiveness of out-of-hospital use of continuous end-tidal carbon dioxide monitoring on the rate of unrecognized misplaced intubation within a regional emergency medical services system. Ann Emerg Med 2005; 45:497-503.
11) Timmermann A, Russo SG, Eich C, et al.: The out-of-hospital esophageal and endobronchial intubations performed by emergency physicians. Anesth Analg 2007; 104:619-23.
12) Kats SH, Falk JL: Misplaced endotracheal tubes by paramedics in an urban emergency medical service system. Ann Emerg Med 2001; 37:32-7.
13) Practice guidelines for management of the difficult airway: A report by the American Society of Anesthesiologists Task Force on Management of the Difficult Airway. Anesthesiology 1993; 78:597-602.

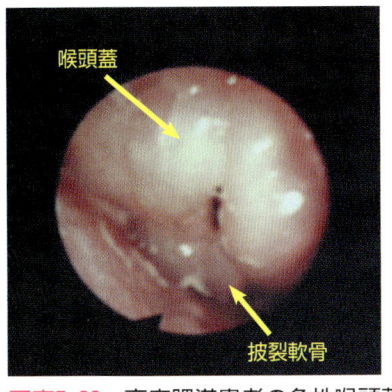

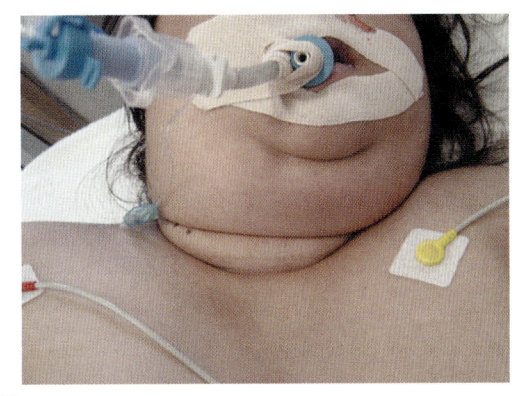

5　気管挿管の適応と禁忌、合併症、気管挿管困難症

写真5-20　高度肥満患者の急性喉頭蓋炎

呼吸困難のため仰臥位になれず、頻呼吸・努力呼吸を呈していた。高度の気道狭窄状態（左）であったが、高度肥満（右）のため気管切開や輪状甲状靱帯穿刺・切開も不可能な状況であった。起座位のまま、完全覚醒下に気管支ファイバー挿管を行った。

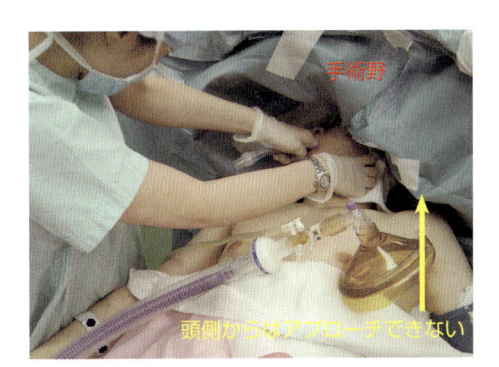

写真5-21　気管挿管困難例でのLMA挿入

覚醒下開頭脳腫瘍摘出術中の気道確保。通常の気管挿管は困難であり、患者尾側よりLMAを挿入した。

ポイント⑥

挿管困難症への対応は救急救命士と医療機関では大きく異なる。適切な喉頭展開によっても声門を直視できない場合、救急救命士はいたずらに気管挿管を試行することなく、LMAなどの他の気道確保法を選択しなければならない。なお、LMAは医療機関での挿管困難においても重要な役割を担っている。

14) Practice guidelines for management of the difficult airway: An Updated report by the American Society of Anesthesiologists Task Force on Management of the Difficult Airway. Anesthesiology 2003; 98:1269-77.
15) El-Ganzouri AR, McCarthy RJ, Tuman KJ et al.: Preoperative airway assessment: Predictive value of a multivariate risk index. Anesth Analg 1996; 82:1197-204.
16) Murphy MF, Walls RM: The difficult and failed airway, Manual of emergency airway management. Edited by Walls RM. Lippincott Williams & Wilkins, Philadelphia, 2000, pp31-9.
17) Mallampati SR, Gatt SP, Guigino LD et al: A clinical sign to predict difficult tracheal intubation: A prospective study. Can Anaeth Soc J 1985; 32:429-34.
18) Adnet F, Borron SW, Dumas JL et al.: Study of the "sniffing position" by magnetic resonance imaging. Anesthesiology 2001; 94:83-6.
19) Adnet F, Baillard C, Borron SW et al.: Randomized study comparing the "sniffing position" with simple head extension for laryngoscopic view in elective surgery patients. Anesthesiology 2001; 95:836-41.
20) Hartsilver EL, Vanner RG: Airway obstruction with cricoid pressure. Anaesthesia 2000; 55:208-11.
21) Palmer JHM, Ball DR: The effect of cricoid pressure on the cricoid cartilage and vocal cords: an endoscopic study in anaesthetised patients. Anaesthesia 2000; 55:263-8.
22) Smith KJ, Dobranowski J, Yip G et al.: Cricoid pressure displaces the esophagus: an observational study using magnetic resonance imaging. Anesthesiology 2003; 99:60-4.
23) Knill RL: Difficult laryngoscopy made easy with a "BURP". Can J Anaesth 1993; 40:279-82.
24) Takahata O, Kubota M, Mamiya K et al.: The efficacy of the "BURP" maneuver during a difficult laryngoscopy. Anesth Analg 1997; 84:419-21.
25) Benumof JL: Laryngeal mask airway and the ASA difficult airway algorithm. Anesthesiology 1996; 84:686-99.
26) Enomoto Y, Asai T, Arai T, et al. : Pentax-AWS, a new videolaryngoscope, is more effective than the Macintosh laryngoscope for tracheal intubation in patients with restricted neck movements: a randomized comparative study. Br J Anaesth 2008; 100:544-8.
27) Maharaj CH, Costello JF, Harte BH, et al.: Evaluation of the Airtraq and Macintosh laryngoscopes in patients at increased risk for difficult tracheal intubation. Anaesthesia 2008; 63:182-8.
28) Sadamori T, Kusunoki S, Ishida M, et al. Video laryngoscopy for emergency tracheal intubation during chest compression. Resuscitation 2008; 77:155-6.

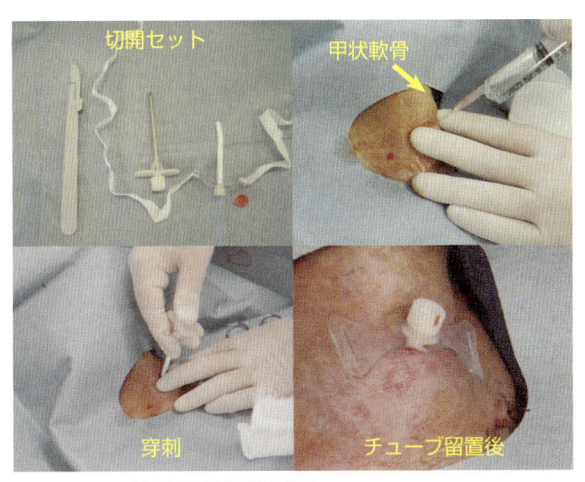

5 気管挿管の適応と禁忌、合併症、気管挿管困難症　79

写真5-22　輪状甲状靱帯切開

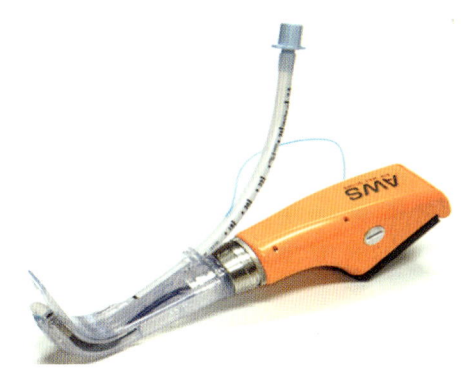

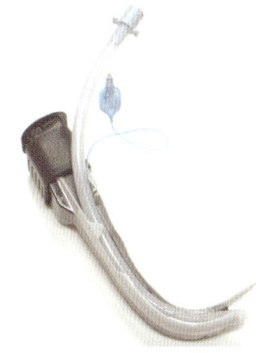

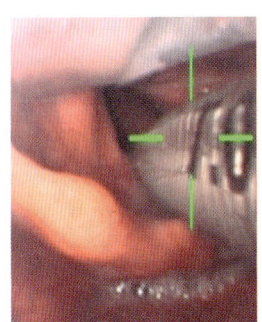

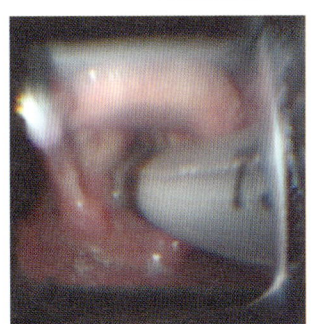

写真5-23　エアウエイスコープ®（左）とエアトラック®（右）
それぞれ外観（上）と挿管時の声門像（下）

6 気管挿管プロトコールと気管挿管法

1 はじめに

　救急救命士による気管挿管は医師が病院内で行う気管挿管と異なり、厳格な適応の下、プロトコルに沿った方法で行わなければならない。この気管挿管の正しい適応を遵守して実施するためのプロトコールは、平成14年度厚生労働科学研究報告書（以下、研究班報告書）の中にある「気管挿管の業務プロトコール」に基づいて決められている。

　しかし、実際に気管挿管の実施においては、このプロトコールを参考にしつつ地域メディカルコントロール（以下、MC）協議会で十分討議され、その地域におけるプロトコールを作成しなければならない。気管挿管プロトコールは気管挿管の手順のすべてを表しており、救急救命士はプロトコールに習熟した上で運用されたい。

　本章では、MC協議会の議論の原案となるべきプロトコールを提示し、個々の手技の解説と円滑な気管挿管実習のために知るべき基礎を示す。

2 気管挿管プロトコールの実施内容

　気管挿管のプロトコールを実施するに際しては、感染防御と現場の安全確保、CPRの着手と異物除去、気管挿管の適応の確認、指示要請と家族への説明のあり方、気管挿管の準備、開口操作と喉頭展開、気管チューブの挿入手技、気管チューブの位置の確認（一次確認・二次確認）、気管挿管による合併症、気管チューブの固定、患者の搬送などの手順に沿って行われる（表6-2、図6-1）。

　以下にこの内容に沿ってプロトコールを解説する。

(1) 感染防御と現場の安全確保

　気管挿管を実施するにあたり、手技の確実性と救助者の安全性の二つは必ず確保されなければならない。

　まず、気管挿管に限らずいかなる活動においても、自らの感染防御（スタンダードプレコーション）を実施し、汚染の拡大防止に努めるべきである。

　また、気管挿管を実施することによって、気管内から汚染された痰や血液がチューブから噴出し、目や粘膜に入る可能性が極めて高い。これによりB型肝炎やC型肝炎

表6-1 教育目標

1 一般目標
気管挿管のプロトコールを理解し、説明できる。

2 到達目標
1. 気管挿管のプロトコールについて説明できる。
2. 気管挿管の適応と中止基準について説明できる。
3. 気管挿管に引き続く人工呼吸の基本的な知識を説明できる。
4. 医療機関で実施する気管挿管と救急救命士が行う気管挿管の相違を説明できる。

表6-2 気管挿管プロトコールの要点

1. 感染防御と現場の安全確保
2. CPRの手順と異物除去
3. 気管挿管の適応の確認
4. 指示要請と家族への説明のあり方
5. 気管挿管の準備
6. 開口操作と喉頭展開
7. 気管チューブの挿入手技
8. 気管チューブの位置の確認
   （一次確認・二次確認）
9. 気管挿管による合併症
10. 気管チューブの固定
11. 患者の搬送

*1 この時点で異物を見つけたら吸引やマギル鉗子で除去
*2 声門の確認とはほぼ全体が視認できることで、30秒以上かかる場合は断念するかCPRにいったん戻り、もう1回だけ再施行
*3 確信が持てない場合は喉頭鏡で展開し声門を通過しているか確認
*4 単独では100％正確ではないので他の所見と合わせて総合的に判断する
*5 喉頭展開と気管挿管の試行は原則として合計で最大2回まで
*6 失敗の原因を考え、スニッフィングポジションの修正やスタイレットの曲がりを工夫する

図6-1 気管挿管プロトコール

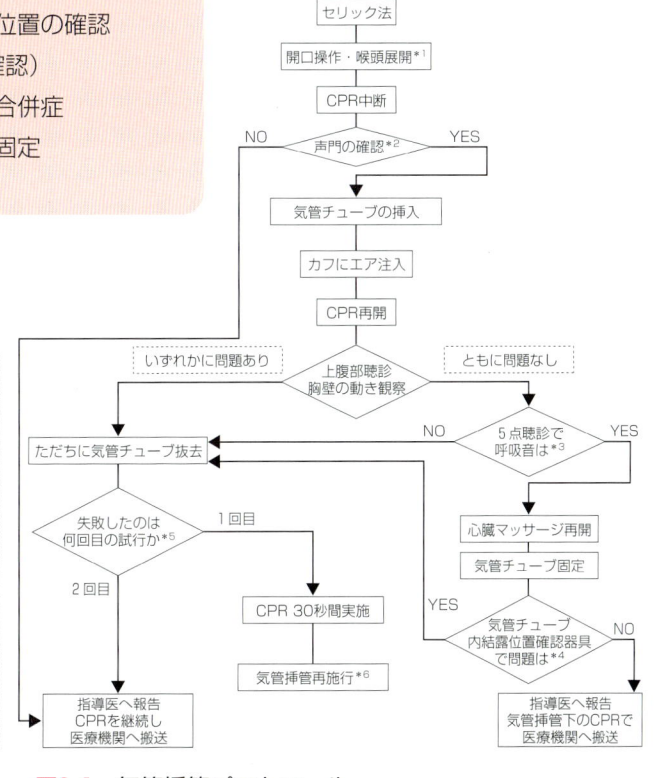

のウイルス感染の危険が増す可能性があるので、必ずアイ・プロテクションゴーグル（グラス）を着用すべきである（写真6-1）。

次に、気管挿管を実施する現場は活動障害が存在しない広い場所を選択すべきである。当然、傷病者の救命を念頭に置きつつも、救助者自身の安全確保が第一優先事項であるべきである。

また、気管挿管という大変デリケートな処置を実施するためには、活動に十分な広さと安全を兼ね備えたスペースを確保していなければならない。　　　　　　　　　☞ポイント①、②

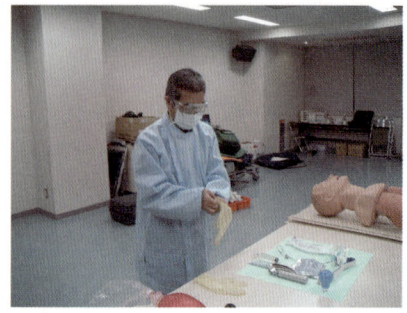

写真6-1　スタンダードプレコーション（アイ・プロテクションゴーグル）

(2)　CPRの着手と異物除去

救助者の感染防御や現場の安全が確保されたら、傷病者に接近する。心肺停止傷病者に対する通常の活動を展開しながら、まず気道の開放、意識の確認、呼吸、循環の確認が実施される。気道確保、呼吸の確認の後、脈拍や自発呼吸が確認されなければ、胸骨圧迫（心臓マッサージ）とバッグ・バルブ・マスクによるCPR（30：2）の実施が行われる。さらに、ショックファーストが選択されれば、自動体外式除細動器による除細動プロトコールが実施される。

バッグ・バルブ・マスク換気の際に、気道抵抗を感じる場合は、再気道確保を行う。これで改善できない場合には胸骨圧迫（心臓マッサージ）しつつ、異物除去を試みる。気道確保を行うたびに口腔内を観察し、口腔内吸引、マギール鉗子による咽頭・喉頭の異物除去の後、再気道確保による換気の確認、用手的人工呼吸、再度心停止の確認、CPRを行う（図6-2）。

換気の改善が得られたら、この段階で初めて、気管挿管を実施しなければ予後が改善できないと判断される場合にのみ、気管挿管を実施するため家族への説明やMC医への説明を実施する。異物除去法のポイントを表6-3に示す。

(3)　気管挿管の適応と判断

救急救命士がプレホスピタルの現場で気管挿管を実施できる適応は、すべての心肺停止症例ではない。心肺停止状態（心臓及び呼吸停止）に加え、窒息や種々の傷病において気管挿管以外では患者予後を改善しえないと考えられ、以下の条件を満たした場合のみにMC医から許可されるものが対象である（表6-4）。したがって、その前提条件に、まず適正なMC体制が構築されていなければならない。　☞ポイント③、④

具体的に救急救命士による気管挿管を実施する医学的な要件として、下記の二つの病態が挙げられている。

① 異物による窒息の院外心肺停止（異物とは気道を閉塞し得るすべての物質を示し、これには固体異物、液体異物（痰や血液もこれに含まれる）、半固体異物などいかなる状態であることを問わない）であり、気管挿管が予後の改善を図れる

6　気管挿管プロトコールと気管挿管法

ポイント①　気管挿管の実施場所

　プロトコールの順番からみても気管挿管の前に心肺蘇生を実施するので、気管挿管を実施する場所はできるだけ平らで患者の確実な安定が保てる床上又はストレッチャー上での手技の実施が望ましい。

　しかしながら、時として狭い場所や、十分明るくない場所での気管挿管の実施を余儀なくされるかもしれない。これに備え、普段からも様々な体位による気管挿管のトレーニングを行っておくべきであろう（写真6-2）。

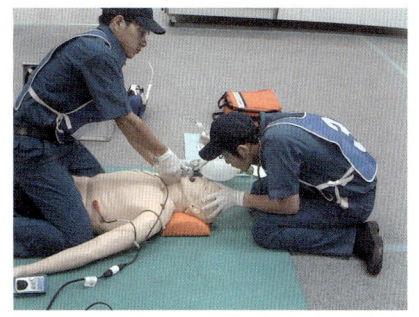

写真6-2　狭い場所での鞍馬位での喉頭操作と二人法による気管挿管

ポイント②　気管挿管実施者と傷病者の体位

　別の章にて記載されているので詳細は避けるが、傷病者の体位は原則としてCPRを実施するので仰臥位が望ましい。これ以外に車内などで（CPAとなり、救出に時間がかかる傷病者などで）座位のまま気管挿管が必要な場合もごく稀にあるかもしれない。

　一方、救助者の体位は原則として傷病者の頭側に立つべきであるが、狭い場所では足側から鞍馬位も可能性としてあることを覚えておく必要がある。

表6-3　異物除去法のポイント

1. 傷病者の観察、口腔内確認、気道確保
2. 換気の確認（再気道確保）
3. 喉頭鏡の使用
4. 異物の除去（マギール鉗子による除去）
5. 口腔内吸引
6. 再度気道確保・換気

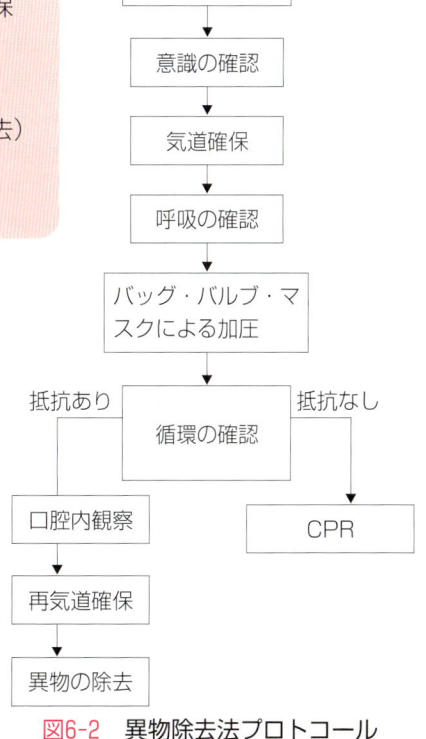

図6-2　異物除去法プロトコール

傷病者への接触 → 意識の確認 → 気道確保 → 呼吸の確認 → バッグ・バルブ・マスクによる加圧 → 循環の確認
- 抵抗あり → 口腔内観察 → 再気道確保 → 異物の除去
- 抵抗なし → CPR

と考えられるもの。
② 傷病の状況から気管挿管以外では患者予後を改善しえないと指導医が判断した院外心肺停止事例。

　たとえば、搬送時間が長時間かかると予想されるものや、気管支喘息などによる心肺停止で、気道内圧が高く他の気道確保法では有効換気が維持できないと予測されるもの、同様の理由で溺水により気管内に水が入り換気ができないもの、嘔吐による気道の閉塞が予想されそうなもの。

さらに、研究班報告書では、脳血管障害、心筋梗塞、重症不整脈、目撃者のいない心肺停止（入浴中、絞頸などの場合）に関しても気管挿管を実施しても予後を改善することが期待できない病態としている。

また、後述するように、頸椎の伸展性が不良なもの、開口困難なもの、喉頭鏡の挿入ができないもの、声帯の確認ができないもの、気管チューブの挿入ができないものなどは手技実施をする直前又は指示要請後に気管挿管プロトコールを実施してから、実施困難例として気管挿管を中止する基準となる。

これ以外にも救急救命士が適当でないと考えられる傷病者も施行すべきでない（表6-5）。

(4) 指示要請と家族への説明のあり方

気管挿管の適応に合致し、医学的に気管挿管が必要な場合には、まず医師への指示要請を行い、さらに家族への説明と同意を得ることが必要である。

❶ 指示要請

　医師への指示要請については、他の特定行為と通信要綱などには別段変わるところはないものの、前述した気管挿管の適応と判断するにいたった根拠や状況について、指導医師に分かりやすく、簡潔に述べることに努める。たとえば、

> 救急救命士〇〇です。〇〇歳の男性、自宅居室にて餅を詰まらせ窒息による心肺停止状態です。現在異物は除去しCPR継続中です。既往症にあっては高血圧で現在□□クリニックに通院中です。気管挿管によってしか症状の改善が図れないと思われます。いかがでしょうか？

のようにあるべきである。

　あるいは、浴室の水や気管支喘息の重責発作で気道内圧が高いことが予測される場合には、その病態が持続しており気道内圧が高い人、（バッグ・バルブ・マスクが重く）胃膨満が出現する場合もまた気管挿管でなければ「予後が改善できない病態」という適応にあてはまるし、搬送時間が30分以上かかるような場合で、気管挿管が従来の気道確保法よりも確実な換気が長時間維持できることから、このような理由を指示要請内容につけ加えてもよい。　　　　　　　　　☞ポイント⑤

いずれにしても、気管挿管の適応が明確に医師に伝達できないような指示要請のしかたは避けるべきである。

❷ 家族への説明

　家族への説明のポイントを以下に示す。救急救命士は、以下に述べる原則を理解して説明にあたることが必要である（写真6-3）。

表6-4 気管挿管の適応

1　異物による窒息の院外心肺停止
2　適切なメディカルコントロール体制下で、傷病の状況から気管挿管以外では患者予後を改善しえないと指導医師が判断した院外心肺停止

ポイント③ 地域MC協議会で協議すべき事項

　地域のMC協議会では気管挿管を実施するにあたり、気管挿管のプロトコール作成、事後検証体制、再教育体制などを整備しなければならない。全国の救急救命士による気管挿管実施にあたりこれらの気管挿管に関するMC体制の確保について、平成16年3月23日に厚生労働省医政局発で通達され、関係諸機関には周知徹底を図るよう指示された。この点については、各地域のＭＣ協議会ではプロトコールの作成がなされるよう一層の努力が必要である。

ポイント④ 上記1、2以外に気管挿管の適応として地域MC協議会が検討しなければならない項目

年齢による制限

　年齢についてもきわめて重要な問題である。上気道閉塞は小児によく発生しやすい。しかし、小児の気管挿管はきわめて難しく、AHAの基準では8歳未満を気管挿管の対象から除外している。

　この点に関して我が国では、救急救命士に気管挿管が認められる年齢の下限について15歳未満を除外するという地域もある。年齢に関してはMC協議会で慎重に協議して、あらかじめ定めておく必要がある。

その他（外傷や疾病による制限）

　外傷による心肺停止の傷病者（特に頸椎損傷が強く疑われ、頸椎の安静が維持できない場合）では、地域MC協議会で慎重に協議して、あらかじめ適応を定めておく必要がある。すべての外傷患者を除外対象とするのか、強く頸椎損傷を疑うもののみとするのかが協議上問題となる。MC協議会に任されている部分は極めて多く、想定を考え十分な協議を行う必要がある。

表6-5 気管挿管を実施しようとしても実施が継続できない場合

1　頸部の進展が不良である傷病者
2　開口困難な傷病者
3　喉頭鏡が挿入できない傷病者
4　喉頭展開ができない傷病者
5　気管チューブの挿入ができない傷病者
6　救急救命士が気管挿管実施不適当と考えた症例

救急救命士が気管挿管などの特定行為を行う対象は心肺停止傷病者であるから、基本的にインフォームド・コンセントは成立しない。なぜなら、インフォームド・コンセントとは、「本人に実施する処置や治療の選択肢について説明し、理解の下に同意を得る」方法であり、傷病者本人が意識障害や心肺停止状態においては理解や同意は得られないからである。

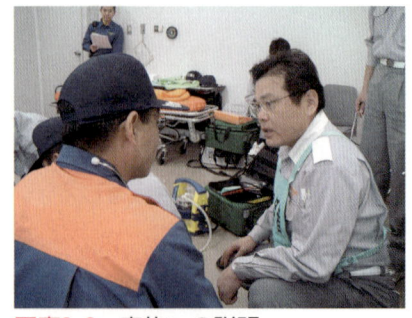

写真6-3　家族への説明

また、心肺停止傷病者では救急救命処置以外に選択の余地がない。心停止状態では胸骨圧迫（心臓マッサージ）が第一選択となるし、心室細動には電気的除細動が迅速に実施されなければならない。

一方、気道確保法にはバッグ・バルブ・マスクからLMや気管挿管までその方法は多岐にわたる。救急救命士が気管挿管が必要と判断する場合は、既にそれは「傷病の状況から気管挿管以外では患者予後を改善しえないと判断し、指導医がその実施を許可した院外心肺停止」であることが前提であるため、家族の承諾をとるというよりも、むしろ蘇生処置の一環として、必要な処置の同意・理解を得るというスタンスで説明を行うべきであろう。　　　　　　　　　　　　　　☞ポイント⑥

このような背景があり、万が一気管挿管が実施できなかった場合には、以下のような説明を行うべきであろう。

「全力を尽くして気管挿管を実施したが、『解剖学的に開口が困難であり』又は『解剖学的にチューブの挿入が難しい状態』であるため、無理に挿入することはしませんでした。次善の策として××を用いて換気したいと思います」などと、家族に手技の未熟さによって実施できなかったのではない理由を明確に示すべきである（表6-6）。

いずれにしても傷病者の尊厳、家族の気持ちなどを考慮に入れ、傷病者にとって最善の道を選択したという状況を救急救命士がつくり出すことが重要である。

(5) 気管挿管の準備（必要な物品の準備）

指示医師からの指示、家族からの承諾が得られたら、迅速に実施者は気管挿管の準備を開始する。準備する物品の詳細と手技については以下のとおり（写真6-4）。

① 感染防御用予防衣、マスク、手袋、滅菌布
② 聴診器
③ 気管チューブ（カフの確認を含む）
④ 喉頭鏡（作動確認を含む）
⑤ バッグ・バルブとフェイスマスク（作動確認を含む）
⑥ スタイレット
⑦ カフエア注入用注射器10ml

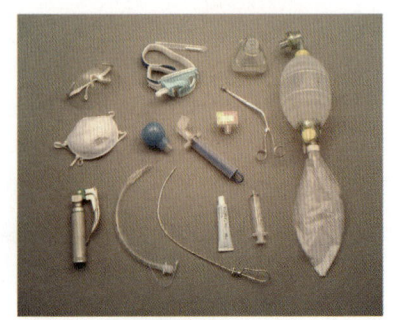

写真6-4　準備物品

ポイント⑤ 気道確保法の種類と選択

　気道確保・人工呼吸は、職種・職域によっていくつかの方法が医療者側の現場判断で選択できる。救急隊ではバッグ・バルブ・マスクが、救急救命士はバッグ・バルブ・マスク換気、ラリンゲアルマスク、コンビチューブ、そして気管挿管などの気道確保法が使用可能であるが、この中でも気管挿管法は侵襲性と手技の熟練が求められるものの、確実な気道確保法と位置づけられる。

ポイント⑥ 家族への説明のポイントの呈示のしかた

　家族へ説明を実施する時点では、他の気道確保法では予後を改善できない状況であることが判断されているはずである。とすれば、蘇生途上でプロフェッショナルな医療者の判断が気管挿管を選択すべき状態であり、その上で家族に説明するので、万が一理解が得られなくても簡単に中止すべきではなく、特別理由がない限り再度家族の理解を図り、気管挿管の実施を遂行すべきである。

　そのため、左記したように家族への説明はインフォームド・コンセントではなく、気管挿管を選択する理由を簡潔に述べ、同意を促すような説明に徹するべきである。

　当然、家族が蘇生を拒否するような理由（高齢、癌末期状態など）がある症例には、はじめから気管挿管を選択するべき適応でない、と受講生に説明すべきであろう。

表6-6　家族への説明の際の接遇（コミュニケーション）のあり方

1　自己紹介を忘れない（簡潔に）。
2　清潔な身だしなみに気を付ける。
3　目線の高さを合わせる。
4　片手が届く程度の距離を保つ。
5　十分理解できるような大きな声ではっきりと話す。
6　相手の目を見ながら、ゆっくりと説明する。

⑧　気管チューブ専用固定用具
⑨　潤滑剤（キシロカインゼリー等）
⑩　呼気終末期二酸化炭素（ETCO$_2$）検出器
⑪　エアウエイ（EDD）チェッカーの作動の確認
⑫　肩枕
⑬　吸引器と吸引チューブ

　これらの器具を迅速に使用できる状態にもっていくことが重要で、普段から隊員間の連携トレーニングを行っておくべきである。☞ポイント⑦

(6) 気管挿管の実施

　気管挿管の実施には、前述した(1)から(5)までの順序ですべての部分が終了していることが前提条件となる。ここでは、その前提条件を終了したと想定し、その上で気管挿管を実施する手順について述べる。気管挿管の実施の中でもっとも緊張する場面であり、現場で活動する3名がそれぞれの手技に精通して、有機的に連携しながらムダなく実施できることが望ましい。このためには、平素から気管挿管実施手技のトレーニングを隊活動として行っている必要がある。

❶　スニッフィングポジションの確保

　まず気管挿管の準備が実施者によって終了したら、救急救命士はCPRを実施している隊員と機関員にスニッフィングポジションをとらせるよう指示をする。スニッフィングポジションの実施には、5〜10cm程度の肩枕を後頭部に置くのがよい（写真6-11）。スニッフィングポジションは頭部高位とすることで、口角から声帯までその視軸を一直線にするとともに、喉頭鏡をかける声帯は開口した直下に見えるようになる。
☞ポイント⑧

　このポジションは頸椎外傷例や、頸椎症などの医学的理由によって頸部の挙上や伸展が不可能な場合は用いることはできない（表6-7）。この場合には無理に気管挿管を実施せずに勇敢に中止すべきである。ただし、プロトコールでは気管挿管前には異物除去などで喉頭鏡を挿入しているので、そのときに頸椎の伸展性を確認しておくのが現実的であろう（写真6-12）。

　術者はまず、スニッフィングポジションを確実にとれたことを最終確認し、CPR

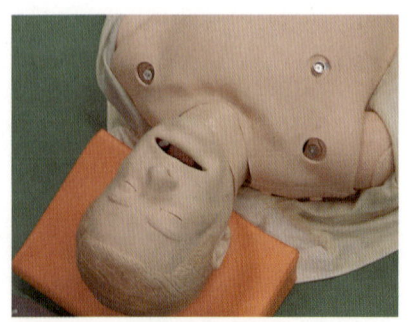

写真6-11　肩枕を後頭部に置いたところ

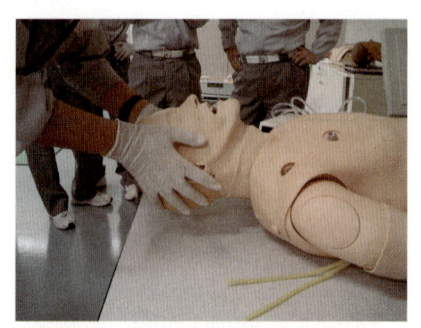

写真6-12　頸椎の稼働制限の確認

> **ポイント⑦** 物品準備にあたってのポイント

　特に、滅菌布を用いて滅菌域を作成すること、気管チューブを準備する際に先端部分の清潔を保持すること、気管チューブのカフエアの漏れを確認すること、スタイレットが気管チューブの先端を越えないよう準備することは、後々の合併症を減らす意味からみてもきわめて重要である。

　受講生の中には手袋のままチューブの先端を触り、不潔にしてしまう者もいるので、特に指導上注意する。

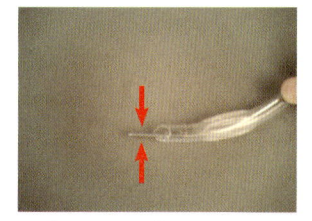

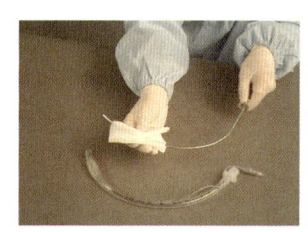

写真6-5　スタイレットの突出
写真6-6　スタイレットの潤滑剤の塗布
写真6-7　スタイレットの彎曲

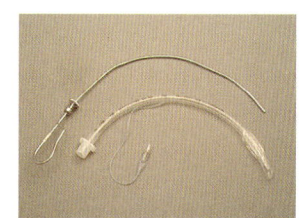

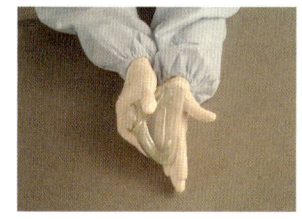

写真6-8　フェイスマスクの圧確認
写真6-9　BVMの確認
写真6-10　EDDチェッカーの確認

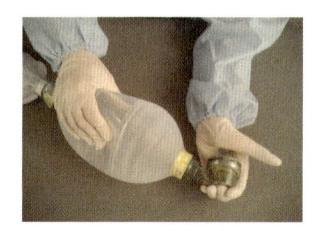

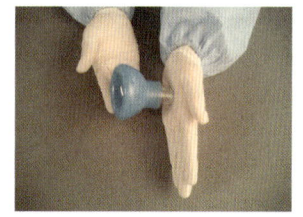

> **ポイント⑧** スニッフィングポジションとは

　スニッフィング位（ポジション）とは、傷病者の頭部を肩枕などで高位に保ち、視軸を口角から声門まで一直線にすることである。本来スニッフィングとは「嗅ぐ」の意味であり、自分の鼻で相手の顔の臭いを「嗅ぐ」ような姿勢をいう（写真6-13）。

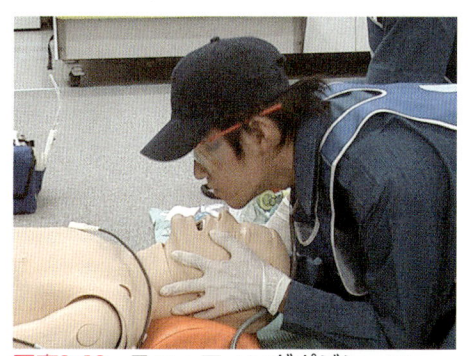

写真6-13　スニッフィングポジション

の中断を指示する。CPRを実施していた隊員は中止後迅速にセリック法に移行する（写真6-14）。セリック法とは軟骨の背部の輪状部で食道を閉鎖し、バッグ・バルブ・マスク換気の胃内流入や胃からの内容物の逆流を防ぐ処置である。普段よりバッグ・バルブ・マスクによる人工呼吸を行う場合には、セリック法を習熟しておくことが望まれる。

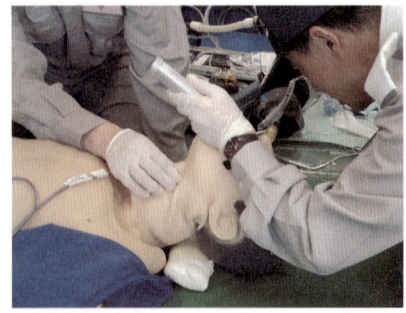

写真6-14　セリック法

☞ポイント⑨

　気管挿管のCPRの中断時間はできるだけ短く10秒以内とすることが重要である。このため、スニッフィングポジションを確保した後、喉頭展開を行ったときに換気を行い、胸骨圧迫（心臓マッサージ）を中止した方がよい。
　なお、セリック法は可能な限り胸骨圧迫（心臓マッサージ）を担当する隊員が胸骨圧迫（心臓マッサージ）の中断時期に継続的に実施していることが望ましい。

❷　開口操作

　スニッフィングポジションがとれ、喉頭鏡を挿入する際に開口操作が必要となる。開口にはクロスフィンガー法（写真6-15）又はオトガイ部下方圧迫法（写真6-16）が用いられる。
　この操作は、既に異物除去等で通常の喉頭鏡を使用する際に用いている方法とまったく同じで、救急救命士は普段より手技に慣れているはずなので割愛する。この時点で開口できずに喉頭鏡を挿入できない場合もまた、気管挿管を中止する適応である（写真6-17、表6-8）。

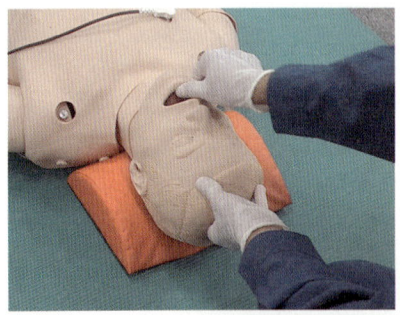

写真6-15　クロスフィンガー法 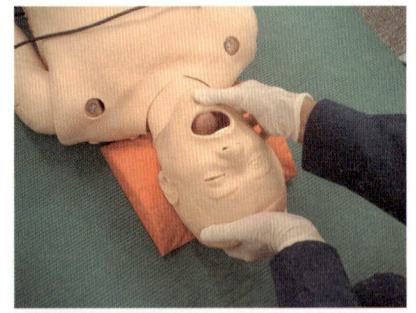　　写真6-16　オトガイ部下方圧迫法

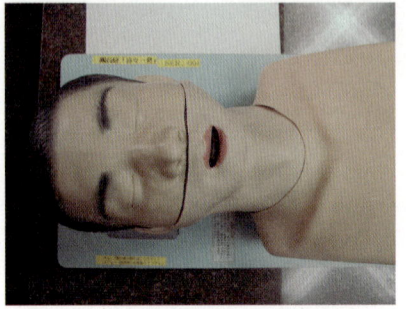

写真6-17　開口が小さく喉頭鏡が入りづらい症例

表6-7 頭部後屈ができない（後屈が困難な）原因

1　短頸
2　頸椎の可動制限（変形性頸椎症、頸椎リウマチなど）
3　頸部皮膚瘢痕拘縮、腫瘤
4　頸部の筋の拘縮（先天性・後天性）

ポイント⑨　セリック法とは

　セリック法とは輪状軟骨を下方に圧迫し、輪状軟骨後方部分で食道を閉鎖する方法である（図6-3）。

　バッグ・バルブ・マスク時の加圧空気の食道進入や胃内からの内容物の逆流を防ぐため、気管挿管のみならず、意識がなくバッグ・バルブ・マスク換気を行うときは、常に行っておきたい処置であることを強調する。

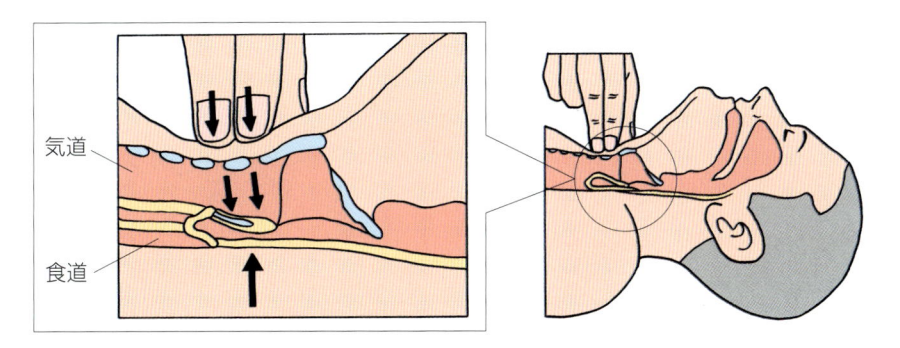

図6-3　セリック法と食道の閉鎖

表6-8　口咽頭への喉頭鏡挿入が困難な場合

1　開口不能な疾患（破傷風など）
2　顔面外傷
3　口唇の瘢痕拘縮
4　顎関節可動制限
5　咬筋の硬性変化
6　口腔内、咽頭の腫瘤
7　歯牙異常
8　顔面外傷

❸ 喉頭展開

　開口位までが実施できたら、喉頭鏡を左の口角から進めて舌を左に圧排し、咽頭から喉頭へ喉頭鏡のブレード先端を進める。喉頭蓋谷のもっとも深い部分に喉頭鏡ブレードの先端をあてて喉頭鏡ハンドルを保持し、上前方に力を加えると喉頭蓋が上方に持ち上がり、声帯を視認できるようになる（図6-4）。

　この際に、喉頭鏡をテコのように使い、歯牙や、口唇の損傷を引き起こさないように注意する（図6-5）。確実にこの操作を行っても、声門が見えにくいとき（コーマックグレードⅡ以上）はBURP法を試みる（写真6-18、6-19）。

☞ポイント⑩、⑪

　このように、コーマックグレードⅡ以上で声門が十分に確認できない場合は、絶対に気管チューブを挿入してはならない（表6-9、写真6-20）。BURP法で視野を再確認するか、あるいは再度喉頭展開をしなおすか、一度気管挿管を断念してCPRに切り替え、もう1回、喉頭展開を試みるべきである。

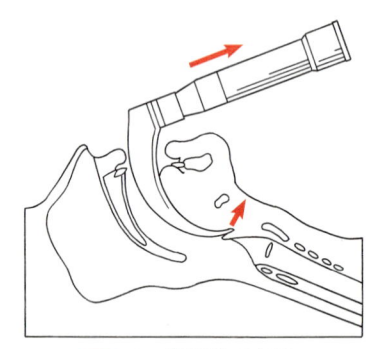

図6-4　喉頭鏡の挿入

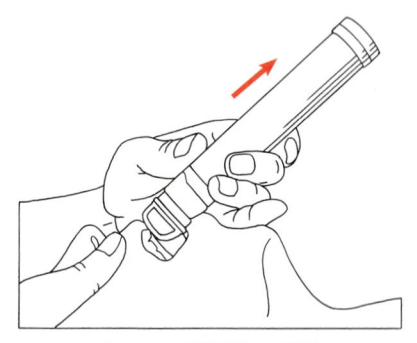

図6-5　喉頭鏡の保持

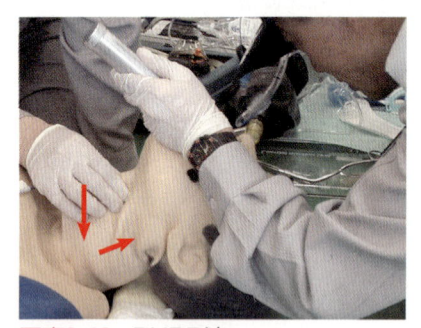

写真6-18　BURP法

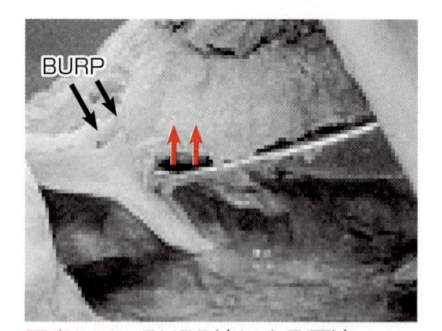

写真6-19　BURP法による圧迫
赤矢印：喉頭鏡による喉頭蓋谷の挙上

❹ 声帯の確認とチューブの挿入

　声帯が確認できた場合は目視しつつゆっくりと声帯を通過させ、気管内にチューブを進める（写真6-21）。成人男性の門歯で22〜24cm程度、女性で20〜22cm程度を目安とする。

☞ポイント⑫

　声帯をチューブが通過したら、スタイレットの抜去を指示する。スタイレットを挿入したまま気管内へチューブを進めると気管損傷を起こす可能性があるからである。

ポイント⑩ BURP法とは

　BURP法とは甲状軟骨をBackward（後方へ）、Upward（上方へ）、Rightward（右方へ）、Pressure（圧迫する）方法で、甲状軟骨の圧迫により、声帯全体を押し下げ、気管挿管時に視野確保を行う方法である。

　セリック法と類似しているがセリック法は輪状軟骨を圧迫し、食道を閉塞するのに対し、BURP法は甲状軟骨を圧迫するので、この違いを理解しておくべきである。BURP法を用いるのは喉頭展開の段階でCormackグレード2以上の場合である。

ポイント⑪ Cormackグレードの分類

　Cormackグレードとは、喉頭展開したときの喉頭の見え方による挿管困難を予測する方法で、

- グレード1　声門部のすべてが視認できる。
- グレード2　後部軟骨群のみが視認できる。 ┐
- グレード3　喉頭蓋のみが視認できる。　　├ BURP法の対象
- グレード4　舌根部のみが視認できる　　　┘

の4段階に分類されている。

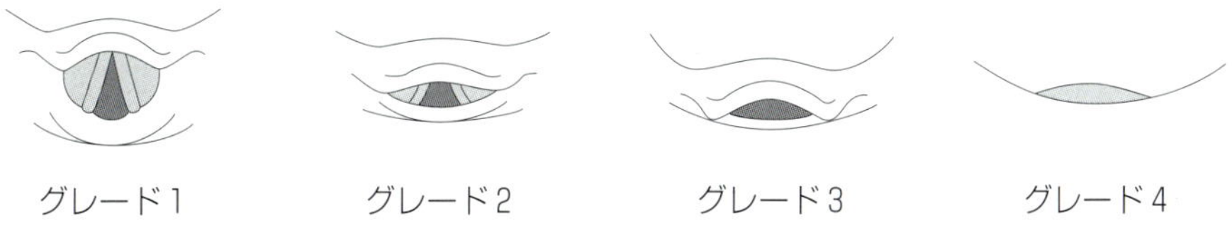

　　グレード1　　　　グレード2　　　　グレード3　　　　グレード4
図6-6　Cormackグレード

表6-9　喉頭直視が不可能な病態

1	口蓋裂
2	小顎
3	巨舌
4	上顎異常
5	舌部の腫瘤
6	頸部伸展不良

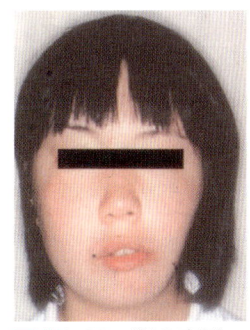

写真6-20　顎の変形

気管チューブをスムーズに挿入できない場合は、狭窄や変形が考えられるので強引に挿入せずに、CPRにいったん戻り十分な胸骨圧迫を施行後、スニッフィングポジションを修正したり、スタイレットの彎曲を工夫したりして、もう1回だけチューブの挿入を試みる（表6-10）。

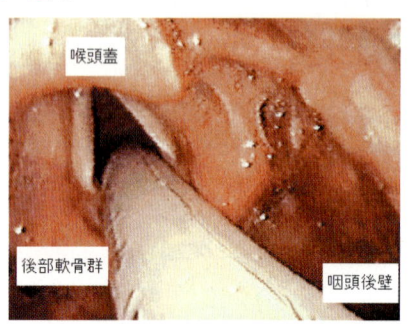

写真6-21 声門に気管チューブが挿入されているのを視認したところ

❺ チューブの位置確認（一次確認）

〈一次確認法〉

気管チューブの位置が正しいかをEDDチェッカーやET$_{CO_2}$モニターなどの機材を用いずに身体所見のみで確認する方法をいう（表6-11）。この観察は迅速に行われるべきで、また気管挿管の成否を決めるきわめて重要な部分である。

まず、確実に挿管が実施されたかということを理解しているのは術者である。したがって、術者による気管チューブの声帯通過の視認がまず第一番目の確認法になる。

次にチューブが抜けないように示指と親指でしっかりと保持し、カフにエアを10mlまで注入したらバッグ・バルブを気管チューブに接続して換気を行いながら、上腹部に聴診器をあてて5点聴診（短時間には3点聴診）を行う。5点の聴診は上腹部、左右前胸部鎖骨中線、左右第4肋間中腋窩線レベルである（図6-7）。確実に気管挿管が実施されている場合には、胸壁がバッグ加圧とともに挙上し、心窩部以外の場所での換気音の聴取ができる。また、肺で加湿された空気が大気温によって、チューブ内に結露（くもり）を来すことになる。これらのいくつかの所見を多角的に判断して気管挿管が確実に実施されたと判断（一次確認）する。

CPRについては気管チューブが挿入され、カフにエアが入った段階で再開可能であるが、安全を期するためには、一次確認が終了し、換気の5点聴診が終了した段階で再開するのがよいであろう。

〈二次確認法〉

二次確認は、一次確認の身体所見と異なり器具を使用した気管挿管確認法である。陰圧式食道挿管判定器具（エアウエイチェッカー）と二酸化炭素検出器の二つが主に用いられる。

陰圧式食道挿管判定器具（写真6-22）は、バルブ型（写真6-23）とシリンジ型

ポイント⑫ チューブ挿入時のポイント

気管の狭窄や彎曲の場合には特に気管チューブが所定の深さまで進められないことがあるので、この場合は、

① 換気が確実に行われているか
② 気管内（声帯より奥に）チューブのカフが確実に入っているか、浅くて声帯をカフが圧迫していないか

以上の2点が確実に確認できればそのまま留置をすることが可能である。

表6-10 気管チューブが気管内で先に進まない場合

1　気管の狭窄があり、気管の内径が細い場合や彎曲が強い場合
2　気管切開後の瘢痕、気道熱傷後の瘢痕あるいは腫瘍による狭窄、大動脈瘤による圧迫などによる場合

表6-11 一次確認（身体所見による確認）のポイント

1　気管チューブの声帯通過を確認
2　上腹部の聴診（5点聴取）又は3点聴取
3　胸郭の挙上の視認
4　チューブ内の結露

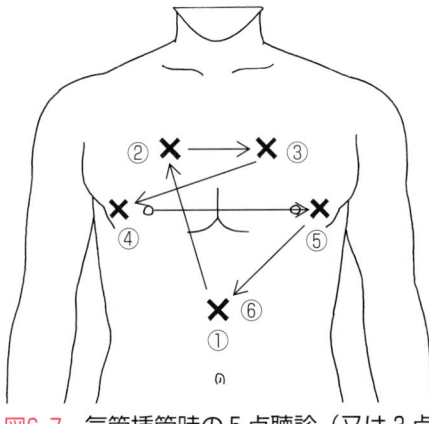

図6-7　気管挿管時の5点聴診（又は3点）

5点聴取の場合
① 心窩部（胃泡の確認）
② 右鎖骨中線（第2、3肋間付近）
③ 左鎖骨中線（第2、3肋間付近）
④ 右中腋窩線（第4、5肋間付近）
⑤ 左中腋窩線（第4、5肋間付近）
⑥ 心窩部

3点聴取の場合
① 心窩部
② 右前腋窩線
③ 左前腋窩線

(写真6-24)の二つがあるが、いずれも急激な陰圧を生じさせる機械である。

写真6-22　陰圧式食道挿管判定器具

写真6-23　バルブ型

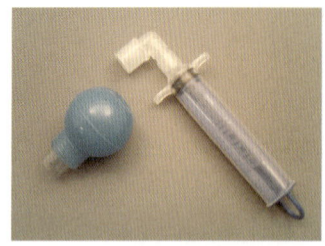

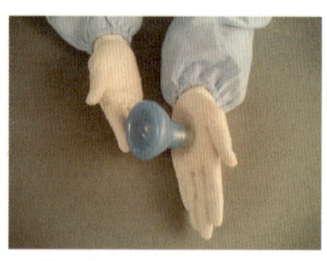

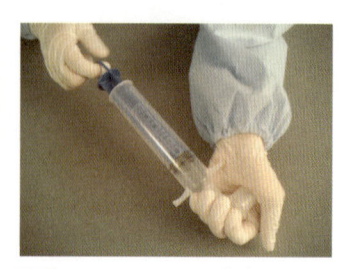

写真6-24　シリンジ型

　バルブ型は自己再膨張型であり、バルブを押しつぶすと再膨張するときに急減な陰圧を生じる。シリンジ型ではシリンジを引くことで陰圧が接続したチューブの先端の開口部に伝わるしくみになっている。通常、気管内は陰圧をかけても気管軟骨が存在するために、気道は変形せずにそのまま死腔内の空気が引けるため、バルブはそのまま再膨張する。

　しかし、食道内では通常空気はわずかしか存在しないために、陰圧によって粘膜が気管チューブの先端に密着する。したがって、バルブが4秒以内に再膨張しないときには食道内にあることが判断されるものである。

☞ポイント⑬

　一方、二酸化炭素検出器は、上記と同様の理由で食道内に存在しない空気あるいは二酸化炭素が検出されれば、気管内（肺胞の呼気中の二酸化炭素を反映して）にあることが示され、二酸化炭素が検出されなければチューブ先端が食道内に入っていることを確認できるものである。実際には二つの異なる方法がある。

　一つはイージーキャップⅡ（写真6-25）であり、これは二酸化炭素と反応して色調の変化を示すもので、もう一つは、呼気中の二酸化炭素を赤外線吸光度によって連続測定するものである。

　前者のイージーキャップⅡは大気中では紫色をしているが、呼気中で3～4回強制換気すると黄色に変色する（写真6-26）。実際には

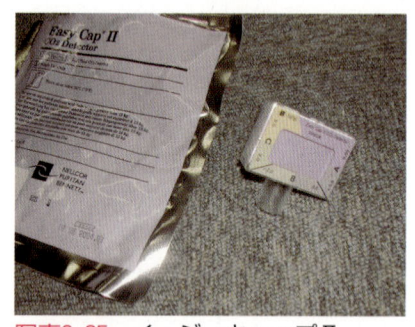

写真6-25　イージーキャップⅡ

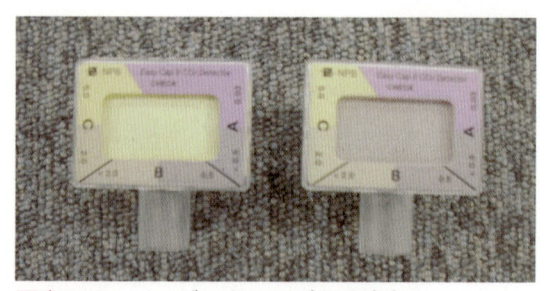

写真6-26　イージーキャップⅡの変色
左：開封直後　右：開封後5回強制換気をしたもの

ポイント⑬　二次確認のポイント

　陰圧式食道挿管判定器具も、100％確実に気管挿管の成否を確認できるとは限らない。気管内の異物を吸引してしまうと、再膨張しないことがあるし、なんらかの気管チューブ内の閉塞があっても同様の結果となる。

　逆に食道内においても大量に空気がある状態、すなわちバッグ・バルブ・マスクによって大量に胃内に送気されている場合などは、食道内でも空気が引ける可能性がある。

　陰圧式食道挿管判定器具もあくまでも多角的に食道挿管を判断する材料の一つとして位置づけておくべきで、これ一つの結果をとって、すぐに抜管してしまうような愚行は避けたいものである（写真6-27、6-28）。

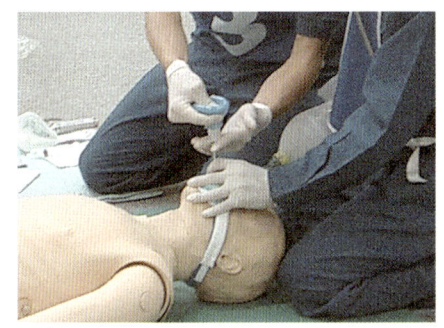

写真6-27　エアウエイチェッカー（バルブ型EDD）を用いての確認

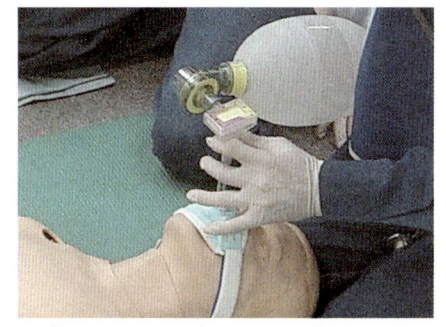

写真6-28　イージーキャップⅡを用いての確認

5回程度のバッグ・バルブ・マスクによる換気を行い、変化をみる。一度反応させると変色してしまうので、基本的には1回のみの使用に限られている（表6-12）。

表6-12　イージーキャップⅡの変色

	カラーレンジA うす紫	カラーレンジB ベージュ	カラーレンジC 黄
炭酸ガス濃度	0.03%～0.5%	0.5%～2%	2%～5%
CPA（気管挿管）	CPRが無効	肺の低潅流、低炭酸ガス	正常
（食道挿管）	食道内に挿管	食道内に炭酸ガス残留	×
心拍再開（気管挿管）	×	肺の低潅流、低炭酸ガス	正常
（食道挿管）	食道挿管	食道内に炭酸ガス残留	×

さらに、呼気中の二酸化炭素分圧を赤外線吸光度を用いた方法で連続測定する器材としてカプノメータ（写真6-29）がある。この機械の優れているところは、動脈血液中の二酸化炭素分圧と一定の相関を示し、またリアルタイムにETCO$_2$が数値として表示されるため、一般には人工呼吸器を装着しているときのモニターとして用いられる（図6-8～6-10）。

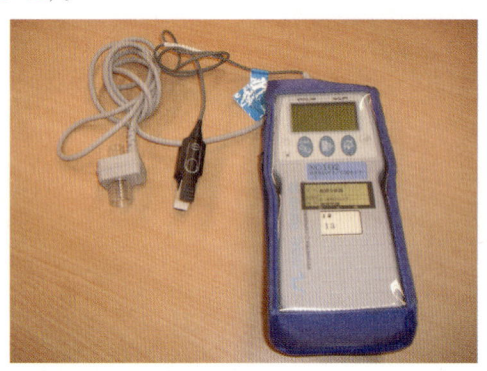

写真6-29　カプノメータ

3　気管挿管の合併症

　気管挿管は熟練した手技と高度な医療判断を必要とする処置である。プロトコールどおりに実施していても、ヒトは個体差があり、必ずしも正しく気管挿管できるとは限らない。いかなる場合でも、変化に柔軟な対応を行えるよう正しい解剖知識の理解と手技の熟練が必要である。気管挿管の際に生じる間違いには次の二つが挙げられる。
　①　正しく気管内に挿管されているのに、食道に入ったと判断して、気管チューブを抜去した。
　②　食道に挿管されているのに気管内に正しく入っていると判断した。
　当然後者はより重篤な判断ミスであり、心停止からの蘇生のチャンスをより低くするものであるため、誤挿管の疑いが生じたらいつでもためらわずにチューブを抜去し、

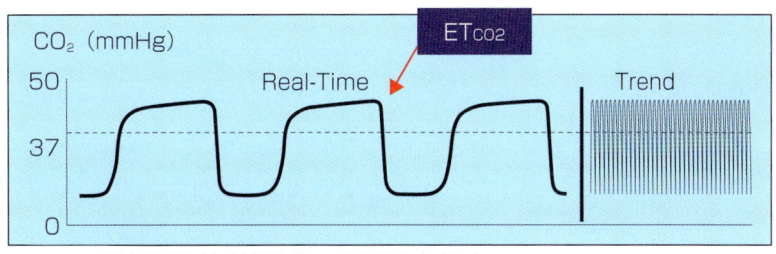

6　気管挿管プロトコールと気管挿管法　99

※縦軸が呼気終末炭酸ガス（ETCO2）濃度
※横軸が時間

図6-8　正常なカプノグラフ

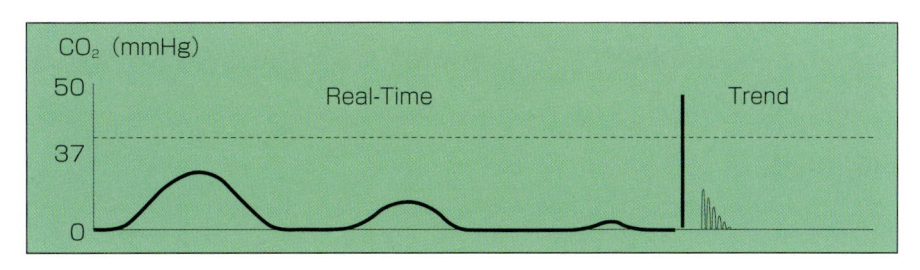

図6-9　気管チューブが食道にある場合

① ETCO2の波形で気管挿管チューブが正しく気管に挿管されているか判断することができる。
② チューブが食道内にあると最初に多少CO2が測定されるがCO2はすぐに消失する。

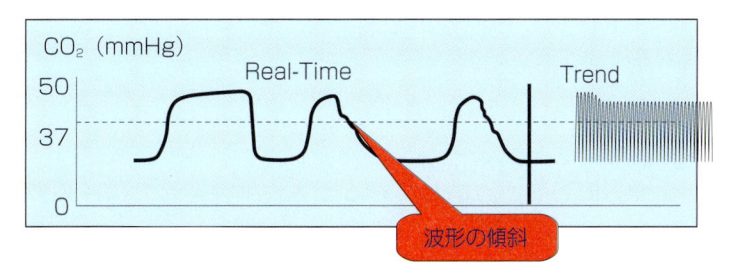

要因：気管挿管チューブ部からのエア漏れ（カフ圧の不足）

図6-10　気管チューブが外れているとき

他の気道確保法を選択することを念頭に置かなければならない（表6-13）。

☞ポイント⑭

(1) 局所損傷

　喉頭鏡の取扱いに十分慣れていない場合や、力による無理な挿管時によく発生するのが口唇、歯牙、歯肉、舌、咽頭の損傷である。声帯が視認できないからといって力ずくで喉頭展開を実施しようとすると、軟部組織を損傷する。多くは操作中には損傷にしていることに気付かずにこのような合併症を生じている。特に歯牙の損傷や口唇の損傷は喉頭鏡をテコのように使用する際に多く、正しい喉頭鏡の使用方法を身につければ、発生することはない。

　これ以外の舌や咽頭の損傷の大半が、喉頭鏡やチューブの進入時に不適切な操作によって発生するものである。

(2) 声帯の損傷

　声帯の損傷は蘇生後に抜管を試みた後に嗄声が存在することにより発覚することが多い。声帯の浮腫、声帯の麻痺、披裂軟骨骨折、声帯閉鎖不全などが一過的に現れる場合と永久に残る場合がある。ほとんどは一過性であるが、発声ができなくなることや、水が飲めないなどの症状は呼吸リハビリテーションに関連する。

　また、声帯通過後に気管チューブを乱暴に挿入する、あるいはスタイレットの不適切な使用によって、気管の膜様部（背側）や気管軟骨間の軟部組織に断裂などの気管の構造的破壊が生じることがある。挿管後に皮下気腫が増強する場合には気管損傷の発生を考慮に入れる。

(3) 誤嚥・誤嚥性肺炎

　フルストマックや胃内容物が充満しているときの気管挿管では、必ず起こりうる合併症である。

　胃酸により低いpHによる胃液と感染を引き起こしやすい食物が気管に浸入すると難治性の誤嚥性肺炎を起こしやすい。気管挿管前の心肺蘇生で大量の空気が胃内に充満しているときには、吸引の準備とともにセリック法を併用して、嘔吐物が逆流しないように予防することが大切である。

(4) 誤挿管（食道挿管）

　気管挿管でもっとも注意しなければならないのが、誤挿管である。誤挿管でもっとも恐いのが、声帯を直視できていない場合である。救急救命士は声帯を確認できなければ、気管挿管を実施してはならないとされている。しかし、声帯は確認できても、チューブ挿入の直前で目を離したり、視野を妨げられたりするなど、いくつかの原因でこのエラーの発生が起こる。いずれにしても、これらの原因をつくらないような技術上の熟練が誤挿管を予防する最大のポイントとなる。

表6-13　気管挿管の合併症のポイント

1. 局所損傷
    口唇、歯牙、歯肉、舌、咽頭、声帯の損傷、気管断裂などの上気道の構造的破壊
2. 誤嚥、誤嚥性肺炎
    嘔吐又は胃内容物の受動的逆流による誤嚥
3. 誤挿管（食道挿管、片肺挿管・右が多い）による換気不良
4. 不整脈、心停止、ショック
5. 低酸素血症（挿管遅延などによる）
6. 高炭酸ガス血症時の迷走神経又は交感神経への刺激の増加
7. その他（喉頭痙攣、声帯浮腫）

＊4以降は、病院内の非心肺停止患者の合併症

ポイント⑭　気管挿管による合併症を減らすための注意点

　上記に示す気管挿管による合併症の多くも、正しく手技が実施され、一次・二次確認がなされていれば防止できるものばかりである。合併症を減らすための手技上の注意点を表6-14に示した（写真6-30〜6-32）。

表6-14

1. 門歯をテコにした気管挿管
2. チューブの受け渡しの際に顔を上げてしまい、視野をはずしてしまう
3. スタイレットを抜去する際に気管挿管まで抜けてしまう
4. 気管挿管後の誤った呼吸の確認
5. 固定の際に手を離して換気を実施

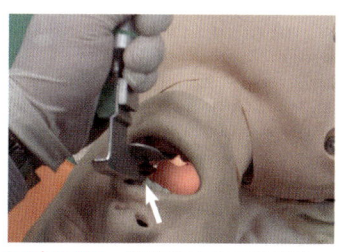

写真6-30　門歯をテコにする

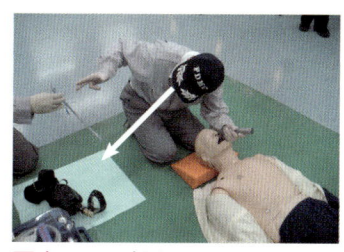

写真6-31　視野をはずす

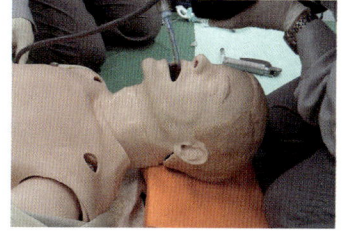

写真6-32　固定を忘れ手を離しながらの換気

これらの対策を練っても何らかの原因で気管内に挿入できずに食道挿管となる場合、以下の手順で処置をすべきである。

　誤挿管に対しては、気管挿管後できるだけ早期に一次確認し、成功か失敗の可否を判断しなければならない。まず気管挿管直後にカフを膨らませ、第1回目の換気を行う。この際にはプロトコールに従い、胸壁の動きと上腹部に聴診器をあて、「胸壁の動きが認められるか」又は「胃内への空気流入音が聞こえるか」を調べる。この双方が認められない場合は食道挿管と判断し、直ちにチューブを抜去する。

　原則として、初回の喉頭展開では挿管を実施する際には声門のほぼ全体が視認できたにもかかわらず食道挿管となってしまった場合にも、迅速に気管チューブを抜去し、まずCPRを開始すべきである。誤挿管中に無効換気であった事を考え、最低30秒〜1分間の胸骨圧迫とバッグ・バルブ・マスクによる換気を行うべきである。十分な換気の後、慌てずもう1回気管挿管を試みる。気管挿管は2回失敗した場合、それ以上は実施してはならない。2回目には最初の失敗の原因を考えて、解決する努力が必要である。

　前述したような、様々な解剖や生理学的な要因があり、気管挿管を実施するまで気が付かない場合で、声門が十分に確認できていないならば、再度気管挿管を試みても失敗するだけなので、この場合には自ら気管挿管を断念する勇気をもってもらいたい。

　正しい気管挿管がなされたならば、胃内への空気流入音が聞こえず、胸壁の動きが十分である。続いて5回の換気による呼吸音の確認を行い、左右の前胸部、左右の側胸部（中腋窩線）、再度、上腹部の順の5点（又は3点）聴診で臨床的に挿管位置を確認する。

　呼吸音が左右差なく聞こえ、胃内への空気流入音が聞こえなければ一次確認ができたと判断し、胸骨圧迫（心臓マッサージ）の再開を命じ、チューブを固定してよい。呼吸音が聞こえにくく、一次確認にも確信がもてない場合は、再度、喉頭鏡で展開し、チューブが声門を通過しているかを直視下に確認するとよい。

(5) 気管支挿管

　通常、気管チューブは声帯を目視しつつ成人男性の門歯で22〜24cm程度、女性で20〜22cm程度を目安として挿入する。しかしながら、人によっては声帯から気管分岐部までの距離が短く、チューブの挿入によって深く片肺に挿管されてしまうことがある。これを気管支挿管又は片肺挿管という。

　よくみられるのが声帯をチューブが通過した後に、成功したうれしさのあまり、気管チューブを乱暴に挿入したり、不必要に深く挿入するときに発生するものである。これは気管の構造的破壊につながることもある。気管は解剖学的には右主気管支への傾斜角度がきつく、よりストレートになっているため右主気管支に入りやすいからである。

　片肺挿管となった場合は、換気時に片側しか胸郭が挙上しないことや、呼吸音も同じ片側しか聴取されないことで判断される。

右又は左への片肺挿管時の対処法としてはまず、喉咽頭の吸引を行い、口腔内に液体の貯留がないことを確認する。次に気管チューブ内のカフエアを抜いて1～2cmずつ換気や胸郭の挙上が良好なところまで気管チューブを抜き、再度カフを膨張させる。再度、一次確認、二次確認ができれば好ましい。　　　　　　　　　☞ポイント⑮

(6) 気管チューブの緊急抜去

　胸部挙上が不十分なとき、胃内に送気が確認されるとき、呼吸音が聴取できないとき又はイージーキャップⅡが紫色になるなど、誤挿管と判断される場合には、迅速に気管チューブを抜去し、まずバッグ・バルブ・マスクによるCPRを開始すべきである。チューブの抜去を行う際には、カフのエアを迅速に抜き、嘔吐に備えて吸引の準備を行う。

　誤挿管中はバッグ・バルブ・マスク換気もされておらず、心肺蘇生が行われていない状態であるので、抜去時は最低30秒～1分間のCPRを実施すべきである。

4　気管挿管後のチューブ固定の意義と実際

　気管チューブが確実に挿入された後に直ちに行うべきことが気管チューブの固定である。チューブの固定は原則として気管挿管の施行者が責任をもって実施する。チューブが固定されるまでは、実施者は人差し指と親指でチューブをしっかり把持し、残りの中指、薬指、小指で顔面に密着させ、チューブの位置がずれないようにしておくことが重要である（写真6-33）。

　一般にチューブは、バイトブロック（チューブの噛み切り防止のため）と一緒に固定される。最近ではこれらを一体とした固定用の器具が開発されている（写真6-34）。

　いずれにしても、固定の基本は①気管チューブが万が一に外から引っ張られても抜管されないでいること、②逆にチューブが押し込まれても固定されたチューブが奥に移動し、片肺挿管とならないことである。チューブの固定が緩んだり、はずれたりすると思わぬところで抜去するので注意が必要となる。

　気道熱傷や顔面外傷患者では、顔に専用固定用具を固定できないことがあるので、この際には前述したテープや綿線テープの使用が薦められる。

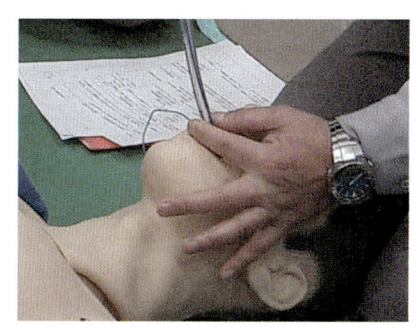

写真6-33

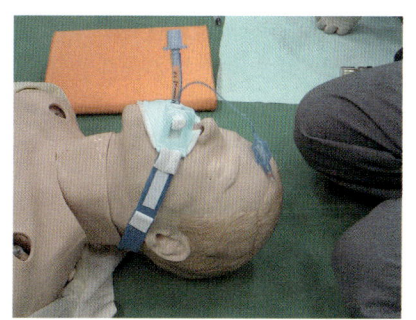

写真6-34　気管チューブ専用固定用具（トーマスチューブホルダー）

5　患者の搬送と人工呼吸時の問題点

　気管チューブが正しい位置に確実に留置されれば、迅速に搬送に移るべきである。原則として、気管挿管後にはバッグ・バルブ・マスクで換気しながら搬送を行うべきである。

　人工呼吸を実施する際には、下記に示した四つのチューブに関連したトラブルに注意する。

　① 　チューブの彎曲
　② 　チューブの閉塞
　③ 　チューブの深入
　④ 　チューブの抜去

(1) バッグ・バルブ・マスク

　まず、原則として気管挿管前と後では、単純に比較すると換気量が異なる。通常は、バッグ・バルブ・マスク法よりも気管挿管を行った後では、死腔量が50mlほど減り、換気量を減らすことが可能である。

　しかし、ガイドライン2005では、本来、蘇生中の過換気を厳しく避けている。その理由は、気道内圧の上昇により心拍出量が低下することや、胃膨満の危険が高くなるためであり、人工呼吸による胸骨圧迫の中断時間を出来るだけ短くする事がより重要であると指導されるようになった。たとえばバッグ・バルブ・マスク法では、酸素ありで6～7 ml/kg（軽く胸が上がる程度）にすべきとしているからである。そして、気管挿管後には非同期で人工呼吸を10回/分1回換気量を6～7 ml/kgとすることが推奨されている。

　気管挿管後でも酸素なしの場合は、胸部が軽度に挙上するまでバッグ・バルブを加圧し、酸素ありの場合はわずかに減らして、挙上が目でみて分かる程度とする。可能な限りリザーバーバッグを付けたバッグ・バルブ・マスクを用いて100％の酸素で換気する。

　換気回数は胸骨圧迫心臓マッサージとは同期させず、6秒ごとに1回1秒かけて加圧を行う（結果として毎分10回となる）。

(2) 人工呼吸器の使用

　搬送中の人工呼吸も異常の発生に迅速に対応するためには用手的なバッグ・バルブ・マスク法が原則であるが、CPRその他の理由でやむをえず人工呼吸器を用いるときには、気道内圧の変化などに注意をはらう。

　プレホスピタルケアにおいて使用できる人工呼吸器材は既に酸素濃度が一定の値で決められているものから、自由に設定が可能なものまである。代表的なものにパラパック（携帯型従量式人工呼吸器）とレサシテーター 2000がある。

　パラパックやオキシログは酸素が21～100％に、呼吸回数が4～40回、換気量が100～1,200ml/回までの範囲で設定可能である（写真6-35）。

ポイント⑮ カフエアの注入量

　カフエアの注入は気管の太さとチューブの太さによって、十分な注入量が変わるので、一律に10mlを注入することは避けたい。まず2〜3mlをパイロットバルーンに注入し、パイロットバルーンの圧やエアの漏れを確認しつつ2mlぐらいずつ注入したい。

　カフエアを過大に注入しすぎると、気管粘膜の血流を障害し（図6-11）、粘膜壊死の原因となり、逆に少なすぎると、換気毎にエアリークの原因になる（図6-12）。

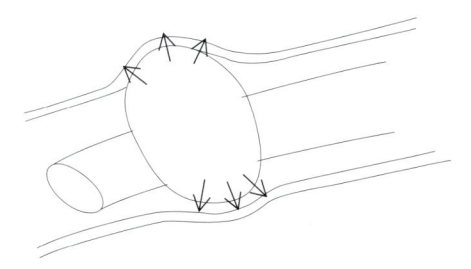

図6-11　過大なカフを注入した場合の気管粘膜への圧迫

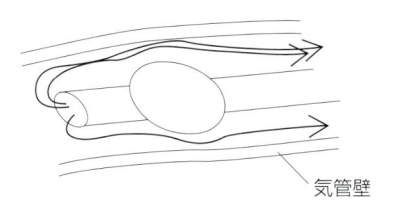

図6-12　過小なカフの場合のエアリーク

気管壁

表6-15　人工呼吸器設定のポイント

1　1回換気量（TV）→体重×6〜7ml程度
2　呼吸回数（RR）10回/分
　　基準は$PaCO_2$の値
3　酸素濃度（FIO_2）21〜100%
　　基準はPaO_2の値
4　PEEP/CPAP＝5cm
　　終末呼気/陽圧換気法baseになる圧の設定
　　　→基準はPaO_2、$PaCO_2$の値
　　　→この値が高いと酸素化は上がるが、CO_2の排泄がしにくくなる。
　　また、胸腔内圧の上昇による血圧低下

　自己心拍再開前の経皮的酸素飽和度は測定原理から考えて無意味であるが、自己心拍再開後は換気と酸素化の指標となるので有用である。

表6-16　人工呼吸中止の基準

1　意識がはっきりしている（JCS Ⅰケタ）。
2　自発の呼吸（1回換気量5〜7ml/kg/回）が存在する。
3　呼吸回数30回/分以下
4　自発呼吸下で十分な換気が維持されている。
5　酸素化が自発呼吸下で維持される（$SpO_2$95以上）。
6　咳嗽反射があること

一方、レサシテーター 2000では投与酸素設定は100％のみであり、呼吸回数、換気量が固定された比率でのみ投与可能である。これらの人工呼吸器を使用する際の換気量は 6 〜 7 ml/kg で継続し、呼吸回数は心臓マッサージで非同期で 6 秒ごとに 1 回（毎分10回）と増やし、軽度から中等度の過換気を目標とする（表6-15）。

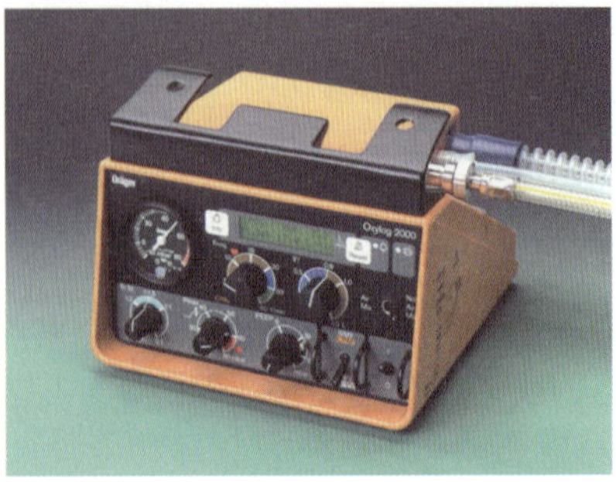

写真6-35　オキシログ2000

6　自己心拍再開時の対処（気管挿管による人工呼吸の中止基準）

　気管挿管による人工呼吸は、低酸素血症を改善する目的と上気道の閉塞を防ぐ目的の二つが主な対象である。したがって、人工呼吸を中止するにあたり、気管挿管の適応となる条件がいずれも改善されていることが原則となる。

　現行の法律上では、心肺停止状態から回復徴候をみても多くの場合は、病院までの短時間に救急救命士が気管チューブを抜去する機会は極めて少ないと考える。しかしながら、搬送中の蘇生成功や意識が急速に改善し、抜管が必要な場合も考えられるので、人工呼吸中止又は気管チューブ抜管の基準を表6-16、6-17に示す。

　気管チューブの抜管を考える上でまず一番大切なのは、原因疾患が改善していることである。人工呼吸を必要とする意識障害傷病者で気管チューブの抜管を考える前提は、意識レベルがⅠケタに改善し、かつ十分な自発呼吸が維持されていることである。また本来、肺の酸素化に障害が存在して挿管した場合には、肺の酸素化が改善されていること、さらに 1 回換気量が最低 7 ml/kg以上維持されており、かつゆっくりとした呼吸で回数も30回以下であることが求められる。

　これに加え気管チューブを抜管しうる基準として、抜管しても舌根が沈下しないことや、口腔、咽頭など明らかな閉塞がないことや、咳嗽反射があり、自己排痰できることなどもまた必要な条件である。実際の人工呼吸中止と抜管の手順を表6-18に示す。

7　人工呼吸開始後の合併症と対策

　プレホスピタルケアの現場から病院到着までの短時間で発生する合併症は、時として致命的となることを覚えておかねばならない。
　ここでは、挿管後早期の人工呼吸に伴う合併症とその対処法について分けて説明する。

1 ）気管挿管後早期に起こる合併症を表6-19に示す。もっとも気を付けなければならないのが挿管チューブの位置異常である。人工呼吸器あるいはデマンドバルブなどで気管チューブが引っ張られ、固定が確定でないとチューブが抜ける可能性がある。
　　気管チューブの確実な固定・固定位置の確認と、施行した処置法の伝達（医療機関への）が望まれる。

表6-17　気管チューブを抜管しうる基準

1. 抜管した後に舌根沈下がない
2. 明らかな上気道閉塞がない
3. 痰の自己排痰が可能

表6-16の人工呼吸中止の基準に加えて、1～3の条件を満たしたものが加わる。

表6-18　人工呼吸中止と抜管の実際

1. 十分に酸素を与え、酸素化がはかられていること、本人の意識があれば抜管の手順を傷病者本人に説明する。
2. 顔面を左側方に向け、嘔吐にいつでも対応できるようにする。
3. 十分な酸素投与とSpO$_2$のモニターを行う。
4. 吸引チューブを気管チューブの先端まで挿入し、チューブのカフを抜き、ゆっくりと気管チューブと吸引チューブを同時に引き抜く。一度抜管に入ったら途中で中止しない。
5. チューブの先端が確実に口腔内から抜けたことを確認する。
6. 口腔内を更に十分に吸引し、直ちに高濃度酸素をマスクで投与する。両肺野に十分酸素が入っていることを聴診で確認する。
7. 咳嗽反射と自己排痰ができることを確認する。
8. 呼吸が落ち着いたらSpO$_2$モニターを監視しつつ動脈血液ガスを検査し、十分なPaO$_2$が保たれていることを確認する。
9. 最低30分は傷病者の呼吸状態を確認し、呼吸回数が1分間に30回/分以下で、呼吸様式に変化がないかを確かめる。

表6-19　挿管後の患者の急性期の合併症（DOPEと覚える）

Displacement	気管チューブの位置のずれ
Obstruction	気管チューブの閉塞（粘液栓による閉塞、チューブの折れ曲がり）
Pneumothorax	気胸、肺塞栓、心停止
Equipment failure	人工呼吸器の不良・故障（酸素供給なし、人工呼吸器の動作不良など）

2）気管チューブの閉塞は痰や粘液などが内腔を閉塞して起こるもので、気道熱傷で粘膜の損傷がひどいとき、気管支喘息で粘液栓が存在しチューブが閉塞したとき、気管支炎で粘膜の炎症が多いときなどで認められる。気道内圧が徐々に上昇することで気が付くが、バッグ加圧に強い抵抗を示す場合にはチューブ閉塞あるいはチューブの屈曲による閉塞を考え、チューブを再度視認してチェックする。時に患者の意識が改善し、チューブを咬んでいることもある。

　　もっとも確実な方法は吸引チューブを気管チューブ内に挿入してみることである。吸引チューブがある点より進まないのが内腔閉塞の重要なサインである。

3）気胸の合併は時として致死的である。前述したように、バッグ・バルブ・マスク換気を開始し、急激な気道内圧の上昇、皮下気腫の増大などをみるときは、肺の圧挫傷の可能性がある。気道内圧の変化を感じたら直ちに呼吸音の聴診、触診を行う。疑わしいときは入院後ERにおいてバイタルサインのチェックとともに胸部単純エックス線などで確認してもらう方がよい。

　　本症の発症は致死的となるので、発症後は迅速に対処が必要である。搬送中に判断が可能な場合は気道内圧が高くならないように1回換気量を最低限に下げ、病院内に入り次第、医師に伝達し、診断、脱気、胸腔ドレナージ術を受けることが望ましい。

4）人工呼吸器の動作不良も時として問題となる。たとえば、100％酸素を投与しているつもりでも21％しか投与されていない、又は1回換気量が500mlで設定したにもかかわらず200mlしか換気されない場合などは大きな問題となる。

　　人工呼吸管理中は常に作動している呼吸器に注意を払いつつ、期待している換気量や同様の胸部の動き・挙上をしているか、皮膚の色調はどうか、SpO₂は正しい値に維持されているかなどに搬送中常に目を配らなければならない（表6-20）。特に酸素タンクの圧を利用して駆動する人工呼吸器は、圧が低下すると正しく駆動しなくなるので、残余酸素量はいつも気にしておくべきであろう。

8　おわりに

　院外心肺停止傷病者に対する救急救命士による気管挿管は、単に換気の改善のみでなく非同期胸骨圧迫心臓マッサージ回数増加のための手段としても有効性が認められている。

　病院と異なり、救急の現場では限られた人的資源、困難な状況の中で、不確実な気管挿管にはあえて挑戦すべきではなく、条件がよく声門が直視でき、確実に気管にチューブを挿入できる傷病者のみが気管挿管の対象となると考えるべきである。

　挿管困難な傷病者であることが事前にあるいは手技実施中に判断されれば、ためらわずに気管挿管を中止し、従来式の気道確保法を用いて病院へ搬送することを考慮することをお勧めする。

☞ポイント⑯

（田中秀治）

表6-20　人工呼吸中の傷病者への注意点

1　胸郭の挙上・動き
2　両肺の呼吸音の確認
3　四肢末梢の皮膚の色調（蘇生したら）
4　気管チューブの位置のチェック
5　SpO$_2$、ECGなどのモニターの変化（蘇生したら）
6　バイタルサインのチェック（蘇生したら）

ポイント⑯ 気管チューブ抜去の際のポイント

　救急現場での気管挿管の適応は心肺停止患者が対象であり、搬送途上に抜去することはまずありえない。

　しかし、稀に気管挿管により心拍が再開し、抜去が必要になることがある。搬送途上に抜去を必要とする場合は、以下のとおりである。

①　意識が回復
②　十分な自発呼吸があり、胸郭が挙上している。
③　チューブに違和感があり、強く噛み切るかチューブを自己抜管しそうな状態

気管チューブ抜去の方法を写真6-36～6-39に示した。

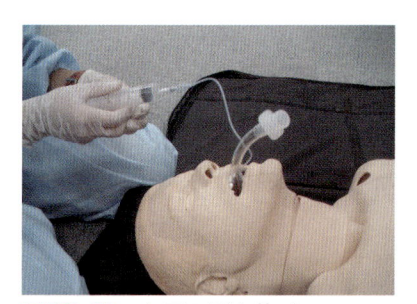

写真6-36　カフエアを抜く

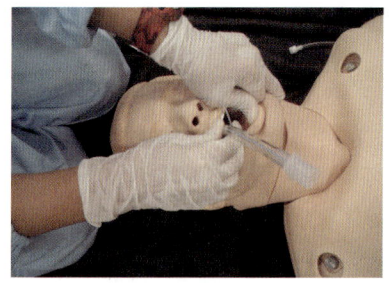

写真6-37　開口要領でチューブを抜引はじめる

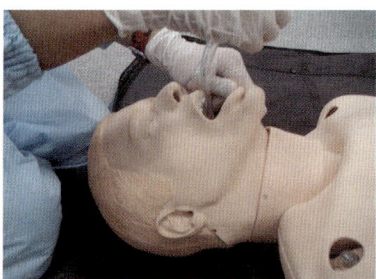

写真6-38　チューブをゆっくり引き抜く

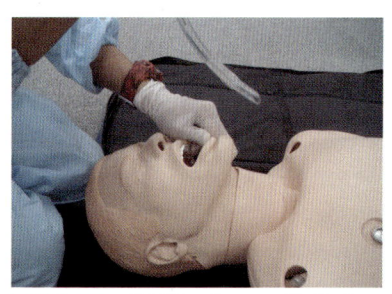

写真6-39　完全にチューブを抜き、先端を確認

7 種々の気管挿管法

1 種々の気管挿管法とは

　医師が病院内で行う気管挿管と異なり、救急救命士が気管挿管を現場で実施する場合には、まず十分安全かつ確実に手技を実施できる条件を守ることが必要である。しかしながら、実際の現場では病院の様な広いスペースで実施できるわけでなく、様々な制限のもと実施しなければならない。さらに、気管挿管を実施する者（実施者）と実施される者（傷病者）の位置関係を加えると、気管挿管法が何通りも考えられるが、いずれも気管挿管の実施者と傷病者の位置関係から生じる種々の気管挿管法の問題である。

　本章で述べる方法は、アメリカのパラメディックのテキストやBTLSアドバンスコース、PHTLSインストラクターコースなどでも紹介されている。単に一つの手技を習得するだけや、「この方法でなければならない」ということではなく、喉頭の解剖や基本的な経口気管挿管法を習熟した上で各自が様々な状況において、安全かつ確実に気管挿管を実施するにはより多くのバリエーションを想定し、どうすればよいかを考え、現場の状況に応じて瞬時に判断できる能力を養うことが重要である。

2 種々の気管挿管法の適応と学習意義

　基本的な気管挿管法における実施者と傷病者の位置関係は、手術台のように高さの調節が可能な寝台に仰臥した傷病者と、その頭部側に立位で位置した実施者というのが基本である。この位置関係は、救急救命士が救急車内や十分なスペースを確保した現場で気管挿管を実施する場合は、この基本的なスタンスを構築することができる。

　しかし、気管挿管の適応であり現場から救急車内への搬送が困難で時間を要する場合には、救急車内へ搬送中の確実な気道確保の意味からも、現場で限られたスペースでの気管挿管を余儀なくされることも予想される。救急現場の状況は様々であり、気管挿管における実施者と傷病者の位置関係も多種多様である。

　基本的な気管挿管法を一通り理解し、訓練人形に対して単独で適切に実施できるようになったならば、傷病者の様々な状況において、どうすれば気管挿管を実施できるかを考え実施してみることが重要であろう。

　学習者が気管挿管に関する基本的な解剖学的知識を立体的に十分に理解していれば、

表7-1 状況に応じた気管挿管

1 一般目標
　救急現場の状況に応じた種々の気管挿管法を理解する。

2 到達目標
　救急現場の状況に応じて、傷病者と実施者の位置関係から最適な気管挿管法を選択することができる。

3 指導時期
　基本的な気管挿管法の座学、実習が最低1回以上終了し、大多数の受講者がその方法に慣れた時点で実施する。

4 指導方法
(1) 座　学
　基本的な気管挿管法の重要ポイントについて解剖学的事項を中心に復習し、種々の気管挿管法をスライド写真等で供覧する。特に視軸と気管軸の一直線化を意識しつつ、様々な体位による視軸－気管軸の関係を説明する。
　手技の詳細な解説は、学習者の思考の妨げとなるので実施せず、スライド写真等で供覧したイメージを各自が膨らませながら実習で手技を理解することを目指す。

(2) 実　習
　① 簡単な状況設定での実習
　　学習者の1グループに対して、人形を仰臥位や座位に設定し種々の気管挿管を交替しながら実習する。必ず基本的な気管挿管の実習を織り交ぜて交替するようにする。これにより常に基本的な気管挿管手技の習熟や確認につながる効果がある。明らかに危険な手技以外は詳細な指導を実施せず、学習者が十分に考えながら実習するように指導することも重要である。

　② 複雑な状況設定での実習
　　学習者のグループ数に相応する様々な状況を設定した実習会場（ブース）を準備する。グループ単位で各ブースをローテーションしながら、様々な状況下での気管挿管を実習する。ただ漫然とローテーションしているだけではなく、様々な状況下での気管挿管法の利点や欠点等をチェックシートに記録させて思考する機会を多くする。またグループ毎に予め検討すべきテーマを指示しておき次の総括に活かす。

　③ 総　括
　　前述した「複雑な状況設定での実習」で学習者の各グループが記録したチェックシートに基づき、グループ毎に予め与えられたテーマについて討論する。その後、各グループの代表者が全員の前で発表し、実習を通じて理解した知見を学習者間で共有する機会を設定する。

指導者の助言なしで、あるいはわずかな助言のみで、様々な状況下の傷病者に工夫して気管挿管を実施することができる。様々な状況下での気管挿管法に正解というべき方法はなく、このトレーニングを実施した後に、種々の気管挿管法の利点や欠点について学習者同士で討論し、最後に指導者を交えて全員で討議してお互いが獲た知見を共有することが大切である（表7-1）。

3 気管挿管法における実施者と傷病者の位置関係

　気管挿管法における実施者と傷病者の位置関係は、仰臥した傷病者と、その頭部側に立位で位置した実施者というスタンスが基本的となる。
　救急現場では実施者が傷病者の頭部側に進入できない場合や傷病者が仰臥していない場合が考えられる。このような状況に遭遇したときは、まずはじめに、もっとも実施しやすい体勢を確保できる場所へ移動することはいうまでもない（表7-2）。
　しかし、その間にもより確実な気道確保が必要であり気管挿管の適応であるならば、限られた状況の中で最大限の体勢を確保し気管挿管を実施することになる（表7-3）。万が一にも、このような状況に遭遇しない保障はなく、考えられる範囲で気管挿管の実施者と傷病者の位置関係を検討してみる。

(1) 傷病者の状況

　傷病者は気管挿管を実施する際に大多数が仰臥位であり、他に座位が考えられる。仰臥位、座位をとると考えられる想定を表7-4に示す。

(2) 実施者の状況

　実施者は仰臥位の傷病者の頭部に位置することが多いが、家財道具、事故現場の様々な障害物や瓦礫などで頭部に進入できない場合が想定できる。
　また頭部に位置取りした場合でも実施者の体位には立位と正座位があるように、実施者の位置取りと体位も傷病者の状況に応じて多様である。次に実施者の傷病者に対する位置取りと実施者の体位について考えられる想定を表7-5に示す。

4 種々の気管挿管法の実際とトレーニング方法

(1) 傷病者が仰臥位の想定

　傷病者が仰臥位の想定で、実施者が傷病者の頭部に位置取りできる場合は、気管挿管法の手技は基本どおりである。しかし、傷病者の胸部や側胸部に位置取りする場合は、喉頭展開方法が少し違うので注意が必要である（表7-6）。

❶ 手術台や処置台の上で仰臥位の傷病者
　通常、実施者は傷病者の頭部に位置し立位で実施する。手術台や処置台は実施者

表7-2 気管挿管の実施場所の選定

1　原則としてストレッチャー上
2　現場で実施する場合
　①　現場から救急車まで距離がある場合
　②　移動に時間がかかる場合
　③　床上、ベッド上、あるいは座位のままで実施することもある。

表7-3 救急救命士の気管挿管と体位

1　正座位での気管挿管
2　腹臥位での気管挿管
3　座位で両足での頸部の固定（開脚座位）
4　鞍馬位での気管挿管
5　患者が座位のままでの気管挿管

表7-4 傷病者の状況想定

A.	傷病者が仰臥位をとる想定
a.	救命救急センター初療室や手術室などの高さ調節が可能な処置台上
b.	救急隊のストレッチャー上（現場、救急車内）
c.	屋内のゆか上
d.	路上や地面上
e.	寝室や病室などのベッド上
f.	全脊柱固定されたバックボード上
B.	傷病者が座位をとる想定
a.	車両の座席に着座
b.	椅子に着座
c.	床や地面に着座

表7-5 実施者の状況想定

A.	実施者の位置取りの想定
a.	傷病者の頭部
b.	傷病者の胸部
c.	傷病者の側胸部
B.	実施者の体位の想定
a.	立位
b.	中腰位
c.	立膝位
d.	着座位
e.	正座位
f.	片膝枕位
g.	開脚座位
h.	うつ伏せ位
i.	鞍馬位

の身長に応じた高さの調整が可能であり、最適な状況で基本どおりの気管挿管が可能となる。

❷ 救急隊のストレッチャーの上で仰臥位の傷病者

救急隊のストレッチャー上での気管挿管は、ストレッチャーの高さという条件が負荷される。

ストレッチャーの高さが上段や中段では、気管挿管は困難であるとともに、ストレッチャー自体が不安定で実施に危険が伴う。結局、現場などで高さを下段に下げるか、救急車内に収容してから実施することになる。

ストレッチャーを下段に下げて気管挿管を実施する場合、実施者が頭部に位置取りできる場合は、中腰位や立膝位をとることになり実施者の身体的（腰部への）負担が大きくなるとともに余計な筋力を必要とする。また、頭部に位置取りできない場合は胸部や側胸部からの実施も考慮する。

救急車内に収容した場合には、車両の構造によるが、多くの場合、実施者は傷病者の頭部に位置取りすることが可能である。しかし、車内は極めて狭く、また暗いことから実施はかなり難しい。また、資器材などで頭部に進入できない場合は側胸部から実施する状況も起こりえる。

一方、頭部に位置取りした場合でも、実施者の体位は座席に着座、中腰位、立膝位などが考えられる。また側胸部に位置した場合は、後述する座位の気管挿管法を応用しながら実施することになる。狭い救急車内での気管挿管は、実施者の位置取り、体位、体型、介助者の位置取りなど様々な要因が関与し決して容易ではない。救急隊の日頃の連携訓練が極めて重要になってくる（写真7-1）。

❸ 床上・路上に仰臥位の傷病者

我が国における家の造りを考えると、その多くは畳、板張りの床等である。これら床上での気管挿管は、慣れておけば決して難しいものではない。頭部に障害物がなく安全な空間が十分に確保できれば、実施者は床上で頭部に位置取りする。傷病者が仰臥している場所を上下に移動させることは不可能なので、実施者が気管挿管を実施しやすい体位をとる必要がある。

具体的には、正座位、片膝枕位、開脚座位、うつ伏せ位などが考えられる。正座位は、日本人には最も馴染があり違和感がないが、傷病者に十分なスニッフィングポジションがとれなければ上手く気管挿管できない場合もある。

片膝枕位とは、片膝を伸ばした安座（片足を伸ばしたアグラ）した実施者の曲げた膝の上に傷病者の頭部を固定して気管挿管を実施する方法である。

これらの実施者の体位は、実施者の体型の影響を受けるので、様々な体位で実際に練習して自身に最適な方法を見出すようにする（写真7-2～7-7）。

一方、周囲の安全は確保されているものの、家財道具などの種々の障害物が傷病者の周囲に迫り、頭部に進入できない場合も考えられる。このような状況では、実施者は胸部に跨る鞍上位や側胸部に位置取りし座位の方法を応用する。

表7-6 種々の気管挿管法のポイント

傷病者		気管挿管実施者		特徴など
体位	状況	位置取り	体位	
仰臥位	手術台(処置台)	頭部	立位	三次救急初療室や手術室などで一般的な方法。処置台の高さ調整など実施者に有利な状況を設定できる
	救急隊のストレッチャー	頭部	立位	ストレッチャーを最上段位置にしたときの状態。ストレッチャーが不安定。
			中腰位	ストレッチャーを中段位置にしたときの状態。ストレッチャーが不安定。
			立膝位	ストレッチャーを最下段位置にしたときの状態で立膝をとる。
			着座位	ストレッチャーを車内に収容した状態で頭部側の座席に着座して実施。
		胸部	鞍馬位	ストレッチャーを最下段位置にした状態で傷病者の胸部に跨って実施。
		側胸部	中腰位 立膝位	ストレッチャーを最下段位置や車内に収容した状態。傷病者の側胸部から実施。
	ゆか上・路上(屋内・外)	頭部	正座位	日本人には馴染みやすい方法。実施者の体型によっては容易ではない。
			片膝枕位	片足を伸ばしたアグラで曲げた方の膝の上に傷病者の頭部を置いて実施する。
			開脚座位	傷病者の両肩の上から体幹部へ実施者の両足を伸ばした体位。実施者の大腿部で傷病者の頭部を固定できる。
			立膝位	傷病者の頭部で立膝をとる。
			うつ伏せ位	傷病者の頭部にうつ伏せに寝そべって実施。
		胸部	鞍馬位	傷病者の胸部に跨り、傷病者に対面して実施。
		側胸部	正座位 立膝位	傷病者に対面する状態と同様の方法で実施。
	ベッド上(寝室・病室)	頭部	立位	ベッドの高さを調整できない場合は実施は困難。
			中腰位	ベッドの高さを調節しなくても実施できるが不安定な実施体位。
			立膝位 正座位	傷病者の頭部をベッドの対角線方向へ移動すれば実施可能。
		胸部	鞍馬位	傷病者の胸部に跨り、傷病者に対面して実施。
		側胸部	立膝位 正座位	傷病者に対面する状態と同様の方法で実施。
	バックボード固定中	頭部	立位 中腰位 立膝位 着座位	バックボードに固定してストレッチャー上、路上などの様々な状況で種々の方法が考えられる。
		胸部	鞍馬位	
		側胸部	立位 中腰位	
座位	座席座位	対面位	中腰位	傷病者に対面する状態で実施。
	ゆか上座位		立膝位	

❹　ベッド上（寝室・病室）に仰臥位の傷病者

　ベッドは床から寝台面までに適当な高さがあるが、必ず頭部にはベッドボードなどが造りつけられて大きな障害物となっている。病院で使用しているベッドには、頭部の柵を取りはずせるものや固定式のものなどがあり、構造を理解していなければ容易ではない。

　このような状況では、無理な体位で行うよりも傷病者をベッドの対角線に斜めに移動させて実施者が頭部に位置取りできる空間を確保する方法がある。これにより実施者は立膝位や中腰位での気管挿管が可能になる。

　一方、傷病者の頭部に実施者の進入空間を確保できない場合は、胸部に跨る鞍上位や側胸部に位置取りし座位の方法を応用してみる（写真7-8）。

❺　全脊柱固定されたバックボード上に仰臥位の傷病者

　傷病者の周囲の状況に応じて、頭部、側胸部、胸部に跨る鞍上位で実施者は位置取りをする。

　気管挿管に際しては、多くの場合、ネックカラーと頭部固定ベルトを緩める必要があるが、ヘッドイモビライザーは頭部の左右方向への動揺防止に有用であるので可能な限り装着したままにする。必ず介助者が頭部あるいは胸部側から用手による頭部固定を実施し、気管挿管に伴う頭頸部の前後方向の動揺を最低限に抑えるように配慮する（写真7-9）。

　当然ながら気管挿管の実施に際してスニッフィングポジションや頭部後屈をとることは頸椎保護の観点からは適切ではない。最近では、エアウエイスコープを用いることにより、頸椎の安定を保ちつつ喉頭展開を行うことが可能である。このように、病態に応じて最優先にすべきことを十分に思慮して対応することも重要である。

(2)　傷病者が座位の想定

　この場合は、通常、実施者は傷病者に対面する位置取りになる。気管挿管の手技に大きな変更はないが、喉頭の解剖を熟知していることが最重要ポイントである。その上で、喉頭鏡を右手に持ち、鎌を扱うような方法で喉頭鏡を操作して喉頭展開を行う。

　声帯が確認できたら左手で気管チューブを保持して気管に挿入するという手技を用いる。この際、介助者は頭部の用手固定に専念し、気管挿管の介助は必ずしも必要ではない。

　この座位での気管挿管手技は、実施者と傷病者が対面するという点で共通であり、実施者が鞍上位や側胸部に位置取る場合の気管挿管にも応用が可能である（表7-6）。

❶　車両の座席・椅子に着座

　交通事故などで車輌の座席に着座したままの状態では、傷病者の周囲に安全な活動空間が確保できれば、介助者が頭部を用手固定し、実施者は傷病者に対面するように位置取りし気管挿管を実施する。

❷　床や地面に着座

　傷病者が壁などに寄りかかっている場合は、その状態のままで介助者は側方から

頭部を用手固定する。実施者は傷病者に対面するように位置取りし、気管挿管を実施する（写真7-7）。

(3) トレーニング法

種々の気管挿管法のトレーニング方法や評価について参考資料を提示する（表7-7、表7-8）。トレーニングを行う者の職種などに応じて方法を工夫し、安全なトレーニングを行うように心掛ける。

（徳永尊彦）

表7-7 種々の気管挿管実習計画例

	実習会場	実習項目	実施条件など
1	訓練室等	手術室を想定した気管挿管	処置台の上に仰臥位。立位で実施
2	訓練室等	異物除去と気管挿管	床の上に仰臥位
3	訓練室等	実施者が様々な体位での気管挿管	床の上に仰臥位。実施者は頭部から正座、腹臥位など様々な体位で実施
4	訓練室等	狭隘空間での気管挿管	床の上に仰臥位。実施者は頭部以外からアプローチして実施
5	訓練室等	座位での気管挿管	椅子に座位
6	訓練室等	瓦礫の下での気管挿管	瓦礫に模した狭隘空間での気管挿管
7	救急車車内	救急車内のストレッチャー上での気管挿管	救急車内空間を考慮して立膝や座席に着座して実施
8	実習用車輌	車内座席に着座での気管挿管	傷病者の頸部保護を併用した気管挿管

表7-8 種々の気管挿管実習地チェックシート例

傷病者の位置	体位	処置者の位置	処置者の体位	チェック項目	1 不能	2 困難	3 やや困難	4 どちらとも言えない	5 やや容易	6 容易
床上	仰臥位	傷病者の頭側	腹臥位	用手気道確保						
				開口操作						
				喉頭展開						
				声帯確認						
				気管チューブ挿入						
				一次確認						
				チューブ固定						
				二次確認						
				処置者の身体的負担						
				処置者として一番つらかった身体部位						

傷病者の位置	体位	処置者の位置	処置者の体位	チェック項目	1 不能	2 困難	3 やや困難	4 どちらとも言えない	5 やや容易	6 容易
床上	仰臥位	傷病者の頭側	正座位	用手気道確保						
				開口操作						
				喉頭展開						
				声帯確認						
				気管チューブ挿入						
				一次確認						
				チューブ固定						
				二次確認						
				処置者の身体的負担						
				処置者として一番つらかった身体部位						

7　種々の気管挿管法

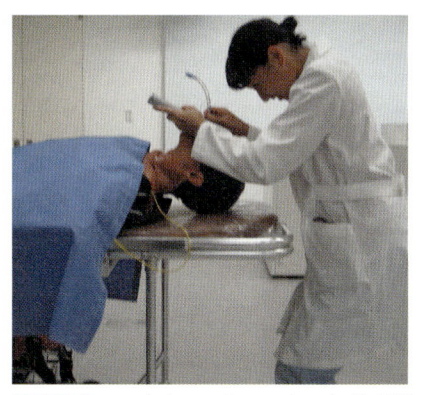

写真7-1　ストレッチャー上の気管挿管
・手術室での気管挿管に類似
・仰臥位の傷病者に適応
・実施者の腰に負担あり

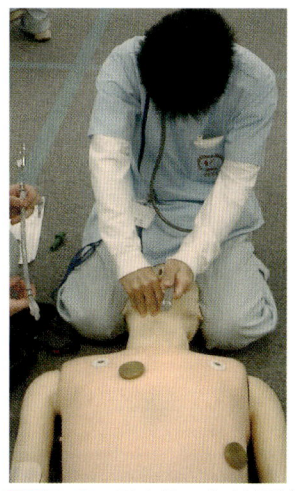

写真7-2　正座位の気管挿管
・両膝で頭部を保持できる。
・視点が高いので声帯の確認が難しい。

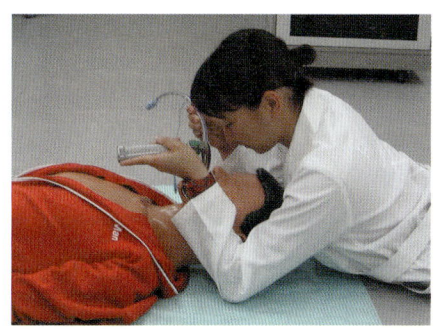

写真7-3A　腹臥位の気管挿管

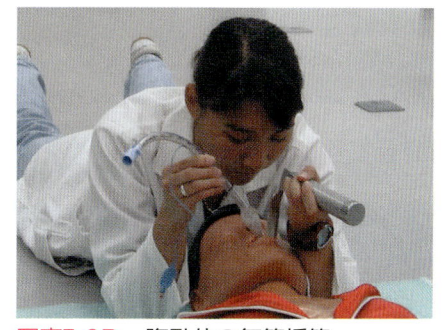

写真7-3B　腹臥位の気管挿管

・視点が低く声帯の確認が容易
・瞬時の判断が遅れる。
・肘を支点としており、力が加わりにくい。

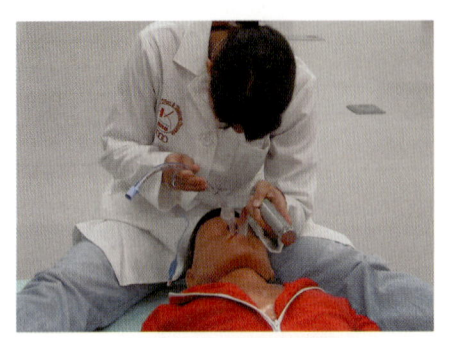

写真7-4　開脚座位の気管挿管

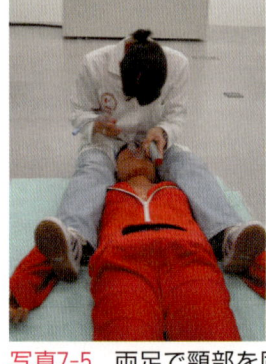

写真7-5　両足で頸部を固定しての気管挿管

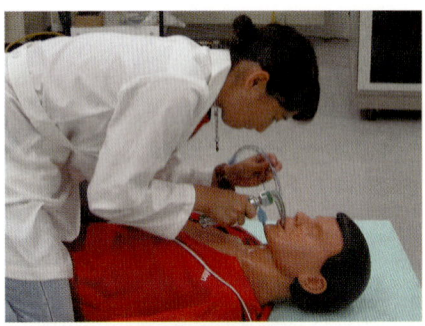

写真7-6　鞍馬位の気管挿管

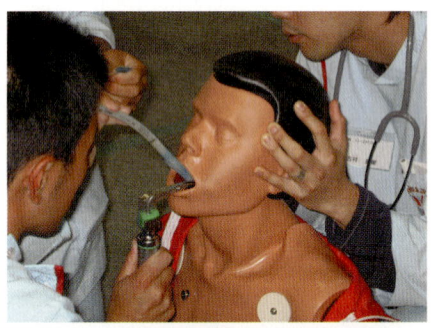

写真7-7　傷病者が座位での気管挿管

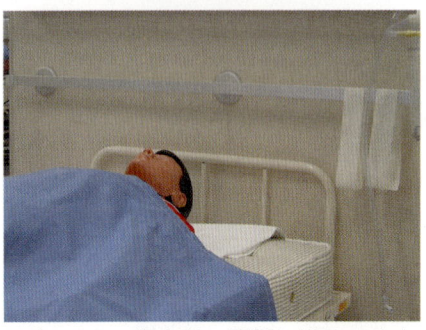

写真7-8A　傷病者の頭側に進入できない状況

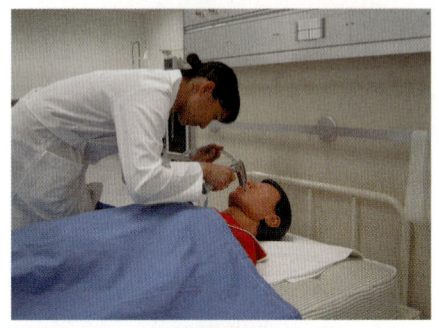

写真7-8B　側胸部からのアプローチ

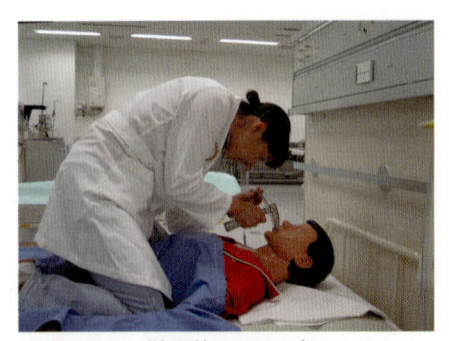

写真7-8C　鞍馬位でのアプローチ

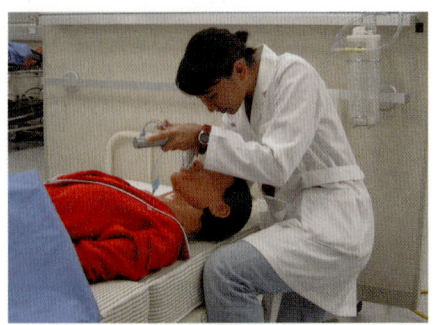

写真7-8D　傷病者を移動してのアプローチ

全脊柱固定と気管挿管

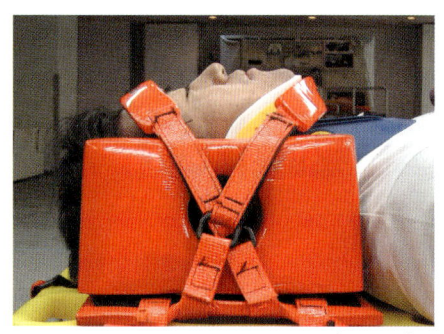

写真7-9A　ネックカラー、ヘッドイモビライザーによる固定

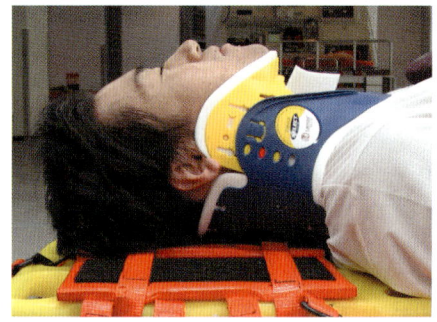

写真7-9B　閉口位 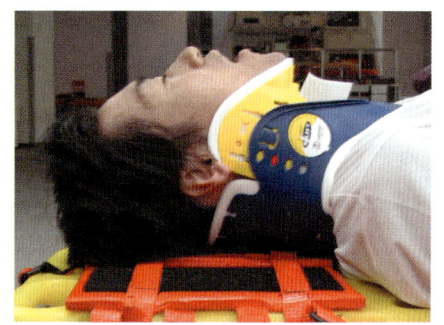　　　　　写真7-9C　開口位

ネックカラー装着時も単純な開口は可能であり、頭部はあまり後屈されない。

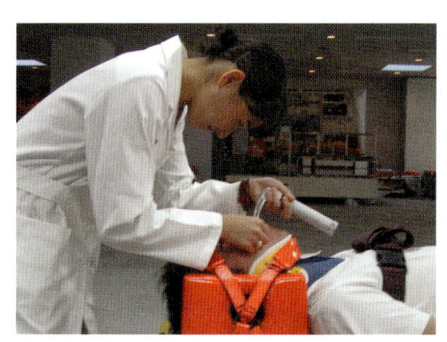

写真7-9D 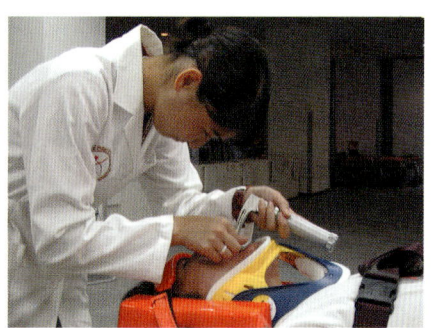　　　　　写真7-9E

固定を緩めないと気管挿管は難しい。介助者は用手による固定を実施する。

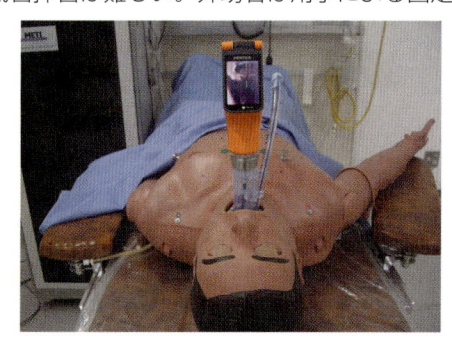

写真7-10　エアウエイスコープを挿入しているところ

8 気管挿管以外の種々の気道確保法

1 気道確保の重要性

　救急救命士による気管挿管は、一定の基準を満たした心肺停止症例に限定されているが、気管挿管のスキル習得以上に重要なことは、目前の呼吸不全傷病者やショック症状を呈する傷病者に対し的確な判断に基づく気道管理により、心肺停止に至らしめない能力を獲得することである（表8-1）。

　確実な気道確保が必要となる病態として、気道異物、意識障害に起因する舌根沈下、急性喉頭蓋炎、さらにアナフィラキシーショックによる声門浮腫による気道閉塞のほか、顔面、頸部外傷による口腔及び咽喉頭血腫などがある（表8-2）。

　救急救命士が行う気道確保法としてバッグ・バルブ・マスク（以下、BVM）と必要に応じてBVMに口咽頭エアウエイ又は鼻咽頭エアウエイ併用による用手換気法の他に、食道閉鎖式エアウエイ、コンビチューブ、ラリンゲアルマスクエアウエイ（以下、LMA）に加えラリンゲアルチューブ（以下、LT）を初めとした種々の器具による気道確保法がある（表8-3）。AHA（アメリカ心臓協会）ガイドライン2005や日本版ガイドライン2005などでは、口咽頭エアウエイや鼻咽頭エアウエイを適切に使うことが大切で、BVMやLMAなどは気管挿管の代替法として、十分機能しうるものと位置付けている。したがって気管挿管は熟練者が行うべきであり、スキルの未熟な者が行う行為ではないと強調している。

　本章では心肺停止症例に限定せずに気管挿管以外の種々の気道確保法について述べる。

2 気道確保法の種類

　気道確保法には用手的に行うものと、器具を用いて行うものに大別される。用手気道確保法には2通りあり、器具を用いた気道確保法には気管挿管の他に以下の様々な方法がある（表8-3）。　　　　　　　　　　　　　　　　☞ポイント①、②

① 用手気道確保法
　a．頭部後屈あご先挙上法
　b．下顎挙上法
② 器具を用いた気道確保法

表8-1　指導目標

1　一般目標
　救急現場において、病態に適した適切な気道確保法を選択できる能力を身につける。

2　到達目標
　気管挿管と他の気道確保法の各特徴、相違点について説明できる。

表8-2　気道閉塞を来す主な原因

1　異物、胃内容物の嘔吐
2　意識障害による舌根沈下
3　アナフィラキシーショックによる声門浮腫
4　急性喉頭蓋炎
5　咽喉頭、気管損傷による血腫、凝血塊
6　その他

表8-3　様々な気道確保法（気管挿管を除く）

1　用手気道確保法
　a．頭部後屈あご先挙上法
　b．下顎挙上法
2　器具を用いた気道確保法
　a．ポケットマスク
　b．バッグ・バルブ・マスク（BVM）
　c．エアウエイ（鼻咽頭エアウエイ、口咽頭エアウエイ）
　d．食道閉鎖式エアウエイ（EOA、EGTA） ⎫
　e．コンビチューブ（ETC）　　　　　　　⎬　気管挿管の代替として使用される。
　f．ラリンゲアルマスクエアウエイ（LMA）⎭
　g．その他

a．ポケットマスク
b．バッグ・バルブ・マスク（BVM）
c．エアウエイ（鼻咽頭エアウエイ、口咽頭エアウエイ）
d．食道閉鎖式エアウエイ（EOA、EGTA）
e．コンビチューブ（ETC）
f．ラリンゲアルマスクエアウエイ（LMA）
g．その他

3　用手気道確保法

　器具を用いずに用手的に気道確保する手技は医療従事者のみならず、一般市民に対する心肺蘇生教育でも極めて基本的な手技である。頭部後屈あご先挙上法（写真8-1）が一般的であり手技も比較的容易であるが、頸髄損傷などが疑われる傷病者には下顎挙上法（写真8-2）を行う。しかし一般市民にとって下顎挙上法を適切に行うことは難しいため、ガイドライン2005に準拠した一般市民向け講習会では含まれない。
　医療従事者は、BVMなどの器具を組み合わせた有効な気道確保と換気ができるよう、日頃からのトレーニングは非常に大切である。これらの手技の詳細については他書に譲るが、気管挿管手技を習得しようとする者は、以下に述べる気管挿管の代替法となる種々の気道確保法はもちろんのこと、それ以上に用手気道確保法を完璧に実施できることが求められる。気道確保法のうち、用手気道確保法はあらゆる気道確保法の基本であることを忘れてはいけない（写真8-3、8-4）。

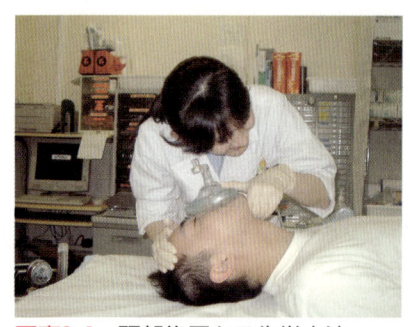

写真8-1　頭部後屈あご先挙上法

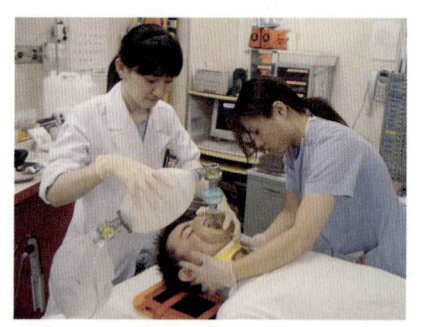

写真8-2　外傷患者に対する気道確保

4　器具を用いた気道確保法

　これらの器具は気道確保を補助するものであるが、特にエアウエイ（鼻咽頭エアウエイ、口咽頭エアウエイ）以外の器具は、しばしば気管挿管の代替法として比較される。すなわち気管チューブなどの挿管用具が手元にない、気管挿管が許可されない、気管挿管の手技に不慣れ、挿管困難などの理由で用いることが多い。しかし症例によっては気管挿管の代替というより、気管挿管より優れた方法といえる場合も多い。また

ポイント① AHAガイドライン2005[1]で紹介されている気道確保に用いる器具
- 鼻咽頭エアウエイ（クラス分類記述なし）
- 口咽頭エアウエイ（クラスⅡa）
- コンビチューブ（クラスⅡa）
- ラリンゲアルマスクエアウエイ（クラスⅡa）

ポイント② AHAガイドライン2005における勧告の分類とエビデンスレベルの適用

クラスⅠ　利益＞＞＞リスク
- 手技／治療、又は診断法／評価法は実施すべきである。

クラスⅡa　利益＞＞リスク
- 手技／治療を行うこと、又は診断法／評価法は妥当である。

クラスⅡb　利益≧リスク
- 手技／治療を行うこと、又は診断法／評価法を考慮してもよい。

クラスⅢ　リスク≧利益
- 手技／治療を行うこと、又は診断法／評価法は実施すべきでない。
- 有用性はなく、有害となるおそれもある。

クラス未確定
- 研究は始まったばかりである。
- 研究が継続中の分野である。
- さらに研究が進むまで勧告は行われない（推奨も反対もできない）。

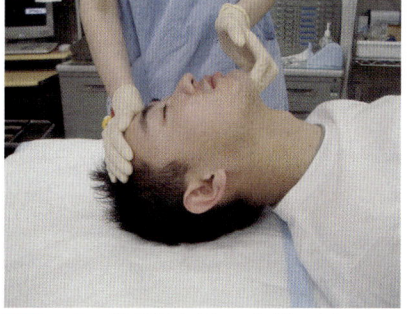

写真8-3　頭部後屈あご先挙上法　　　写真8-4　下顎挙上法

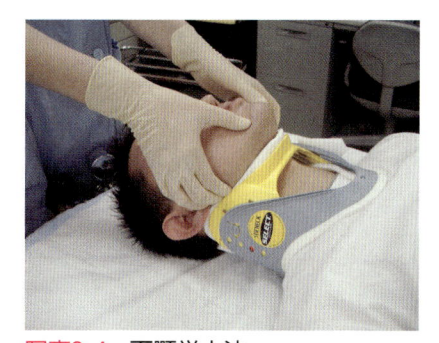

侵襲的な方法であることに変わりはなく、種々の合併症には致死的なものも含まれるため十分な注意が必要である。

(1) エアウエイ（鼻咽頭エアウエイ、口咽頭エアウエイ）

意識レベルが低下した傷病者では、多くの場合、気管挿管あるいはその他の器具による気道確保が望ましい。しかし、状況によっては鼻咽頭エアウエイや口咽頭エアウエイでも十分に対応できる。これらのエアウエイの先端が舌根部に到達することにより気道の開通が保たれる。いずれのタイプのエアウエイであっても、挿入後に換気の改善を確認しつつ頭部を適切な位置に保つことが重要である（表8-4）。

❶ 鼻咽頭エアウエイ

〈特徴・注意点〉

　傷病者の意識レベルにもよるが、通常は傷病者に与える苦痛は口咽頭エアウエイより少ない。挿入前に適切なサイズを選んでおく。短すぎるとエアウエイとしての効果が得られず、長すぎると口咽頭エアウエイと同様に嘔吐や喉頭痙攣の誘発の危険がある（写真8-5）。

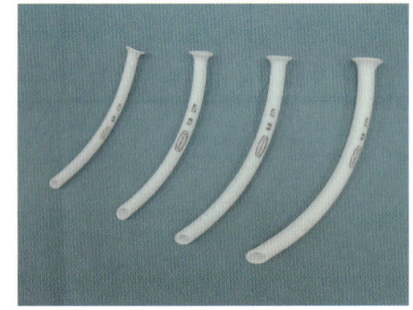

写真8-5　鼻咽頭エアウエイ
左からサイズ6、7、8、9mm

〈適　応〉

　鼻咽頭エアウエイは、口咽頭エアウエイより刺激性が少ないため、咳反射や嘔吐反射がある半昏睡患者でも使用できる。さらに開口障害、顎顔面損傷により口咽頭エアウエイを挿入できない場合も適応となる。頭蓋底骨折の疑いがある場合は使用を控える。

〈挿入法〉

　挿入の際は、鼻粘膜損傷による鼻出血を起こす可能性が高いので愛護的に行うべきだが、鼻腔内を通過するときに抵抗を感じたら、どちらかの方向へ少し回転させながら進めるとよい。

❷ 口咽頭エアウエイ

〈特徴・注意点〉

　GuedelとBermanの二つのタイプがあり、前者は筒状となっており、後者はエアウエイの両サイドに溝がある（写真8-6、8-7）。エアウエイが長すぎると、喉頭蓋を圧迫し完全気道閉塞となりうる。また正しく留置されないと舌が後咽頭へ押しやられ、気道閉塞を助長するので、挿入に際し口腔内の観察を怠ってはならない。

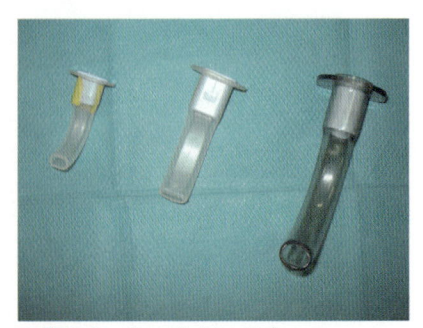

写真8-6　Guedelタイプ

〈適　応〉

　意識はないが自発呼吸がある傷病者の気道確保に適している。意識がある場合や

表8-4 鼻咽頭エアウエイと口咽頭エアウエイの適応と禁忌

鼻咽頭エアウエイ		口咽頭エアウエイ
・意識が比較的よい場合でも口咽頭エアウエイより苦痛が少なく留置に耐えられる。 ・エアウエイが鼻腔内でしっかりと固定される。	利 点	・舌根部を後咽頭から持ち上げ気道を維持できる。
・半昏睡（時に覚醒状態でも）で上気道開通が維持できない場合 ・経鼻的気管吸引を頻回に要し粘膜損傷を回避したい場合	適 応	・深昏睡又は半昏睡状態で咽頭反射がない場合[注] ・短時間の使用に限る場合
・鼻外傷・頭蓋底骨折の可能性がある場合	禁 忌	・口咽頭損傷がある場合
・鼻咽頭損傷、鼻出血	合併症	・口腔内損傷 ・嘔吐の誘発と誤嚥

注）昏睡の程度の判断が難しく口咽頭エアウエイに耐えられるか判断できない場合は、愛護的に挿入してみる。咽頭反射を誘発するならエアウエイに耐えられないと判断する。この場合はエアウエイそのものが不要であることが多い。

半昏睡の傷病者で咳反射や嘔吐反射があるときは、嘔吐や喉頭痙攣を誘発する危険があり、使用してはならない。

〈挿入法〉

まず口腔内分泌物、血液、吐物を十分に吸引し除去する。口腔内へ入れる際は先端を反転して硬口蓋に沿って進め、先端が咽頭後壁に達したら反転させ、さらに適切な深さまで進める。あるいは舌圧子で舌を圧排し口腔内に十分なスペースを確保して、先端を反転させることなく挿入する。

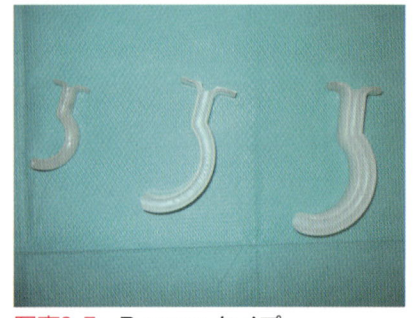

写真8-7　Bermanタイプ

(2) 食道閉鎖式エアウエイ（EOA、EGTA）

これらの器具については、1970年代から1980年代前半にかけて多くの研究報告がある。しかし、LMAなど種々の器具が利用できる現在では、国内外いずれにおいても研究報告はほとんどなく、実際にはほとんど利用されなくなった。EOA、EGTAともに基本的な構造は類似しており、マスクを顔面にうまく密着できないと十分な換気はできず、歯芽がない傷病者では特に困難である。

❶　EOA（Esophageal Obturator Airway）

〈特徴・注意点〉

チューブは30数センチの長さで先端は盲端で手前にカフがある（図8-1）。咽頭に位置するチューブには側孔が多数あるため、チューブが食道に正しく留置され、マスクと顔面がうまく密着していればこの孔を通って有効な換気ができ、胃内容の逆流と胃部膨隆を防止できる。しかし、マスクの密着が困難なことが往々にしてあり、換気の良否をしっかり見極めることが大切である。また、チューブが気管に挿入されると換気は不能となるので放置してはならない。

EOAから気管挿管へ切り替えるときは、誤嚥を防ぐためにEOAを留置したまま気管挿管し、その後にEOAを抜去する。また、EOAの留置はカフ部の食道粘膜への圧迫壊死を考慮して2時間以内に留めるべきである。

〈適　応〉

気管挿管が実施できない様々な状況で、気管挿管の代替となる（表8-5）。

〈挿入法〉

挿入時には口咽頭を直視する必要はなく、頭部を中間位あるいはわずかに前屈させ、片方の手で舌と下顎を持ち上げる。次にもう一方の手でEOAのチューブをマスクが顔に当たる深さまで経口的に食道へ挿入し、カフを35ml程度の容量で膨らませる。チューブを進めるときに抵抗がある場合はチューブを少し抜き、舌と下顎を保持し直して進める。

〈合併症〉

食道穿孔の頻度は0.2～2％とされる。

☞ポイント③

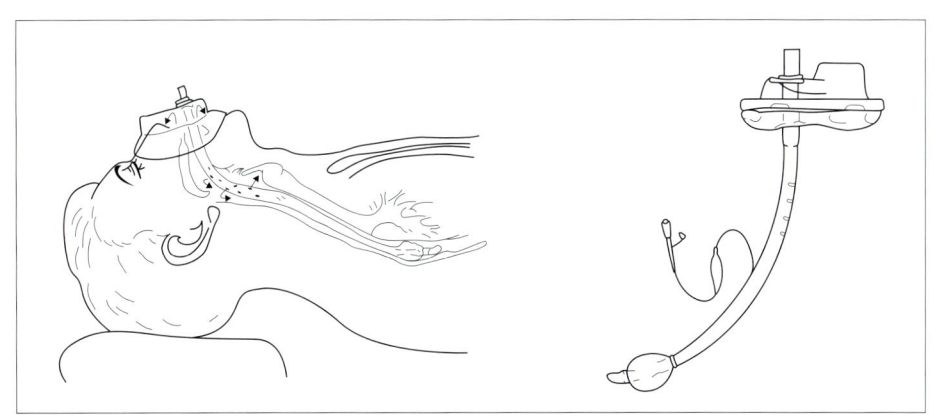

図8-1　EOA（Esophageal Obturator Airway）

表8-5　EOAの適応

深昏睡、心停止、呼吸停止の気道確保法として
　① 気管挿管が不可能な場合、気管挿管が許可されない場合
　② BVMで換気が不可能又は不十分な場合

ポイント③
　食道穿孔による死亡例は、剖検が必ずしも実施されていないため正確な頻度は把握しにくいが、1,056例中4例、1,000例中2例、200例中4例など報告者によって様々である[2]。

穿孔は食道のあらゆる部分で起こり、上部食道では挿入時に直接外力が加わることにより、中部食道ではカフの過膨張により、さらに下部食道では食道が閉塞され胃の収縮が増幅するためとされる。

気管への誤挿入は気管の完全閉塞状態となり、5～10％の頻度で発生する。この場合、換気を試みても胸郭挙上や呼吸音が認められないことで、容易に気付くはずである。しかし、救急現場では特に肥満者の場合では確認は容易でなく、食道を経由して胃に流入する空気があたかも呼吸音と誤認されたため死亡した報告がある。

食道へチューブが正しく留置されても、チューブが浅くカフの位置が気管分岐部のレベルより口側の場合、気管膜様部が圧迫され部分的に気管狭窄を来すので注意を要する（表8-6）。

❷ EGTA（Esophageal Gastric Tube Airway）

〈特徴・注意点〉

EOAの改良版ともいうべきもので（写真8-8）、長さ34cm、直径13mmのチューブは先端が開口しているため胃内の減圧と吸引が可能であり、16Fの胃管がチューブ内を通過する。このため海外ではEOAより好まれる傾向にある。我が国ではLMAなどに比べると救急救命士の使用頻度は少ないようだが、気道確保の器具として現在も使用されている。EOAと同様にマスクの密着が困難なこともしばしばある。換気は別のポートから行うが、BVMと接続できる。

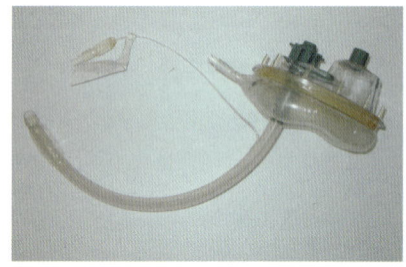

写真8-8　EGTA

〈適　応〉

気管挿管が実施できない様々な状況で気管挿管の代替となる。　☞ポイント④

〈挿入法〉

基本的にはEOAの挿入方法となんら変わらない。カフ容量も35mlとEOAと同じである。

〈合併症〉

EOAと同様に食道穿孔が最も懸念される合併症である。気管への挿入はEOAと同様に、気付かれないまま放置することは許されない。

(3)　コンビチューブ（ETC：Esophageal-Tracheal Combitube）

〈特徴・注意点〉

2本のチューブが並列に接着され、先端カフと咽頭カフの二つのカフを備えた構造である。1本のチューブは先端が盲端で、二つのカフの間に多数の側孔がある（食道閉鎖チューブ）。もう一方のチューブは先端が開口し気管チューブに似る（写真8-9）。

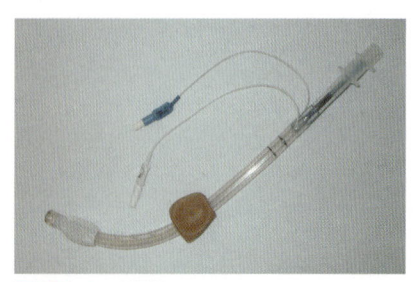

写真8-9　ETC

表8-6 EOAの合併症

1 食道穿孔
2 気管誤挿入
3 気管部分閉塞

ポイント④ EGTAの有用性

1980年代に米国ではパラメディックによる気管挿管と代替法（主にEGTA）の有用性を検証する多くの研究がなされた。代表的な論文を紹介する。

1 Goldenberg（1986年）[3]。

175人の病院前心肺停止患者に、前向き無作為にEGTA又は気管挿管を行った。一方の方法で失敗した場合は他方を試行した。

パラメディックの訓練に要する経費は気管挿管の＄1,000に対し、EGTAは＄80と少なかった。

救急外来、入院時、退院時の生存は遡及的に気管挿管で64.4％、25.6％、11.1％、EGTAでは54.1％、27.1％、12.9％であったが有意差はなかった。

生存者の神経学的に良好な頻度（気管挿管50％、EGTA 36.4％）、うっ血性心不全（気管挿管40％、EGTA 45.5％）にも差はなかった。

さらに、EGTAを用いた患者のみ125人の追加検討を行ったが、死亡率、神経学的後遺症、うっ血性心不全とも気管挿管患者とは差がなかった。EGTAを心肺停止患者の病院前の短期間使用することは気管挿管の代用となりうる。

2 Geehr EC（1985）[4]

プレホスピタルにおいて、気管挿管とEGTAの有効性を非外傷性心停止患者において前向きに研究した。病院到着3分後に測定した動脈血液ガス分析データと病院退院時生存を調べた。

EGTAではpH7.12±0.2、$PaO_2$77±92mmHg、$PaCO_2$78.2±42.9mmHg、生存率4.5％、気管挿管ではpH7.34±0.2、$PaO_2$265±151mmHg、$PaCO_2$35±20.5mmHg、生存率7％であり、血液ガスデータは有意差を認め気管挿管の方が有効であった。

チューブ先端が食道へ挿入され、二つのカフを膨らませると咽頭カフにより咽頭は口咽頭と下咽頭が隔絶され、両方のカフの間にある食道閉鎖チューブ側孔から気管へと換気が可能となる。盲目的にETCを咽頭内に進めると食道へ入る可能性は80％以上とされる。
☞ポイント⑤

ただしチューブ先端が気管へ入る場合もあり、このときは"気管チューブ"から換気ができる。この判断は極めて重要であり、換気による胸郭の挙上、呼吸音の確認の他に呼気終末二酸化炭素モニター（ETCO₂モニター）や食道挿管検知器（EDD）を用い、2本のチューブのうちどちらから換気すべきか正しく判断することが大切である。ある報告では3.4％で正しく判断できなかったという。
☞ポイント⑥

ETC先端が食道あるいは気管のどちらに入っても、正しい判断の下に適切に換気できる割合は69〜100％とされる。

〈適　応〉

声門部の視認の必要がないため、気管挿管より手技は容易であり、しかも気管挿管の利点である誤嚥防止や確実な気道確保も可能である（表8-7）。したがって、マスク換気で気道確保が不十分なときETCはよい選択となる。また気管挿管が実施できない様々な状況でも気管挿管の代替となる。
☞ポイント⑦

〈挿入法〉

頭位を中間位に保ち、片方の手の親指で舌を圧排し、残る4本の指で下顎を保持し十分に開口する。他方の手でETCをもち、適正な深さを示す2本のマーカーの間に切歯が位置するまで挿入する。そして咽頭と食道のカフをそれぞれ100mlと15mlの容量で膨らませる。ETCの形状と適度な材質の硬さから、通常先端は食道に留置されるので、まず食道閉鎖チューブから換気できるか確認をする。うまく換気できないときは先端が気管に入っていることを念頭に置き、先端位置を判断する。

〈合併症〉

EOA、EGTAと同様に食道穿孔が報告されており、食道疾患・外傷や腐食剤誤飲が明らかな場合は禁忌である（表8-8）。
☞ポイント⑧

食道穿孔が起こると、縦隔気腫、皮下気腫、腹膜気腫などが出現する。院外心停止に対しETCで気道確保を行った1,139例中8例に皮下気腫を認め、剖検を行った4例のうち3例に明らかな食道穿孔を認めたが、2例は食道前壁に6〜6.5cmの縦方向の穿孔があった[10]。食道穿孔の他には梨状洞穿孔の報告もあり、顕著な皮下気腫を認めたという[11]。
☞ポイント⑨

非心肺停止症例に用いるときは咽喉頭反射があれば禁忌であり、全身麻酔中に食道穿孔を合併した症例では筋弛緩が不十分であったのが一因とされる[12]。

(4) ラリンゲアルマスクエアウエイ（LMA）

〈特徴・注意点〉

LMAはフェイスマスクより安全かつ確実で、取り扱いが容易である器具を目指し

ポイント⑤

盲目的に挿入した場合、食道挿入率は、一般的には69〜100%とされ、平均80%以上とされる[5]。

院外心停止症例に対しパラメディックによるETCの使用状況を前向き調査した。52例中36例（69%）でETC留置に成功し、ETC先端位置の識別（食道は30例、気管は6例で83%は食道へ留置された）は全例正しくなされた。

ポイント⑥

ETCの先端が食道か気管のどちらにあるのか正しく判断できない頻度は3.4%とされる[6]。

院外心停止症例に対しEMT-DによるETCの使用状況を後ろ向き調査した。1,529例中、挿入失敗は84例で成功率は94.9%であった。1,176例は救急病院へ搬入され、94.7%は適切な気道確保と換気ができていたが、ETC先端位置の確認では3.4%で気管か食道の誤判定があった。

ポイント⑦

ETCと気管挿管を比較した報告では、ETCは気管挿管に劣らない程度にPaO_2を維持できるとされる。しかし同等どころかETCの方が酸素化に有利という報告がある[7,8]。

これは、ETCの方が気管チューブより抵抗が高いために、PEEP効果が発生するためと考えられる。その結果、$PaCO_2$についてはエアトラッピングのためETCの方が高くなる危険性もある。

表8-7 ETCの適応

深昏睡、心停止、呼吸停止の気道確保法として
① 気管挿管が不可能な場合、気管挿管が許可されない場合
② BVMで換気が不可能又は不十分な場合

表8-8 ETCの禁忌[9]

1 16歳未満の患者
2 身長150cm未満の患者
3 食道疾患のある患者
4 腐食剤を誤飲した患者
5 咽頭反射がある患者
6 気道異物の可能性がある患者

ポイント⑧

EOA、EGTA、ETCなどの種々の器具の基本的な構造は、食道へチューブが挿入されカフを膨らませて用いるため、適応、禁忌、合併症などは共通している。

て1980年代に開発された。最初は主に麻酔科領域で利用されたが、我が国の救急救命士制度のスタートはLMAが広く普及する時期と一致しており、特定行為の気道確保用器具として指定された経緯がある（写真8-10、8-11）。

チューブ先端にマスク様のカフを備えた構造で、マスク部先端が下咽頭へ達すると抵抗を感じる。ここで挿入を止めマスクを膨らませると、マスク遠位端は上部食道の括約筋に接し、マスクの両サイドは梨状陥凹に、近位端は舌根部に密着することにより、気道が確保される（図8-2）。したがって、LMAは留置する解剖学的位置と侵襲性のいずれにおいてもフェイスマスクと気管挿管の中間にある器具といえる。

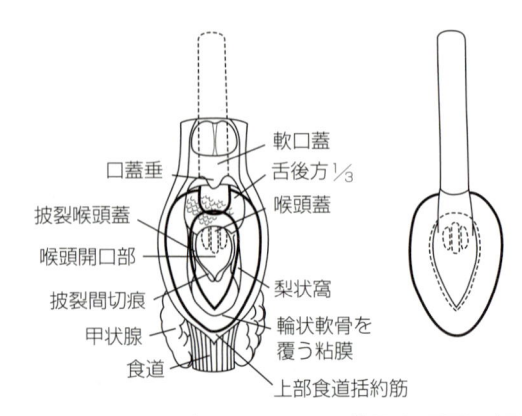

図8-2　ラリンゲアルマスクの位置と周囲の解剖（背面図）
（LMAインストラクションマニュアルより）

これまで紹介した各種器具と同様に盲目的に挿入するため、喉頭展開による声門の視認は不要で、気管挿管のような高度な訓練を行うことなく利用できるのは最大の利点である。また気管挿管に決して劣らない換気が可能であるばかりか、気道確保困難時の器具としても日常臨床の場で用いられ、海外では看護師、呼吸療法士、救急隊員などコメディカルスタッフにも広く受け入れられている。

麻酔科医を初め気道管理にかかわる医師らの幅広い臨床応用への模索の結果、今ではLMAは数種類のタイプが考案されている（表8-9）。標準タイプであるLMA-Classicは8種類のサイズがあり、新生児から体重100kg超の大柄な成人にも対応できる（表8-10）。　　　　　　　　　　　　　　　　　　　　　　☞ポイント⑩

したがって症例に応じた幅広い選択が可能となり、医療機関では手術室だけでなく、救急初療室、集中治療室、検査室などでも積極的に利用され、気道確保の器具として確固たる地位を得たといえる。ただしLMAが常にうまく挿入され、換気できるとは限らないため、それに代わる方法を常に考慮しておく。

LMA-Classic以外のタイプはそれぞれの特性を活かした臨床使用がなされているが、プレホスピタルケアではディスポーザブルタイプ（UniqueあるいはSoft Seal）と胃内容吸引用ドレーンを持つタイプ（ProSeal）がよく用いられる。

Soft SealとLMA-Classicの比較では挿入の容易性は同等で、カフ容量・内圧が有意に低くLMA-Classicと何ら遜色なく使用できるという報告がある[14]。

ディスポーザブルタイプ同士の比較では、麻酔科医が使用した場合に挿入成功率はともに90％以上であるが、SoftSealの方がUniqueよりやや挿入時に困難で粘膜の損傷も多いとされる。しかしある程度の気道内圧（20cmH$_2$O）でも気密性が保たれるのはSoftSealである[15]。同様な研究でもやはりSoftSealの方が挿入時に困難を伴うことが多く粘膜との気密性は有意に高いため、結果として咽頭痛の発生頻度が高い

ポイント⑨ ETCの合併症に関する報告

参考・引用文献リスト参照[10～12]。

1981年に初めてプロトタイプが紹介され、幾多の工夫の末、1988年に臨床使用がはじまった。

当初はLMA-Classicの1種類だけでサイズも4通りであり、その後徐々にサイズと種類が増えていった。

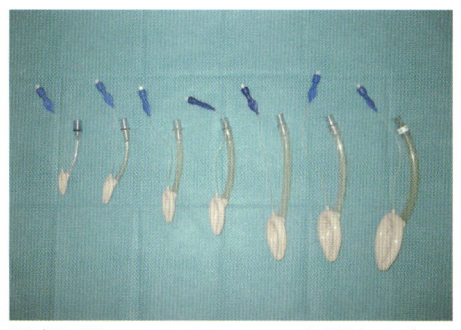

写真8-10　LMA-Classicの各種サイズ
左から1、1½、2、2½、3、4、5

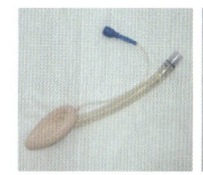

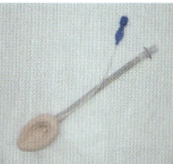

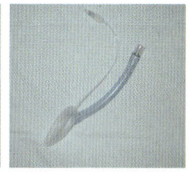

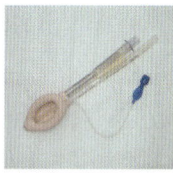

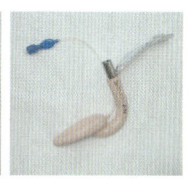

写真8-11　種々のLMA
左からLMA-Classic、LMA-Flexible、LMA-Unique、LMA-ProSeal、LMA-Fastrach

表8-9　LMAの種類とサイズ

種類	サイズ	特徴
LMA-Classic	1、1½、2、2½、3、4、5、6	各種LMAの標準モデル
LMA-Flexible	2、2½、3、4、5、6	チューブ内のワイヤーにより内腔が閉塞しにくい
LMA-Unique	3、4、5、6	ディスポーザブル
LMA-ProSeal	1½、2、2½、3、4、5	2腔構造で胃内容吸引、サイズ3、4は16フレンチ胃管通過可能 マスク部の密着性が向上し、陽圧換気も可能
LMA-Fastrach	3、4、5	金属レバーを把持し片手で挿入可能 内腔を気管チューブが通過できるため、盲目的又はファイバースコープで気管挿管可能

注）カフ容量はLMA-Classicと同じサイズの容量でよい。
　　サイズ6は本邦ではほとんど使われていないが、入手は可能である。
　　これらの名称はメーカー独自のものであり、他メーカーからも同様なLMAが販売されている。

とされる[16]。いずれにせよディスポーザブルであるこれらの器具は今後益々広く利用されるであろう。

LMA-ProSealが正しい位置にあれば上部食道括約筋にマスク部先端が入り込み、マスクの声門上周囲への密着性がLMA-Classicより優れることより、30cmH$_2$O程度の気道内圧まで換気が可能とされる。また胃内容のドレナージも期待できることから、心肺蘇生中の胸骨圧迫と人工呼吸を非同期で実施しやすい利点がある。ただし胸腔内圧を上げすぎない配慮が必要である。

LMA-ProSealの適正位置の目安として、シャフト部のバイトブロック長の半分以上が上顎中切歯のレベルで口腔内に隠れていることであり、バイトブロック部のほとんどが視認できる状態では浅すぎる。そして固定時には押し込む方向へ力をかけながら行うとよい[17]。

ガイドライン2005の中でもヨーロッパ蘇生協議会（ERC）ガイドラインでは、LMA-ProSeal、LMA-Fastrach（Intubating LMA）やラリンゲアルチューブ（LT　後述）などにも言及しており、ERCガイドラインがAHA及び日本版ガイドラインより代替器具へ関心の高さが伺い知れる。

〈適　応〉

全身麻酔の気道確保はもちろんのこと、ディフィカルトエアウエイ（困難気道）や頸髄損傷が疑われる症例でLMAは最も威力を発揮する。さらに救急現場の例として、車内に閉じ込められた傷病者に対し、十分に近づけない、あるいは本来の体勢で気道確保が困難な場合にもLMAは極めて有用である（表8-11、8-12）。

☞ポイント⑪

〈挿入法〉

LMA-Fastrach以外のLMAは基本的には挿入方法は同じであり、小児も成人も挿入方法は同じである（図8-3）。　　　　　　　　　　　　　☞ポイント⑫

LMAのカフ先端が喉頭蓋谷や声門入口部に迷入する、あるいは喉頭蓋に引っかかる状態では正しい位置に留置できない（写真8-12、図8-4）。　☞ポイント⑬

挿入の手順は以下のとおりである。

① LMAのカフを完全に脱気して、カフの辺縁が裏側に反る形状にし、カフ後面に潤滑ゼリーを塗布する。
② 傷病者の頭部をスニッフィングポジションとする。
③ LMAを持つ手の人差し指はカフとチューブの接続部に位置し、ペンを持つように把持する。
④ 他方の手で頭部が伸展し頸部が前屈するように後頭部を軽く保持し、カフ先端を平らな状態に保ちつつ、傷病者の顎先の方向から口腔内をゆっくり進める。

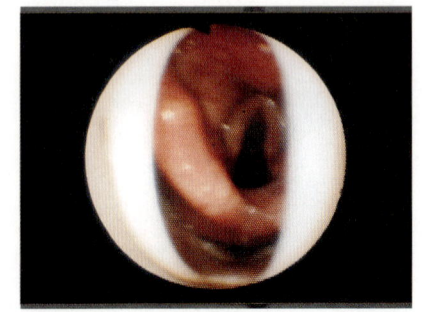

写真8-12　LMAのチューブ内から声門部をファイバースコープで見た図

表8-10　LMA-Classicのサイズと適応となる体格、最大カフ容量、カフテスト時の容量

サイズ	体　格	最大カフ容量	カフテスト容量
1	新生児、乳児　体重5kgまで	4 ml	6 ml
1½	乳児　体重5〜10kg	7 ml	10ml
2	乳児、小児　体重10〜20kg	10ml	15ml
2½	小児　体重20〜30kg	14ml	21ml
3	小児、小柄な成人　30〜50kg	20ml	30ml
4	成人　50〜70kg	30ml	45ml
5	成人　70〜100kg	40ml	60ml
6	成人　100kg以上	50ml	75ml

注）カフテストは使用前に規定の容量で膨らませて、マスクの形状、リークなどの破損をチェックする。

ポイント⑩　LMAのサイズの選択

成人のLMAの適切なサイズは体重と性別で選択するのが一般的であり、女性はサイズ3又は4、男性はサイズ4又は5となる。

また、LMAサイズ＝$\sqrt{体重（kg）／5}$　という計算式も紹介されている[13]。

ポイント⑪　LMAをプレホスピタルで外傷患者に使用した初めての報告

Greene（1992）[18]

交通事故により車両からの救出困難となった2症例でLMAが有用であった症例報告である。重篤なショック状態であり頸椎カラーを装着しマスク換気しながら、1例は傷病者の正面からLMAを挿入した。プレホスピタルにおける新たな気道確保器具として有用であると結論している。

表8-11　LMAの適応

1　全身麻酔時の気道確保法として
2　マスク換気に替わる確実な気道確保法として
3　ディフィカルトエアウエイ（困難気道）症例の気道確保法として
4　心肺停止時の気道確保法として

⑤　口腔内を進めるときは、中指で下顎を尾側に押し下げるとLMAを進めやすい。
⑥　人差し指でLMAを頭側に押し当て、硬口蓋に沿わせながら、カフ先端が下咽頭に達し抵抗を感じるまで進める。
⑦　頭部を保持していた手でLMAのチューブを軽く押しながら、口腔内にある人差し指を抜く。
⑧　LMAを保持しない状態で、所定量以内の空気を注入しカフを膨らませると、LMAが適切な位置にフィットし、チューブがわずかに動くのが認められる。
⑨　呼吸回路につなぎ換気ができることを確認する。

〈合併症と対策〉
　LMAでは気管挿管時の気付かれない食道挿管、ETC留置時の先端位置の誤認など致命的な合併症は起こりえない。さらにEOA、EGTA、ETCによる食道穿孔のような重篤な合併症も少ない。

〔誤　嚥〕
　LMAで最も懸念されるのは誤嚥であるが、全身麻酔下ではほとんどその危険性はなく頻度は10,000例に2例とされる。救急領域でLMAを用いることは、そもそもLMAが考案された時点では想定されておらず誤嚥の危険性は高くなる。LMA-ProSealは前述のようにマスク部の密着性がLMA-Classicより高く、胃内容ドレナージが可能なことより誤嚥の回避には有用である。　　　　　☞ポイント⑭

対　策：気管挿管で誤嚥防止に用いるセリック法（輪状軟骨圧迫法）をLMA挿入時に用いると、挿入が容易になるか、かえって困難になるかのいずれかである。一般には挿入しにくくなることが多く、セリック法を実施することは慎重でなければならない。

〔カフ圧などによる損傷〕　　　　　　　　　　　　　　　　　☞ポイント⑮
　カフによる下咽頭粘膜の圧迫のため、術後患者では咽頭痛（頻度は約10％程度であるが、報告者によっては0〜70％と差がある）や一過性の神経損傷を起こす。特に舌下神経は最も損傷を受けやすく構音障害を来す。また反回神経、舌神経の損傷も起こりやすい。その他、舌浮腫、嚥下困難の報告もある。

対　策：カフは必要最小限のカフ注入量にとどめ過膨張を避けること、さらに挿入時に正しい手技で行うことに尽きる。

(5) その他

❶　ラリンゲアルチューブ（LT）（写真8-13）
　シングルルーメンで咽頭カフと食道カフを備えた構造で、ETCのチューブが短く、シングルルーメンになったものといえる（図8-5）。二つのカフは1本のパイロットチューブから空気を注入して同時に膨らませるため操作が簡単である。
　前述のように、このLTはAHA及び日本版ガイドラインでは記述されていないが、ヨーロッパ蘇生協議会（ERC）ガイドラインではLMAやETCと並んで紹介されていることからも分かるようにLTについて数多くの報告があり、我が国でも救急救命

表8-12　LMAの禁忌

1　肥満、妊娠末期、外傷、オピアート投与中などの理由で、胃内容の停滞、貯留が考えられる場合
2　横隔裂孔ヘルニアがあり、適切な処置で胃内容を除去できない場合
3　肺・胸郭コンプライアンスが低い場合（マスクから漏れて胃膨満を来す）
4　緊急時で意識障害が軽度で気道の反射が残る場合（口咽頭の外傷がある場合はLMAと他の方法の危険性と利点を考慮する）

　LMAのインストラクションマニュアルによれば、LMAの禁忌として上記が挙げられているが、これはあくまで基本的な考え方であり、実際には救急領域では熟練した施行者が適切な判断の下で用いる。

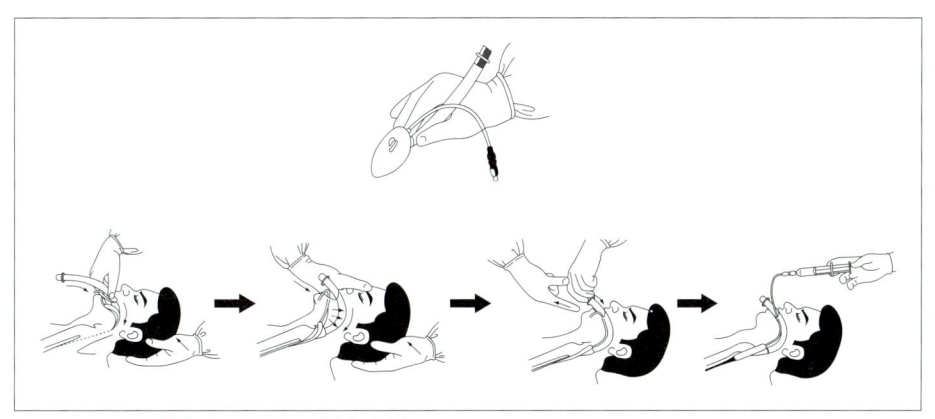

図8-3　LMAの挿入方法（LMAインストラクションマニュアルより）

ポイント⑫　その他の挿入方法

1） "親指挿入法"：傷病者の尾側からLMAを挿入する方法であり、従来の挿入方法の人差し指に代わり親指を用いる。LMAを把持する親指はカフとチューブの接続部をもつ。親指でLMAを頭側に強く押しながら、カフ先端が硬口蓋に沿うように進める。さらに下咽頭へカフが進むように、親指を十分に伸展させて誘導する。この方法は座位の傷病者と対面する場合にも応用できる。

2） 挿入前にあらかじめカフを中等度膨らませる方法。挿入が容易で、術後の咽頭痛と粘膜の損傷による出血が軽減できるとされる。

3） 同様にあらかじめカフを中等度膨らませておき、マスク部の開口面を硬口蓋に沿わせて下咽頭までカフ先端が届いたら、180度反転させる。マスクが適切な位置におさまるときの感触が確認できるとされる。

士が用いる気道確保器具として今ではLMAをしのぐほどである。

サイズは0から5（サイズ2.5があるため7種類）まで揃っており、胃内容ドレナージの有無、ディスポーザブルか否かで合計4種類ある。

LTは比較的新しい器具であり、これまでは主に麻酔領域の報告が多かったが、最近では救急領域からの研究報告も見られる。院外心停止で現場に出動した医師が気管挿管できず、LTにより換気ができた症例報告[20]や、救急隊員による全身麻酔患者でLT挿入を行い、1回目では73％が成功し、2回目では100％の成功率であったという報告[21]がある。さらに救急隊員を対象とした心停止のシナリオシミュレーションでは、気管挿管より短時間で気道確保ができ、バッグマスクでは不十分であった分時換気量をLTにより得ることができた[22]。このように救急領域においてLTの有用性が認識されつつあることより、今後日本版ガイドラインでもLTの評価が待たれる。

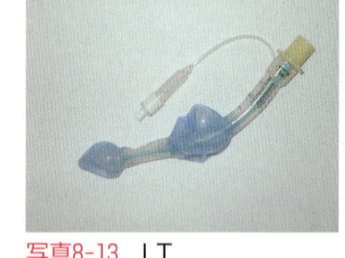

写真8-13　LT

❷　EOA咽頭カフタイプ（スミウエイWB）

構造はEOAのマスクの部分を咽頭カフに代えることによりマスク保持を必要としないように考案されたものである（写真8-14）。国内では救急救命士が使用している地域もある。

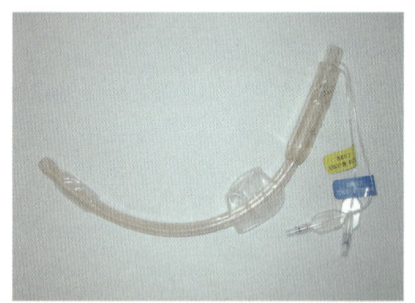

写真8-14　スミウエイWB

❸　咽頭気管ルーメンエアウエイ（Pharyngeotracheal Lumen（PTL）Airway）

我が国ではほとんど馴染みのない器具であるが、海外の論文ではしばしば紹介されている。構造的にも機能的にもETCと類似している（図8-6）。

❹　i-Gel（写真8-15）

これまでのすべての器具が空気注入によるカフを備える構造であるのに対し、i-Gelは一見LMAに似た形状であるが、先端部にはゲル状の柔軟性に富む軟らかいマスクがあり、空気を注入しない新しいタイプの器具である。LMA-ProSealと同様な胃内容吸引用ドレーンを備えサイズは3（体重30〜60kg）、4（体重50〜90kg）、5（体重90kg超）の3種類ある。

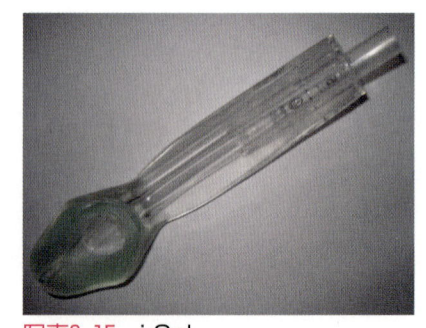

写真8-15　i-Gel

初心者でも容易に挿入できる[24]とされるが、機密性ではLMA-ClassicやProSealの方が優れており[25]、これらについては更に検討が必要である。

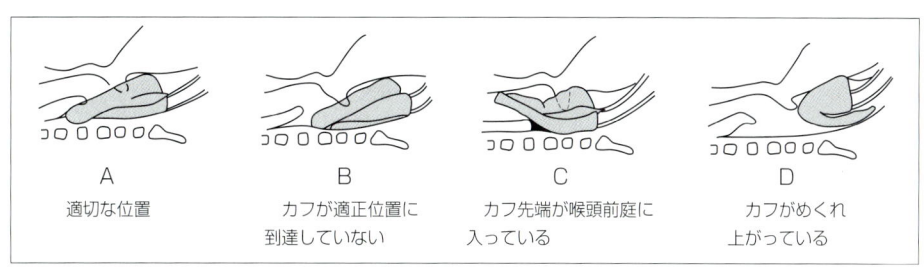

A 適切な位置　　B カフが適正位置に到達していない　　C カフ先端が喉頭前庭に入っている　　D カフがめくれ上がっている

図8-4　不適切なLMAの留置位置（LMAインストラクションマニュアルより）

ポイント⑬ ProSealの位置確認法

　ProSealは胃内容吸引用ドレーンを備えるため、これを利用した独自の適性位置確認法がある。マスク先端部がめくれた状態（図8-4D）では、ドレーン内腔を通して胃管を挿入できない。またマスク先端位置が喉頭前庭（図8-4C）や浅すぎる（図8-4B）場合、ドレーン出口の開口部にゼリー又は石鹸の被膜を作り換気すると膜が風船のように膨らむ。特に喉頭前庭に入り込んでいると、心拍動に一致して膜表面が揺れ動くのが分かる。さらに胸腔内圧の上昇に応じて膨らむため、胸骨圧迫の際にこの現象が見られたら不適切な位置と判断できる[17]。

ポイント⑭ ラリンゲアルマスクと誤嚥

　気管挿管と異なり、ラリンゲアルマスク、コンビチューブなどでは常に誤嚥が懸念される。屍体を用いた研究では[19]、コンビチューブやFastrachでは食道内圧が120cmH$_2$Oまでならば逆流が起こらず、ProsealやLT、さらにLTSII（LTにドレナージ機能が付加されたタイプ）では72～82cmH$_2$Oであった。Classicでは食道内圧が48cmH$_2$Oで逆流が発生したが軽微であった。ドレナージ機能を備えたデバイスでは、ドレナージが有効になされたことより誤嚥防止の点では優れており、食道内圧上昇に耐えうるのはコンビチューブやFastrachである。

ポイント⑮ LMAの合併症

　気管、咽頭組織の毛細血管灌流圧は20～40mmHgとされる。LMAのカフ圧はFastrachを除きこの灌流圧を超えることはないとされる。したがって、Fastrachは長時間の使用は控えるべきである。

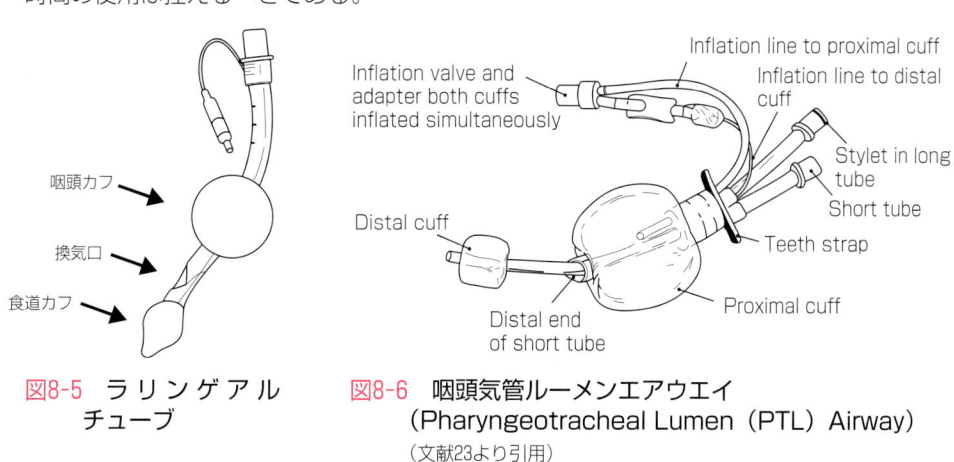

図8-5　ラリンゲアルチューブ

図8-6　咽頭気管ルーメンエアウエイ（Pharyngeotracheal Lumen (PTL) Airway）
（文献23より引用）

5　おわりに

　気管挿管の代替法としてこれまで多くの器具が考案され、その有用性について研究がなされてきた。現時点では救急救命士はLMAとLTを多く用いていると考えられる。今後新たな器具が考案されるであろうが、それらがどのような位置付けになるのか興味深い。

　いずれにせよ、救急現場、救急処置室では患者の状況に応じた最も適切な気道確保法を選択しなければならず、気管挿管が他のどの器具よりも優れているとは決して言えない。気道確保の基本はやはりBVMなどによる用手的換気であることを重ねて強調したい。

（中川　隆）

〔参考・引用文献〕

1) 2005 American Heart Association Guidelines for Cardiopulmonary Resuscitation and Emergency Cardiovascular Care. Adjuncts for airway control and ventilation. Circulation. 112: I-51 - I-57, 2005.
2) Smith JP, Bodai BI, Seifkin A, et al. The esophageal obturator airway: A review. JAMA. 250: 1081-1084, 1983.
3) Goldenberg IF, Campion BC, Siebold CM. EGTA versus ET tube in prehospital cardiopulmonary arrest. Chest. 90: 90-96, 1986.
4) Geehr EC, Bogetz MS, Auerbach PS. Prehospital tracheal intubation versus esophageal gastric tube airway use: A prospective study. Am J Emerg Med. 3 : 381-385, 1985.
5) Atherton GL, Johnson JC. Ability of paramedics to use the Combitube in prehospital cardiac arrest. Ann Emerg Med. 22: 1263-8, 1993.
6) Lefrancois D. Use of the esophageal-tracheal Combitube(ETC)in prehospital cardiorespiratory arrest(CRA)in an EMT-D level EMS system. Resuscitation. 37: 544, Abstract, 1998.
7) Frass M, Rodler S, Frenzer R, et al. Esophageal tracheal combitube, endotracheal airway, and mask: Comparison of ventilatory pressure curve. J Trauma. 29: 1476-9, 1989.
8) Staudinger T, Brugger S, Watschinger B, et al. Emergency intubation with the combitube: Comparison with the endotracheal airway. Ann Emerg Med. 22: 1573-5, 1993.
9) Caroline NL. Emergency care in the streets(5 th ed.). Boston: Little, Brown, 1995.
10) Vezina D, Lessard MR, Bussieres J, et al. Complications associated with the use of the esophageal-tracheal Combitube. Can J Anaesth. 45: 76-80, 1998.
11) Richards CF. Piriform sinus perforation during esophageal-tracheal combitube placement. J Emerg Med. 16: 37-39, 1998.
12) Klein H, Williamson M, Sue-Ling HM, et al. Esophageal rupture associated with the use of the combitube. Anesth Analg. 85: 937-9, 1997.
13) Kagawa T, Obara H. An easy formula to remember the laryngeal mask airway size-patient weight relationship. Anesthesiology. 92: 631-2, 2000.
14) Shafik MT, Bahlman BU, Hall JE, et al. A comparison of the Soft Seal™ disposable and the Classic re-usable laryngeal mask airway. Anaesthesia. 61: 178-81, 2006.
15) Paech MJ, Tweedie O, Stannard K, et al. Randomised, crossover comparison of the single-use SoftSeal™ and the LMA Unique™ laryngeal mask airways. Anaesthesia. 60: 354-9, 2005.
16) Cook TM, Trumpelmann P, Beringer R, et al. A randomised comparison of the Portex Softseal™ laryngeal mask airway with the LMA-Unique™ during anaesthesia. Anaesthesia. 60: 1218-25, 2005.

17) Cook TM, Lee G, Nolan JP. The ProSeal™ laryngeal mask airway: a review of the literature. Can Anesth. 52: 739-60, 2005.
18) Greene MK, Roden R, Hinchley G. The laryngeal mask airway: Two cases of prehospital trauma care. Anaesthesia. 47: 688-9, 1992.
19) Bercker S, Schmidbauer W, Volk T, et al. A comparison of seal in seven supraglottic airway devices using a cadaver model of elevated esophageal pressure. Anesth Analg. 106: 445-8, 2008.
20) Genzwuerker HV, Dhonau S, Ellinger K: Use of the laryngeal tube for out-of-hospital resuscitation. Resuscitation, 52: 221-4, 2002.
21) Kurola JO, Turunen MJ, Laakso JP, et al.: A comparison of the laryngeal tube and bag-valve mask ventilation by emergency medical technicians: a feasibility study in anesthetized paients. Anesth Analg, 101: 1477-81, 2005.
22) Kuroka J, Harve H, Kettunen T, et al.: Airway management in cardiac arrest - comparison of laryngeal tube, tracheal intubation and bag-valve mask ventilation in emergency medical training. Resuscitation, 61: 149-53, 2004.
23) Niemann JT, Rosborough JP, Myers R, et al. The pharyngeo-tracheal lumen airway: preliminary investigation of a new adjunct. Ann Emerg Med. 13: 591-596, 1984.
24) Wharton NM, Gibbison B, Gabbott DA, et al.: I-gel insertion by novices in manikins and patients. Anaesthesia. 63: 991-5, 2008.
25) Schmidbauer W, Bercker S, Volk T, et al.: Oesophageal seal of the novel supralaryngeal airway device I-Gel™ in comparison with the laryngeal mask airways Classic™ and ProSeal™ using a cadaver model. Br J Anaesth. 102: 135-9, 2009.

9 シミュレーターを用いた気管挿管トレーニング法

1 はじめに

　シミュレーターとは、シミュレーション（模擬訓練）を行うための装置であり、欧米では早くから飛行技術、戦術における教育の要としてシミュレーターを用いた訓練が行われ、その技術の向上とともに医療を含む他領域への応用が展開されたという経緯がある。

　医学教育領域におけるシミュレーターは多数存在するが、特に麻酔科領域における模擬実習はコンピュータ制御の高度シミュレーターを用いるとともにより現実味を帯びるようになった。また近年、心肺蘇生法、外傷初期診療等における教育にもシミュレーターは広く用いられている（写真9-1）。

　シミュレーターはただ単に生体を模倣したものという理解だけではその利点を生かすことができない。シミュレーターにおける実習は目的とする手技の習得のみならず、誤った手技や合併症を反復して体験できることが最大の利点といえる。

　気管挿管実習では、実際のヒトでのトレーニングは病院内でしか行えない。このため、シミュレーターを用いたトレーニングが行われる。

　本章では、気管挿管講習に求められている挿管人形を用いたトレーニング方法と、事例提示によるシミュレーション実習で用いるシミュレーターを含めて解説する（表9-2）。

2 シミュレーターの特性

　シミュレーターには様々な特性があることを理解する必要がある。解剖、機能を知るためのシミュレーターは生体の部分的な構造物を模擬したもので外観も局所的であり、触感、色調等が生体とかけ離れていることもある。これに対してコンピュータで制御される高度シミュレーターは躯幹、四肢を備えたより生体に近い条件を満たし、気管挿管手技のみならず、様々な条件を随時マネキンに付与することが可能であり優れている。

☞ポイント①

　現在、我が国で購入できる気管挿管のためのシミュレーターは、気管挿管の基本手技の修得を目的としたものと、シナリオトレーニングのために搬送を含めて気管挿管を行うものに大別される（表9-3）。このうち、ディフィカルトエアウエイを再現でき

表9-1　指導目標

1　**一般目標**
高度シミュレーターや挿管訓練人形を理解し、気管挿管を実施できる。

2　**到達目標**
高度シミュレーターや挿管訓練人形の種類と特長を理解できる。

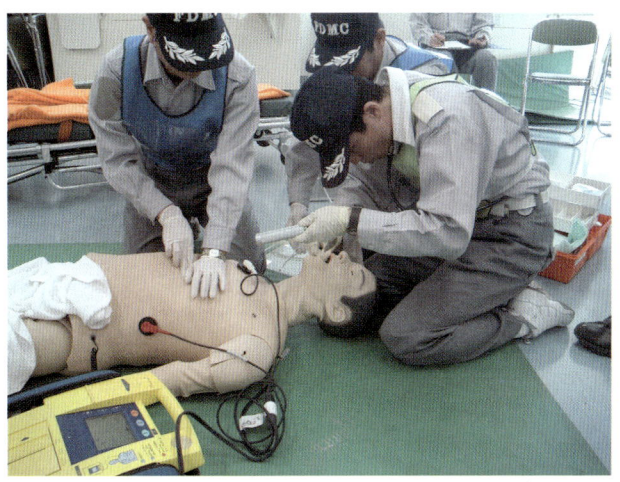

写真9-1　シミュレーターを使用したトレーニング

表9-2　気管挿管講習におけるシミュレーターを用いた実習

挿管人形を用いたトレーニング実習	高度シミュレーター人形等を用いたトレーニング下で、気管挿管を素早く確実に実施できる。	6時間	
事例提示によるシミュレーション実習	人形等を用いた事例提示（シナリオステーション）によるシミュレーション下で、気管挿管を含めた適切な気道確保法を選択し、その気道確保法を迅速に実施できる。	9時間	15時間

　気管挿管講習では、6時間の挿管人形を用いたトレーニングと9時間の事例提示によるシミュレータートレーニングを実施することが求められている。

るのは（株）高研社製の『喜々一発』と、レールダルメディカルジャパン（株）社製の『気道管理トレーナー』である。各々の機種の特長をよく把握し、トレーニングに用いることが望ましい。

3　高度シミュレーターの限界

　優れている高度シミュレーターではあるが、現在の技術の限界もまた存在する。以下に要点を挙げる。

(1) 高度シミュレーターが表現できるもの

　音声、胸郭の動き、橈骨・内頸・大腿動脈拍動、呼吸音、ムラージュによる外出血・打撲創等の外傷、血圧、脈拍、SpO_2、呼吸数、体温など。

(2) 高度シミュレーターが表現できないもの

　皮膚所見（色調、冷汗・湿潤、乾燥等）、動揺胸部、四肢運動機能など。

4　シミュレーター使用上の注意

　実際の生体とは異なり、現在用いられている高度シミュレーターのマネキンの素材は多くの場合、シリコン、特殊ゴム等であり、また機械的な構造物や電気的センサーも用いられている。このため実際の生体とは質感や手技に要する力が異なるが、適切な手技が行われていれば実行不能ということはあまりない。気管挿管実習の際には特殊な潤滑スプレーを用いることにより滑らかな気道面が再現される。

　しかし、実際の現場での操作において生体に損傷を生じる操作あるいは力（圧力）が加わってもシミュレーターでは再現できないため、行った操作の誤りに気付かないことがある。またシミュレーターそのものに対する手技だけに固執することで満足してしまう恐れもある。これらを許してしまうと現場で傷病者に不利益を与える可能性が高くなると考えられ、指導者はこの点を常に注意しなければならない。

　マネキンの個体差、各種部品の摩耗・疲労による変化が実習に支障を来すことも稀ではない。高度シミュレーターの機械的な部分や、反復利用される部分に関しては常にメンテナンスを必要とし、使用者がその構造や特徴を理解しておく必要がある。

ポイント① 気管挿管実習シミュレーターとは？

　気管挿管に関係するシミュレーターは各種存在するが、その種類は目的とするシミュレーションによって分類される。

　以下に目的別の気管挿管実習シミュレーターの種類を示す。

(1) 解剖と機能を知る

　① 口腔、鼻腔、舌、咽頭、口頭、気管の解剖を示すものである（写真9-2、9-3）。

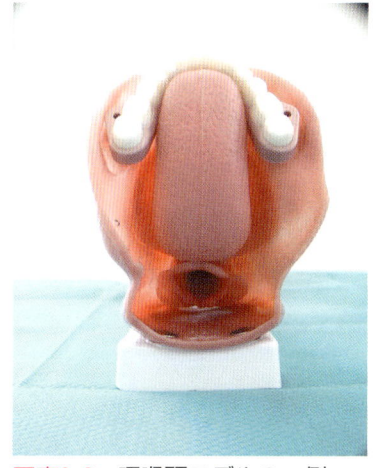

写真9-2　咽喉頭モデルの一例　　写真9-3　咽喉頭モデルの一例

　② 解剖に加え、口腔、鼻腔、舌、咽頭、口頭、気管の位置関係を機能的な面から観察が可能になっているモデルがあり、たとえば断面モデル枕を使用した際の気道軸の変化を示す（写真9-4、9-5）。

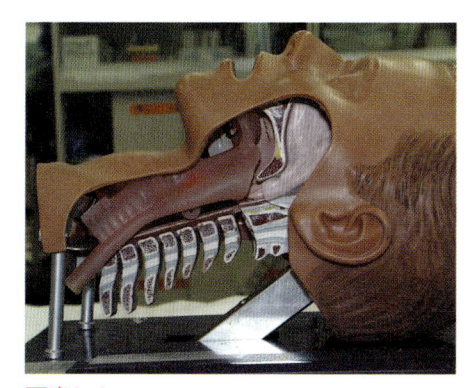

写真9-4

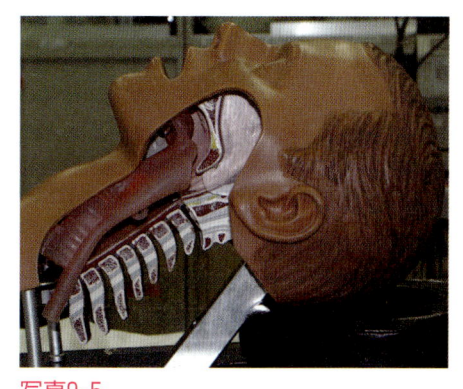

写真9-5
　枕の使用により気道軸が水平面に対する角度が大きくなる。

表9-3 気管挿管トレーニングが可能なマネキン比較

	ディフィカルトエアウェイシミュレーター AirMan	気道管理トレーナー	SimMan	気管挿管訓練モデル 喜々一発	SAVEMAN	サカモト気管挿管トレーナー	ECS
発売元	レールダルメディカルジャパン(株)	レールダルメディカルジャパン(株)	レールダルメディカルジャパン(株)	(株)高研	(株)高研	(株)坂本モデル	(株)IMI
用手気道確保	○	○	○	○	○	○	○
各種器具を用いた経口・経鼻挿管	○	○	○	○	○	○	○
片肺挿管	○	○	○	○	○	○	○
バッグ・バルブ・マスク換気	○	○	○	△構造上リーク発生	△構造上リーク発生	○	○
エアウェイの使用	○	○	○	○	○	○	○
呼吸音の聴診	×	×	○	×	×	×	○
喉頭鏡の使用	○	○	○	○	○	○	○
喉頭鏡の不適正な使用時の警告	○力が加わると歯が折れる	○信号音が発生	○力が加わると歯が折れる	○信号音が発生	○信号音が発生	○力が加わると歯が折れる	○力が加わると歯が折れる
気道損傷の再現	×	×	×	×	×	×	×
EDD使用	×	×	×	×	×	×	×
挿管困難症例の再現	○○○○	×	○○○○	×	×	×	○○○○
開口障害	×	×	×	×	×	×	×
舌浮腫	×	×	×	×	×	×	×
咽頭閉鎖	○	×	○	○	×	×	○
喉頭痙攣	×	○(オプション品装着にて可能)	×	×	×	×	×
頸部可動域の制限	○	○	○	○	○	○	○
挿管不可・換気可	×	×	×	×	×	×	×
挿管不可・換気不可状態の再現	×	×	×	×	×	○	×
気管支管トレーニング	×	×	×	×	×	×	×
気道閉塞シミュレート	○	○	×	×	×	×	○
胃膨満シミュレート	×	×	×	×	×	×	×
胃内容物の逆流シミュレート	×	×	×	×	×	×	×
心臓マッサージ	○	×	○	×	×	×	○
頸動脈の触診	○心拍数設定に連動	×	○心拍数設定に連動	×	○心拍数設定に連動	×	○心拍数設定に連動
輪状甲状靭帯穿刺・切開	×	×	×	×	×	×	×
胸腔ドレーン挿入	○(オプション)	×	×	×	×	×	×
心嚢穿刺	○(オプション)	×	×	×	×	×	×
下肢を装着しての搬送トレーニング	○(オプション)	×	×	×	×	×	×
外傷処置トレーニング	○(オプション)	×	×	×	×	×	×
止血トレーニング	○(オプション)	×	×	×	×	×	×
創傷ケアトレーニング	×	×	×	×	×	×	×
口腔・涙管分泌	×	×	×	×	×	×	×
IVトレーニング	○(オプション)	×	○	×	○(オプション)	×	○
導尿トレーニング	○プローブ付属	×	○プローブ付属	×	○プローブ付属	×	○プローブ付属
Spo2表示	×	×	×	×	ワイヤレス	×	×
心拍数表示	有線及びワイヤレス	-	有線及びワイヤレス	-	ワイヤレス	-	有線及びワイヤレス
リモコンを用いての操作	有線及びワイヤレス	-	有線及びワイヤレス	-	ワイヤレス	-	有線及びワイヤレス

(2) 気道管理手技習得

　バッグ・バルブ・マスクによる換気、気管挿管等の気道管理のみを目的とするもの（写真9-6～9-8）。

　写真9-7のシミュレーターは喉頭部分を部品化し、気管挿管困難症を表現した喉頭の形態の多様性モデル（写真9-8）を備えており、喉頭蓋の大きさや形態に変化をもたせている（写真9-9）。また、咽喉頭部分に特殊なコーティングを施し、不用意な操作による粘膜損傷のチェックも可能である（写真9-10）。

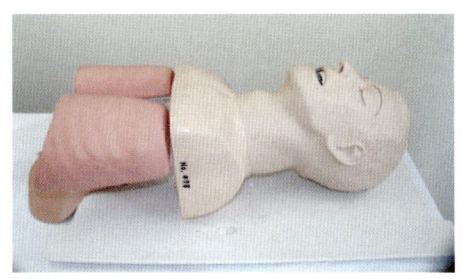

写真9-6

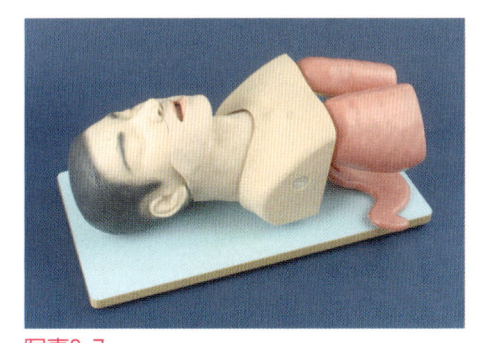

写真9-7

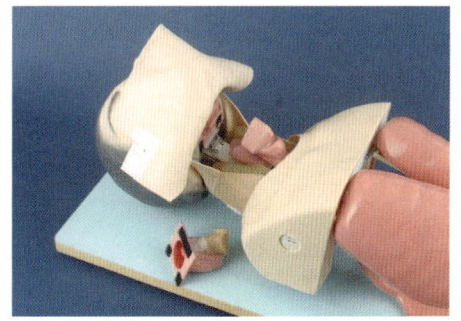

写真9-8

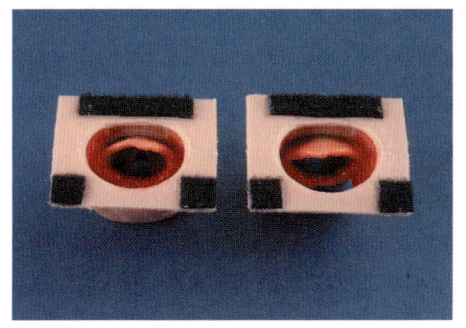

写真9-9

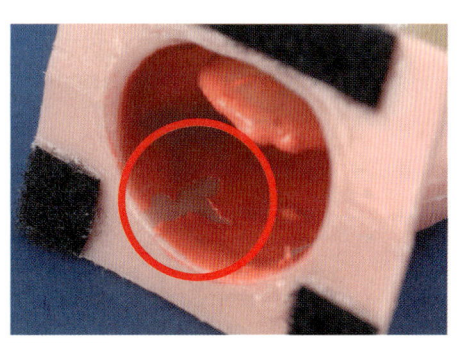

写真9-10

5　シミュレーター実習の実際

(1)　解剖と機能の理解

〈準備物品〉
・解剖と機能学習用シミュレーター
・各種気道確保器具

　シミュレーターは気管挿管だけに用いるものでなく、これまで用いられてきた他の器具を用いた実習を取り入れることで気管挿管との違いや、T.P.O.を理解する上で重要である。

　たとえば断面モデルを使用すれば、各種気道確保の器具の使用時の状態、各種バルーンの位置、気管挿管との違いを理解するのに役立つ（写真9-14〜9-16）。またスニッフィングポジションの原理などの理解にも役に立つ。

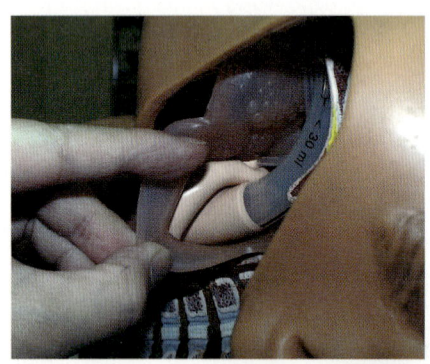

写真9-14　ラリンゲアルマスク挿入時

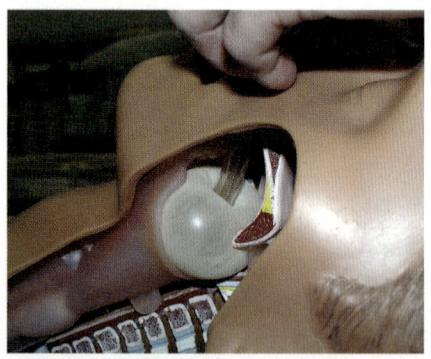

写真9-15　コンビチューブ挿入時

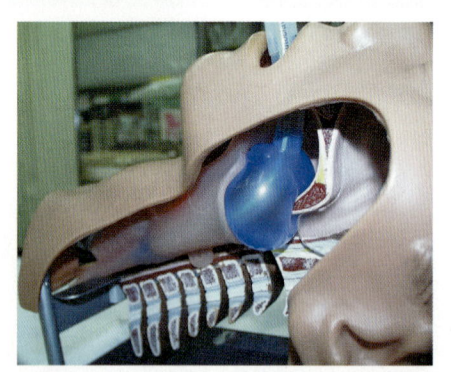

写真9-16　ラリンゲアルチューブ挿入時

(2)　気道確保

〈準備物品〉
・解剖と機能学習用シミュレーター
・気道管理シミュレーター
・バッグ・バルブ・マスク（以下、BVM）

(3) より高度なシミュレーションを求めるもの（心肺蘇生術も可能）

　より高度な仮想状況を求めるために高度シミュレーターがある。高度シミュレーターとはコンピュータ回路を用い、生体の解剖生理学的な機能表現をマネキンに負荷したもので、気道管理のみならず、心肺蘇生も仮想可能なものであり、気管挿管の失敗、成功による心拍再開などを勉強することができる。

　高度シミュレーターも目的によって様々なものがある。写真9-11は気道管理と心肺蘇生に特化したシミュレーターで、内蔵されたコンピュータを遠隔操作することによって解剖生理学的な変化を表現する。写真9-12のコンピュータ連動型はパーソナルコンピュータ上のシミュレーションソフト（写真9-13）によって制御するもので、気道条件や心電図波形等の詳細な設定が可能である。気道管理、心肺蘇生以外にも胸腔穿刺、外科的気道確保等の実習も可能である。

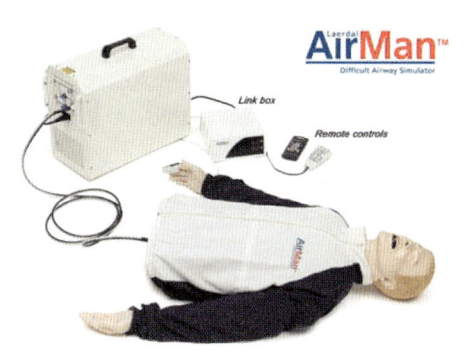

写真9-11　コンピュータ内蔵型

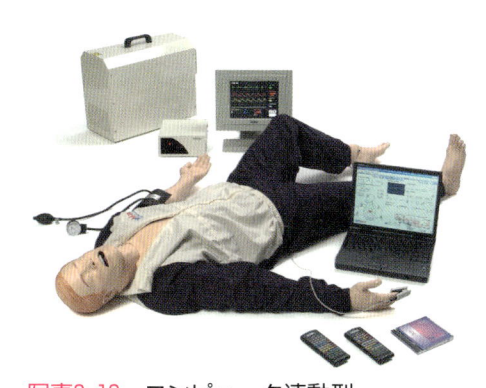

写真9-12　コンピュータ連動型

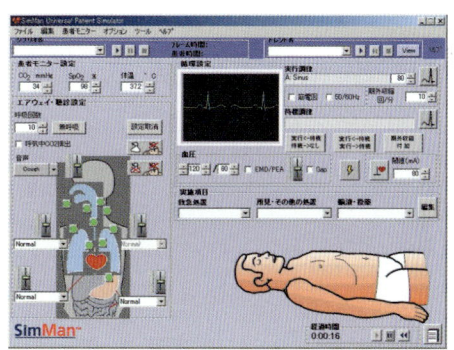

写真9-13　シミュレーターソフトウェア画面

気道確保は呼吸補助、器具を用いた気道確保前の酸素化の手技として大変重要である。再確認の意味も含め、解剖と機能の学習用のシミュレーターを用いて、気道確保の理論を指導した後、解剖学的に人体を模倣したシミュレーターを用いて実際の手技に移ると効果的である。

　まず、頭部後屈あご先挙上にて、気道確保の基本を確認する（写真9-17）。次いで下顎挙上法を実習する（写真9-18）。この他、経口・経鼻エアウエイの使用法の再確認を行う。

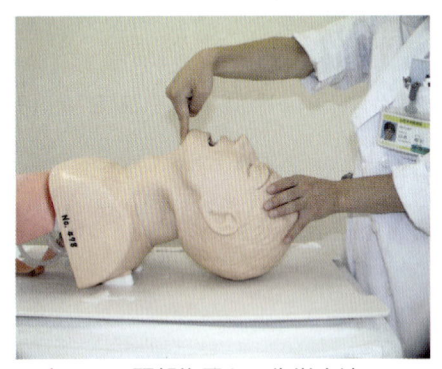

写真9-17　頭部後屈あご先挙上法

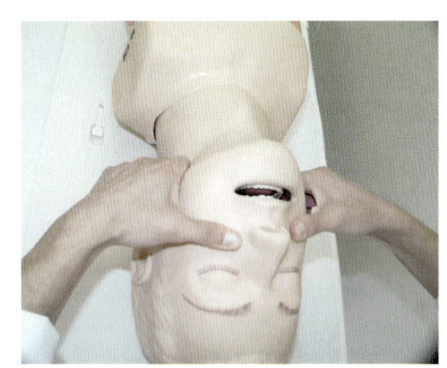

写真9-18　下顎挙上法

(3) 換　気

　BVMの構造をよく理解した上で、実際の手技に移る。　　　　　☞ポイント②

　第3、4、5指で下顎角から下顎枝を挙上し、残る二指でマスクを顔面に密着させる（写真9-22、9-23）。

　この手技を行う際の要点は、

① 　第5指がしっかり下顎角に引っかかり、下顎が挙上されているか
② 　マスクが過圧迫されて換気不良の原因になっていないか
③ 　胸郭の挙上を認めるか

等を確認することである。

　また、この実習では換気不良の原因となる条件を体験することも重要である。

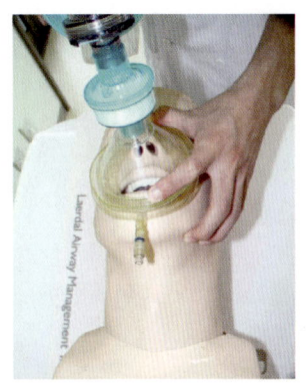

写真9-22

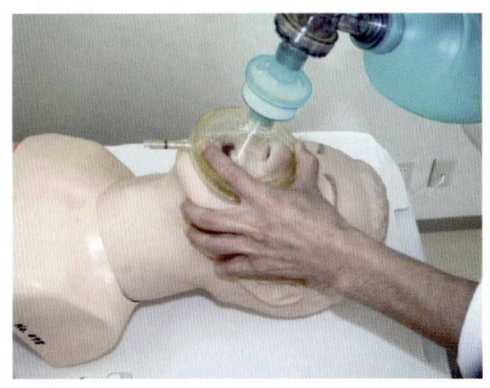

写真9-23

ポイント② 換　気

　換気は気道確保と同時に行われる手技で、BVMを用いる。BVMの使用方法を説明するときに、その構造を理解させることも重要である。特に一方弁構造、リザーバー、圧開放バルブを理解させる（写真9-19、9-20）。

　マスクの大きさ、密着性も重要である。市販されているマスク形態は多岐にわたり、空気の注入を要するものや、密着圧に工夫を要するものがあるので、実際に各種類で実習することが重要である（写真9-21）。

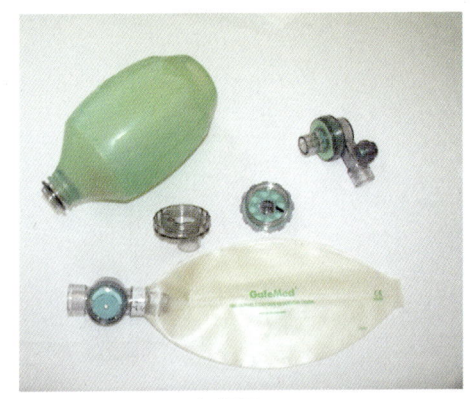

写真9-19　BVM各部品

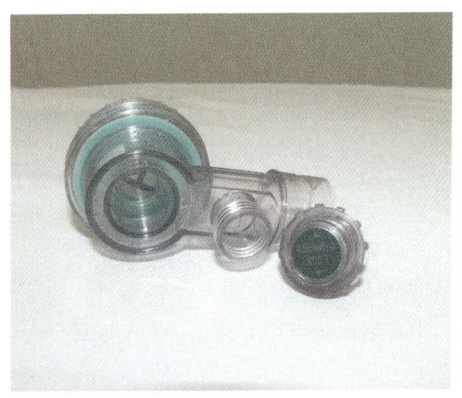

写真9-20　圧開放バルブ

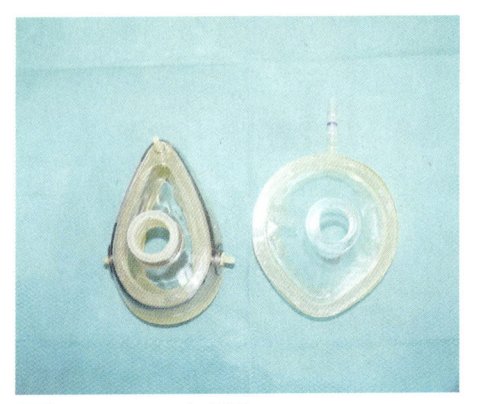

写真9-21　マスク各種

⑷ 気管挿管手技トレーニング（表9-4、9-5）

〈準備物品〉
・シミュレーター
・BVM
・気管チューブ
・スタイレット
・注射用シリンジ
・気管チューブ専用固定用具
・聴診器
・陰圧式食道挿管判定器具（EDD、エアウエイチェッカー）
・呼気二酸化炭素検出器（イージーキャップⅡ）

① 必要な器具を準備する。
② BVMによる換気にて酸素化。このとき、セリック法を併用する（写真9-24）。
③ 喉頭鏡挿入のための開口操作（写真9-25、9-26）

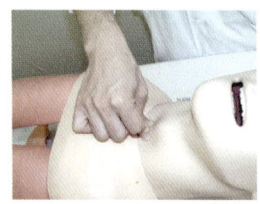

写真9-24 セリック法

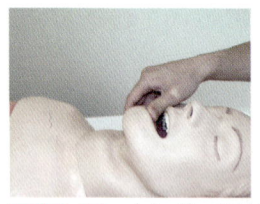

写真9-25 オトガイ下方圧迫法 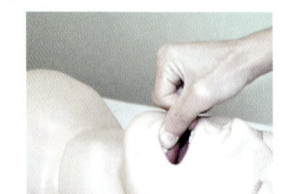　　　写真9-26 クロスフィンガー法

④ 喉頭鏡の保持
　　喉頭鏡の保持は頭側からのアプローチにおいて右手でなく、左手でシャフトの中枢側を把持する。ハンドルの遠位を把持する方法はブレードの操作性を著しく低下させるので行わない（写真9-27）。ハンドルの近位側を把持するように（写真9-28）。

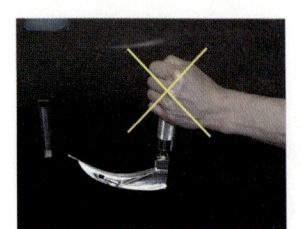

写真9-27 遠方側を握らない 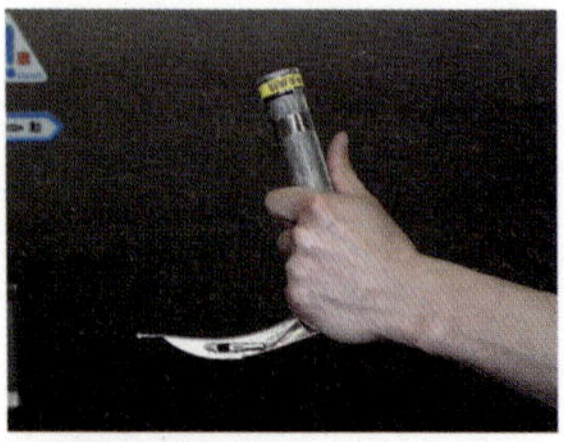　　　写真9-28

表9-4　シミュレーターを用いた気管挿管の実際と手順

1. 器具の準備、感染予防
2. BVMによる酸素化
3. CPR中断、スニッフィングポジション、セリック法実施
4. 開口、喉頭鏡の保持と挿入
5. 喉頭展開
6. 喉頭蓋、声門の確認
7. 気管チューブの受け渡しと挿入
8. チューブの位置確認（一次確認、二次確認）
9. 気管チューブの固定

表9-5　気管挿管シミュレーター実習におけるチェックポイント

1. 事前準備ができているか
2. 器械類に慣れているか
3. BVM換気がしっかりできるか
4. 喉頭鏡の操作方法は安全か
5. 喉頭展開で声帯を目視できているか
6. 生体に損傷を及ぼす操作、力（圧）を加えていないか
7. 挿管の確認が手順どおりできているか

⑤ 喉頭鏡の挿入

　喉頭鏡の挿入は原則として右口角方向から舌を左側に圧排するように挿入する（写真9-29）。このときブレード面は舌以外には触れてはならない。もちろん歯牙に接触しないように注意する（写真9-30）。ブレードの挿入は最初から必要十分な深さまで挿入する。さもなくば次の展開の際に舌を展開するような結果に陥り、喉頭の展開が困難になる。

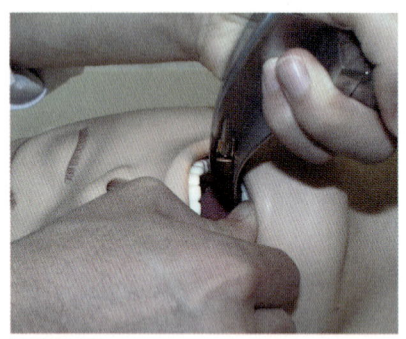

写真9-29

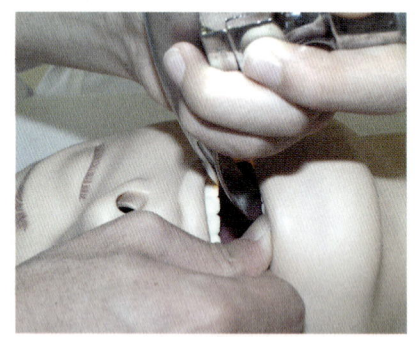

写真9-30　歯牙に接触している

⑥ 喉頭展開

　十分に喉頭鏡のブレードが口腔内に進入した後に喉頭展開を開始し、チューブの挿入へ移る（写真9-31）。セリック法は継続する。喉頭展開時に上顎歯牙を支点にした展開は歯牙損傷の原因になるので禁忌である（写真9-32）。

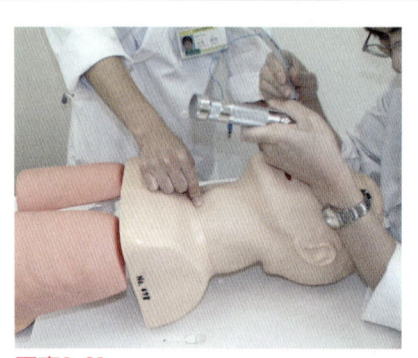

写真9-31

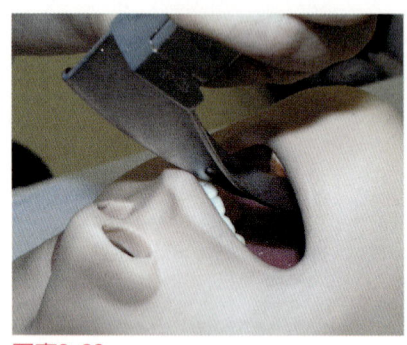

写真9-32

　喉頭展開のコツとして、スニッフィングポジション（写真9-33）、BURP法（写真9-34）等があるので学習する。

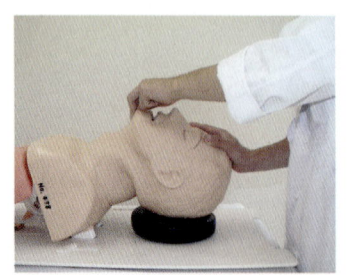

写真9-33　枕を用いたスニッフィングポジション

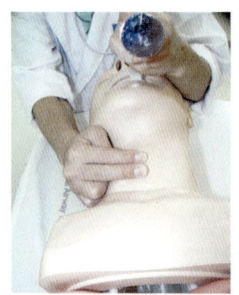

写真9-34　BURP法

⑦　喉頭蓋確認とブレードでの展開

　まず喉頭蓋の頭側端を見つけることが求められる（写真9-35）。このとき、上顎門歯がテコの支点になるようなブレードの使用は歯牙損傷につながるために決して行ってはならない。シミュレーターによっては上顎門歯にある一定以上の力が加わるとクリック音等の注意を促すしくみになっているものもある。

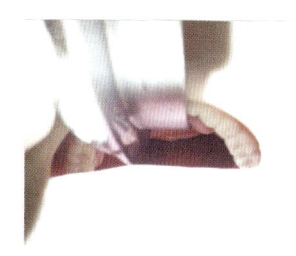

写真9-35　口喉頭蓋先端を見つける

　喉頭・声門を確認する際、視認の程度（Cormackグレード）の差がある（写真9-36〜9-38）。Cormackグレードの視野を得て気管チューブを挿入する。

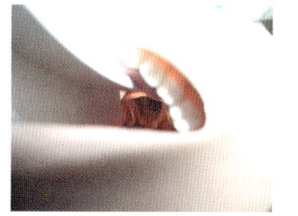

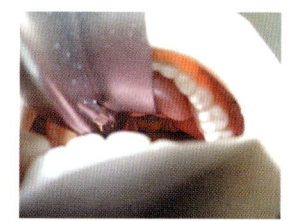

写真9-36　Cormackグレード1

写真9-37　Cormackグレード2

写真9-38　Cormackグレード3

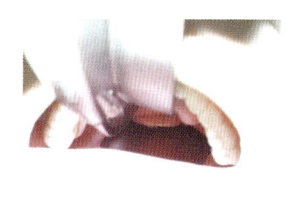

⑧　気管チューブ保持

　助手から気管チューブを渡してもらう際は、術者は声門を注視したままである（写真9-39）。決して視線を外してはならない（写真9-40）。

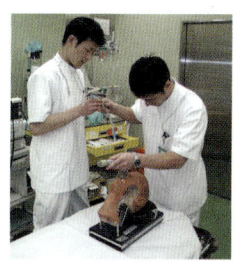

写真9-39　正しい受け渡し

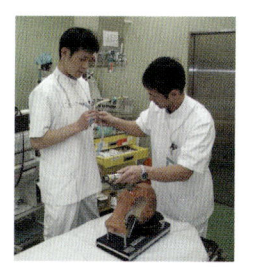

写真9-40　誤った方法

⑨　気管チューブの挿入

　様々な角度から挿入を体験する（写真9-41、9-42）。一般的に右口角を助手が牽引し、右口角からチューブを進入させる方法が入りやすい（写真9-43）。

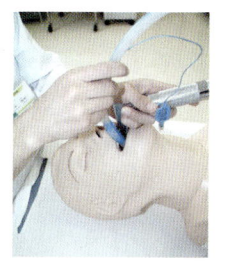

写真9-41　頭側からまっすぐ挿入

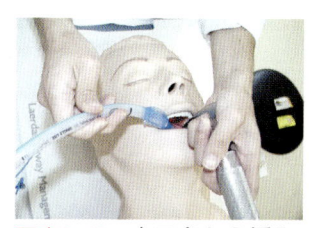

写真9-42　右口角から挿入

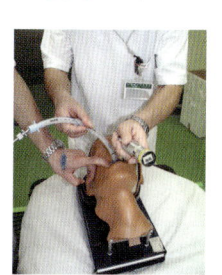

写真9-43　右口角を助手が牽引

チューブが声門通過する際に声門通過を宣言し、気管チューブ先端が声門を通過し気管壁に当たり、多少の抵抗を感じたらスタイレットを抜去（写真9-44）する。カフの近位端が声門を通過して約1、2cm進んだところでチューブの進入を止め、顔面に固定した右手でしっかりチューブを固定し、喉頭鏡のブレードをゆっくり抜去し、介助者にカフエアを10ml注入してもらう（写真9-45）。

門歯列からの挿入した長さを目盛りで確認し、適切な位置であれば介助者にBVMで最初の換気を行ってもらい一次確認へ移る。

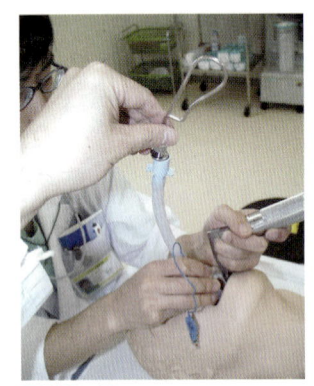

写真9-44

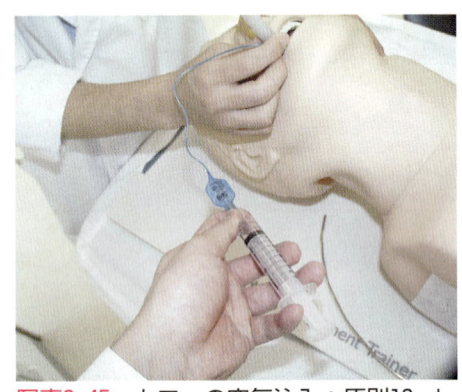

写真9-45　カフへの空気注入：原則10ml

⑩　気管挿管の確認

一次確認は水平面に視線を置き、胸郭の動きと心窩部聴診に続いて左右の前胸部、左右の側胸部（中腋窩線）、心窩部の5点聴診を行う。この間、気管チューブの位置がずれないようにしっかり指で固定しておく（写真9-46）。

このとき心窩部での空気流入音が聞こえるか又は胸郭の動きが認められない場合は食道挿管と判断し、カフエアを抜きチューブを抜去する。一次確認で問題がなければ専用の固定器具で気管チューブを固定し（写真9-47）、二次確認へ進む。

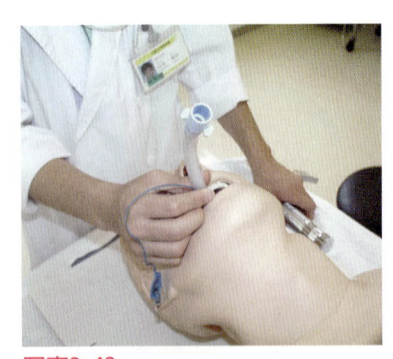

写真9-46

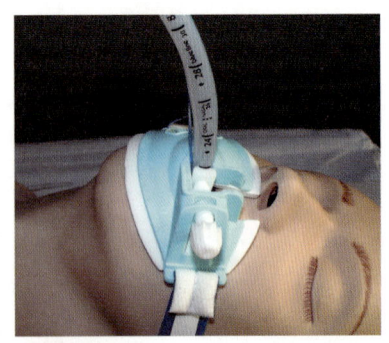

写真9-47

二次確認は専用器具を用いた確認である（P94参照）。使用する器具には陰圧式食道挿管判定器具（EDD、エアウエイチェッカー。写真9-48～9-50）、呼気二酸化炭素検出器（イージーキャップⅡ）、リアルタイムに呼気終末二酸化炭素分圧を連続測定可能なETco₂モニター等がある。これらの二次確認の器具に対応したシミュレーターはないため、実習における正確なシミュレートはできない。

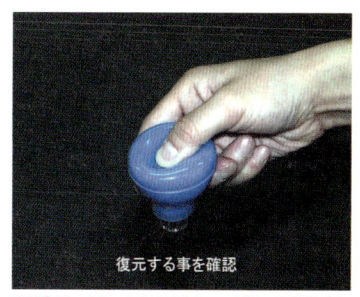

写真9-48　EDDはつぶして装着

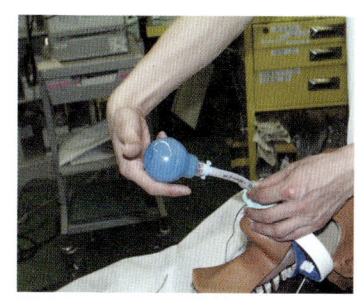

写真9-49　EDD陰性

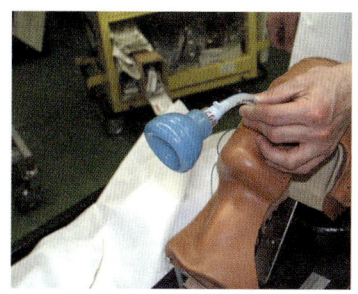

写真9-50　EDD陽性

6　気管挿管手技のより深い理解のために

(1)　前方からのアプローチ（front to front）

　通常気管挿管は術者が頭側からアプローチするが、口頭展開におけるブレードへの力の入れる方向や視野を理解させる一助として前方からのアプローチ（front to front）がある。

　一つの方法はマネキンを座位にし、前方よりアプローチする。喉頭鏡は右手に鎌を持つように保持し、舌を前下方へ引くように展開すると容易に喉頭蓋、声門を確認することが可能である。この方法は、傷病者が乗用車の座席等に座ったままの状態での気道確保が要求されるときに用いられる方法である（写真9-51）。実際に現場で行うことは稀であるが、解剖学的な理解を深めるのによい。また、床に仰臥の傷病者に対してもアプローチは可能である（写真9-52）。

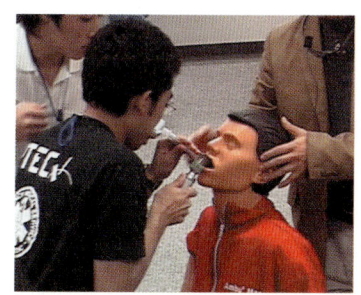

写真9-51　座位

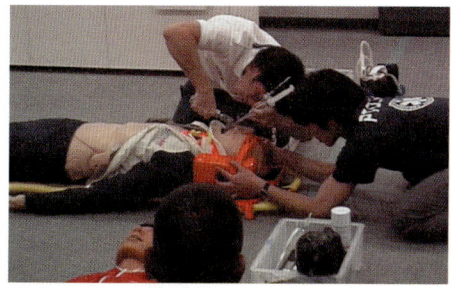

写真9-52　床仰臥位

⑵ 二人法

　気管挿管に何らかの負荷をかけることにより気管挿管技術の習得に幅が出る。

　たとえば、全脊柱固定における頭頸部分のパッケージングのままの気管挿管等は制限が多く、通常は頸椎カラーを緩めて頭部を用手的に保持したまま気管挿管を行うが、頸椎カラーを装着したまま、あるいはロングバックボードのヘッドイモビライザーも装着したままの気管挿管も負荷をかける実習の一例である（写真9-53）。このとき、口頭展開する術者と気管チューブを挿入する術者とを役割分担するというアプローチを行わせる。一方の術者が口頭展開を施し、他方の術者に展開したままブレードを渡し保持させ（写真9-54）、他方の術者が口頭展開を継続したままの状態でもう一方の術者がチューブの挿入を行うものである（写真9-55）。この方法はブレードを受けとった側の介助者がブレードを引くタイミング、加える力とその方向を理解でき、また二人のコンビネーションの練習に役立つ。

☞ポイント③

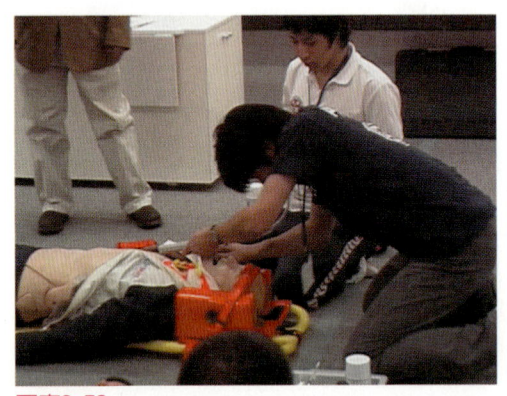

写真9-53

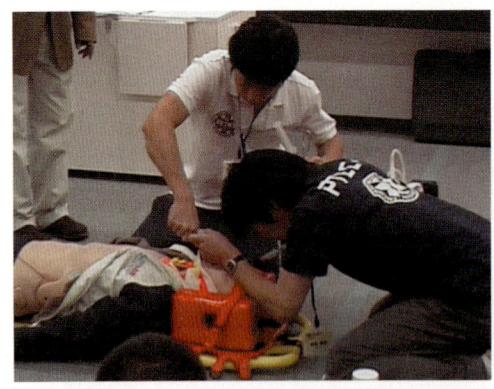

写真9-54 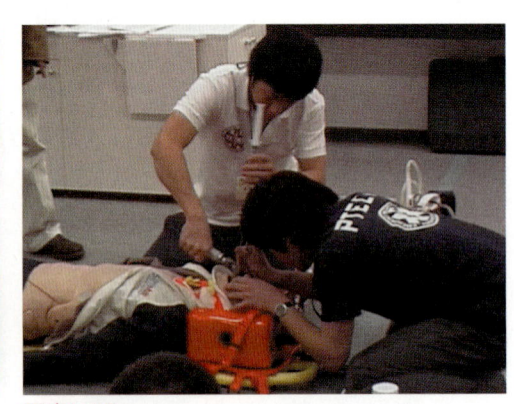　　　　　　　　　　　写真9-55

⑶ 片肺挿管

　片肺挿管は実際には許されるものではなく、もし現実に片肺挿管であれば気管チューブの位置の修正がなされなければならないが、実際に片肺挿管の反復しての再

ポイント③ 実践的な実習

　現場の状況によって、気道確保の難易度が異なってくることを理解させるのも大変重要であり、典型的な場面設定を行うことは不可欠である。一般的な位置での挿管ができるようになったら、高さの変化による訓練をまず行う（写真9-56〜9-60）。

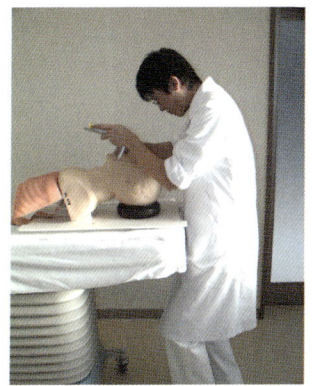

写真9-56　高い位置

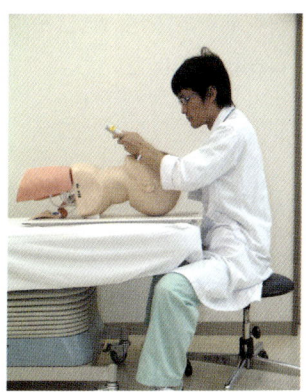

写真9-57　椅子に座る高さ

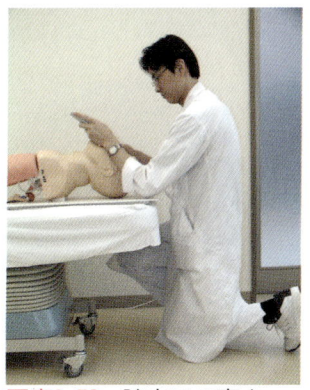

写真9-58　膝立ての高さ

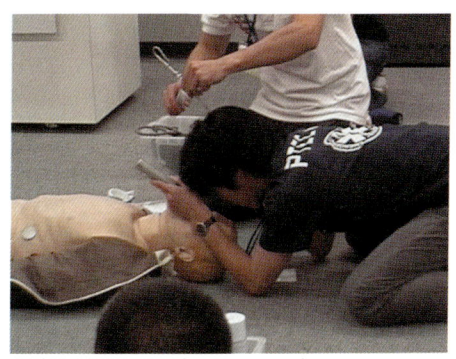

写真9-59　床の高さ：仰臥位

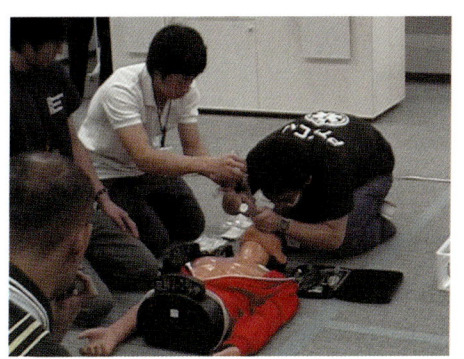

写真9-60　床の高さ：仰臥位

現が可能であるのはシミュレーターによる訓練のみである。実際にチューブを過剰な長さで挿入（写真9-61）することにより片肺挿管を発生させ、その聴診や胸郭の動きを体験させることが可能である。すなわち、誤挿管や片肺挿管のシナリオを作成し、トラブルシューティングのしかたを学ばせるにはシミュレーター訓練が適している。 ☞ポイント④

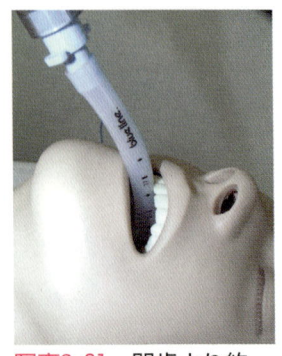

写真9-61　門歯より約26cm挿入

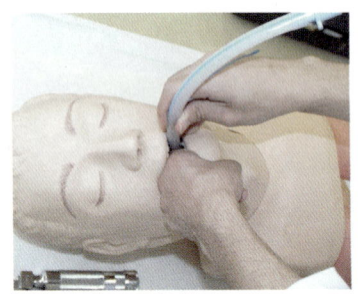

(4) 用手的挿管

スタイレットを用いずに用手的に気管挿管する方法は、吐物や出血がひどく喉頭鏡による喉頭展開で視野がとれない場合の緊急避難的な技術である（写真9-67）。我が国の救急救命士が病院前救護で行う手技ではないものの、このような手技もシミュレーターであれば体験することも可能である（表9-6）。

写真9-67

(5) 気管チューブの吸引

気道管理技術として吸引の手技も求められる。気道内に分泌物や吐物の存在が予想される場合に成人の場合12〜14Frのカテーテルを気管チューブの長さに3cm前後加えた長さ分挿入し、80〜120mmHgの陰圧で素早く吸引する（写真9-68）。カテーテルを挿入する場合は陰圧をかけず、カテーテルを引き抜く際に陰圧をかける。もしカテーテルが進まない場合は気管チューブの折れ曲がり、食物残渣などによる部分的な閉塞が考えられるため、チューブを確認し、必要であればチューブを抜去することが求められる。また、気管チューブ内壁と吸引用カテーテルとの摩擦によってチューブが進まない場合もあり潤滑剤が必要となることが多い（写真9-69、9-70）。

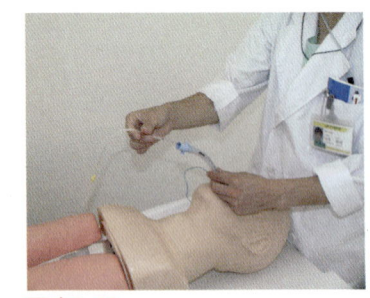

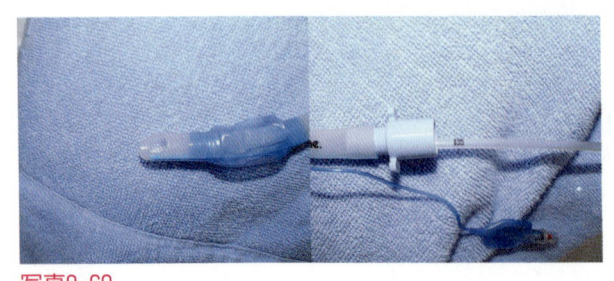

写真9-68

写真9-69
気管チューブの長さは吸引カテーテルの最長目印35cmにほぼ一致

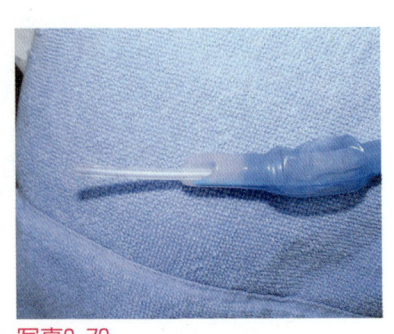

写真9-70
35cmから2cm前後近めて吸引

ポイント④ 高度シミュレーターのオプション

　高度シミュレーターでは様々な状況設定をコンピュータ制御下に機械的に模擬することができる。一例を挙げておく（写真9-62～9-66）。写真はレールダル社製SimMan。

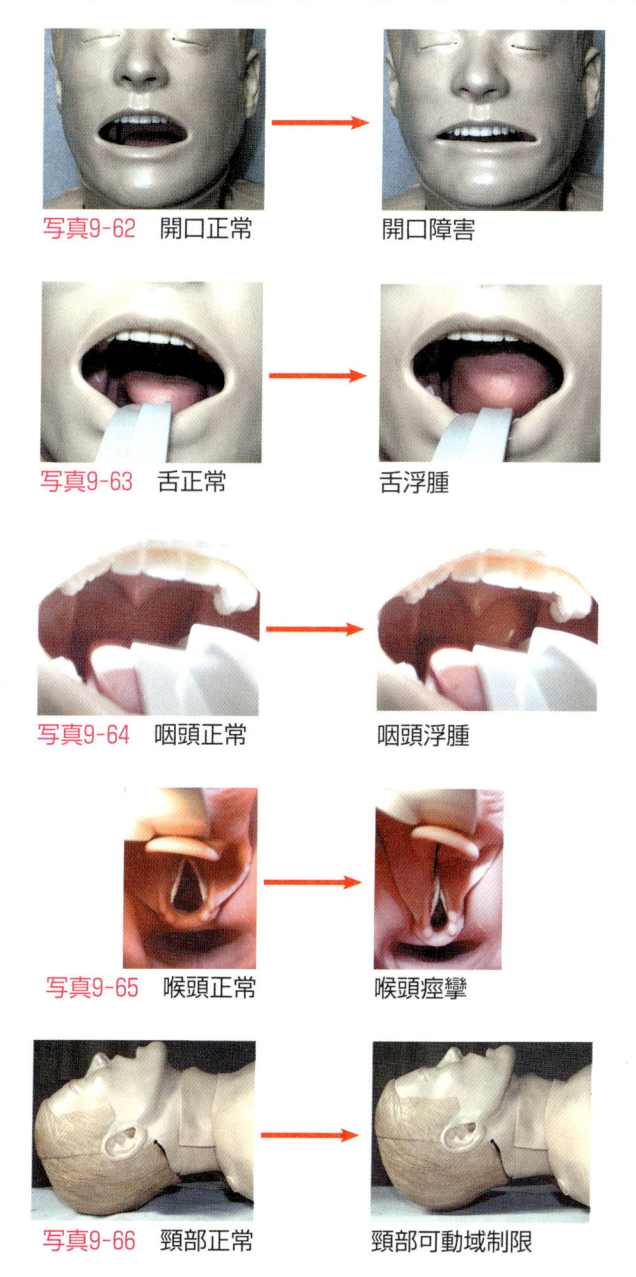

写真9-62　開口正常　　　　　開口障害

写真9-63　舌正常　　　　　　舌浮腫

写真9-64　咽頭正常　　　　　咽頭浮腫

写真9-65　喉頭正常　　　　　喉頭痙攣

写真9-66　頸部正常　　　　　頸部可動域制限

　その他、チューブトラブルとして気管チューブ先端付近に異物（サランラップ塊等）を混入させたり、カフ漏れを作成したりすることで緊急事態への対応能力の向上を図る実習も可能である。

⑹　CPR（心肺蘇生）に組み入れる

　気管挿管の目的は確実な気道確保にあるが、本マニュアルにおけるその対象は心肺機能停止患者であり、気管挿管はその初療（心肺蘇生）における過程（気道確保）で用いる一つの手技にすぎず、現実的には気管挿管を含む一連の心肺蘇生が行われるのである。

　したがって、気管挿管手技のみならず、心肺蘇生の訓練としてシミュレーターを用い統合させる必要がある（写真9-71）。

　しかし高度シミュレーターとはいえ、外観はマネキンであり現実味に欠けることは否めない。このためシナリオによる状況設定を負荷した想定実習が広く行われており、P 166、167に簡単な例を示した。　　　　　　　　　　　　　　　☞ポイント⑤

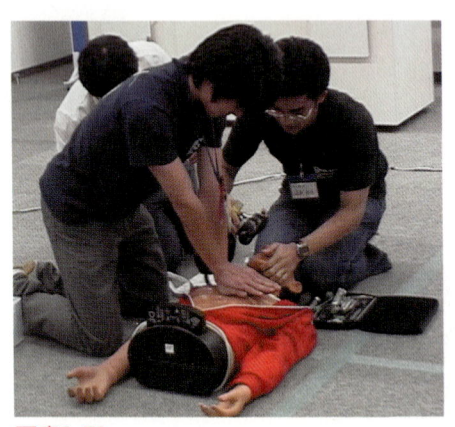

写真9-71

（森野一真）

表9-6 特殊な気管挿管法や誤った方法を定義して学ぶポイント

1 座位、床仰臥の体位にて様々なアプローチを。
2 二人法で連携の必要性を学ぶ。
3 片肺挿管（トラブルシューティング）
4 用手的挿管（トラブルシューティング）

ポイント⑤

　気管挿管実習を行う対象は成人の救急救命士であり、各自それぞれの目的を持って受講している。本実習は受講者各人の人格が形成された後の学習であり、学童に対する教育方法とは異なった対応を必要とする。

　実習では座学の繰り返しではなく、手技の獲得、疑問点の解消、より良い方法の模索を主体とした実習を目指すべきである。

　実習に際しては実習の目的を必ず明らかにし、最後に再び実習の目的をまとめて整理する作業を行うことが効果的である。

　また、到達目標に関する以下の問いかけを行うことも効果的である。
　　① うまくできた点とその理由
　　② うまくできなかった点とその原因、解決策

受講者がこれらの問いに対し自分で解決することができるのであれば、実習の目的は達成されたことになる。しかし、問いを解決できない場合や誤った理解に関しては指導者側からの指導が必要である。

シナリオ集

(1) 70代男性。花見の宴会中に呼吸困難を訴え意識消失。現場到着時心肺停止状態で初回心電図は無脈静電気活動（PEA）。CPRを開始するも口腔内に吐物を認め換気不良。吸引並びに喉頭鏡による喉頭展開にて咽喉頭の団子を除去しバッグ・バルブ・マスクによる換気が可能になる。直近の医療機関まで20分かかるため指示要請を行い気管挿管の指示を受けた。

(2) 60代男性。自宅浴槽洗い場で嘔吐。現場到着時心肺停止状態で初回心電図は心静止。CPRを開始するも口腔内に吐物を認め換気不良。指示要請し、食道閉鎖式のエアウエイを挿入するも依然として換気不良のため再度指示要請し、気管挿管の指示を受けた。気管挿管後、気管内吸引を行い換気良好となる。

(3) 50代男性。木の伐採中にスズメバチに刺され、アナフィラキシーショック、呼吸不全。現場到着時心肺停止状態で初回心電図は心静止。CPRを開始するも換気不良。指示要請を行い食道閉鎖式エアウエイの挿入を試みるも挿入困難。再度指示要請し、気管挿管の指示を受けたが舌浮腫のために声門が十分確認できず、指導医に報告し、バッグ・バルブ・マスクによる換気を継続した。

(4) 40代男性。職場で突然倒れた。現場到着時心肺停止状態で初回心電図はVF。包括的指示下による除細動を施行するも初回の除細動で心静止となる。指示要請し、ラリンゲアルマスクによる気道確保の指示を受け挿入するも換気不良のため抜去し、バッグ・バルブ・マスクによる換気に切り替えるも換気不良のため再度指示要請、気管挿管の指示を受ける。

(5) 50代男性。自宅で吐血後倒れた。肝硬変の既往があった。現場到着時心肺停止状態で初回心電図は無脈静電気活動（PEA）。CPRを開始するも口腔内に血液と吐物を認め換気不良。吐物は吸引できる出血が持続。指示要請し、気管挿管よる気道確保の指示を受けるも喉頭展開にて声門が十分に確認できないため、指導医に報告し、ラリンゲアルマスクによる気道確保を行った。

(6) 80代男性。自宅で食事中に呼吸困難で意識消失。現場到着時心肺停止状態で初回心電図は心静止。CPRを開始するも口腔内に吐物を認め換気不良。吸引並びに喉頭展開を行うと咽頭に餅が詰まっていた。指示要請し、気管挿管の指示を受け、気管挿管を問題なく施行。搬送中に換気不良となった。気管チューブの吸引を行うも吸引カテーテルが進まないため、チューブを抜去したところチューブ内に食物残渣が詰まっていた。気管チューブ抜去後、換気はバッグ・バルブ・マスクで良好。指導医へ報告しそのままCPRを継続して搬送した。

(7) 30代男性。海で溺れているところを目撃された。現場到着時心肺停止状態で初回心電図は無脈静電気活動（PEA）。CPRを開始するも換気不良。CPRによって多量の水を嘔吐。指示要請し、気管挿管の指示を受け、問題なく気管挿管施行。搬送中に換気とともに口腔内から異音が発生し、確認するとチューブのパイロットカフが萎んでいた。再度空気の注入を行ったところカフは萎むことなく異音も消失した。

(8) 60代女性。自宅で突然倒れた。現場到着時心肺停止状態で初回心電図は心静止。CPRを開始するも換気不良。指示要請し、ラリンゲアルマスクによる換気の指示を受け、気道確保を行うも換気不良。再度指示要請し、気管挿管の指示を受け、問題なく気管挿管を施行。搬送中に左の胸郭挙上不良、呼吸音の減弱を認め確認すると門歯から22cmで固定したはずの気管チューブが25cmの深さに変わっていた。カフの空気を抜き、再度門歯から22cm固定することにより左胸郭の挙上の改善、呼吸音の左右差の消失をみた。

(9) 50代女性。買い物中に突然倒れた。現場到着時心肺停止状態で初回心電図はVF。包括的指示下による除細動を行うも3連続除細動の後心静止に。CPRを開始するも換気不良。指示要請し、食道閉鎖式エアウエイの指示を受け気道確保を行うも換気が不良。再度指示要請し、気管挿管の指示を受け、問題なく気管挿管を施行。搬送中口腔内から異音を認めた。パイロットカフは萎んでおらず、喉頭展開するとチューブが逸脱していた。バッグ・バルブ・マスク換気に切り替え指導医に指示を受けた。

10 気管挿管法実技試験の実施とシミュレーターの想定

1 事例提示による実技試験の意義

事例提示による現場活動をシミュレーションした実技試験の意義は、単に気管挿管の手技を確認することにとどまらず、傷病者の観察や処置の一つとして、気管挿管をプロトコールに従って適応と禁忌を判断し、安全かつ確実に実施できるかを確認することにある。

2 事例提示による実技試験の方法

(1) 実技試験の設定

手術室の想定と救急活動の想定を設定する。手術室の想定では、実際に病院実習を行う前に全身麻酔時の気管挿管をシミュレーションで経験することが主体となる。救急活動の想定では、救急出場指令から傷病者の観察と処置そして医療機関への搬送と引き継ぎまでの一連の救急活動の中で気管挿管プロトコールの運用をシミュレーションする。

(2) 実技試験の実施場所

手術室の設定では、実際の手術室の手術台やそれを模した机の上などに人形を設置して行う（写真10-1）。救急活動の設定では、訓練室の床に人形を設置するだけではなく、想定に応じて寝室や飲食店の状況を作り、屋外の事例では実際に屋外で活動するなどの現実感を演出する（写真10-2）。

(3) 想定の考え方

❶ 手術室の想定

標準的な全身麻酔で気管挿管に関する合併症の存在しない想定を考える。この想定では、気管挿管を行う前の全ての準備が整ったと仮定して気管挿管を行う。この想定の実施に必要な人員は、気管挿管を行う者と介助者の2名で十分である。

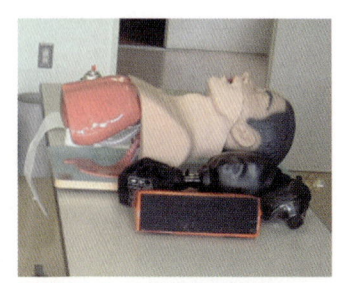

写真10-1 手術室の想定

❷ 救急活動の想定

　想定を考える前に気管挿管プロトコールを定める。これは単に試験を行う上の約束事ではなく、地域のメディカルコントロールの定めるプロトコールを活用することで、その理解を深める意義がある。

　想定は『現場到着時から心肺停止の事例』と『救急活動中に心肺停止に陥る事例』に大別される。いずれも気管挿管の適否を考え、それを実行できるような想定を考える。救急活動の想定を考える際、実際に経験した事例に基づいて作成することがある。訓練を通じて実際の事例を共有することは有意義であるが、必ずしも気管挿管プロトコールの理解や気管挿管手技の確認にふさわしい事例ではない場合もあり注意を要する。想定した病態における気管挿管の適否を明確に説明できることを確認する。また複数の要素が盛り込まれた病態にならないように心掛ける。この想定では実施者を含む救急隊員3名が最低必要人員であり、状況設定によっては消防隊員や関係者などの人員を数名加える。

　想定を考える上で明確にすることは、気管挿管が傷病者の救命につながる有効な気道確保であると判断できる要素を具体的に提示することである。救急救命士が行う気管挿管では、『異物による窒息』及び『指示医師が気管挿管の他に有効な気道確保手段がないと判断した場合』に気管挿管の適応となる。想定を作成するときに考えなければいけないことは、『指示医師が気管挿管の他に有効な気道確保手段がないと判断する根拠』である。気道閉塞の原因は、体外から進入した異物の他に体内に由来する痰、胃内容物、血液などもある。これらの体内に由来する気道閉塞物は、様々な病態で発生し、気管挿管を行った後に気管内吸引で排除できることも含め、気管挿管による気道確保が有用である。

　また、従来から救急救命士が使用している気道確保器具が適応にならない状況でも気管挿管の適応が考えられる。例えば、食道疾病の存在するときは食道閉鎖式エアウエイの適応はないが、気管挿管には支障がない。また気管支喘息の重積状態では、高い気道内圧のためラリンゲアルマスクや食道閉鎖式エアウエイでの換気は困難であるが、気管挿管を行うことで一定の効果を得ることができる。

(4) シミュレーター

　実技試験の設定や想定に応じてシミュレーターを選択する。シミュレーターは上半身だけのものと全身のものがある。手術室の想定では、気管挿管の実施に主眼があるため上半身だけのシミュレーターでも十分である。救急活動の想定では、脈拍数や血圧、呼吸数や呼吸音を表現できる高度のシミュレーターを活用する。これにより、直接、シミュレーター

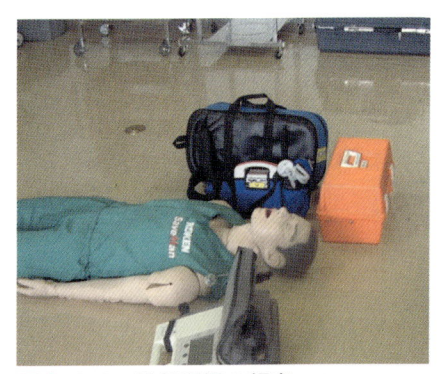

写真10-2　救急現場の想定

を観察し所見を得ることが可能となり、生体に近いバイタルサインの変化を経験することができる。

(5) 資器材

手術室の設定では気管挿管を行うために必要な資器材を準備する。救急活動の想定では除細動器、静脈路確保や薬剤投与を行うための資器材、傷病者搬送などの救急活動全般で必要となる資器材も準備する。資器材準備の最終確認を被験者に課すことも実技試験では重要である。

(6) 想定付与者の準備

手術室の設定では、気管挿管の手順を確認し理解しておく。救急活動の設定では、想定した病態や気管挿管プロトコールを理解した上で想定の付与に臨み、なぜ気管挿管が必要となるか、禁忌となる事項は何かを被験者に考えさせることができるようにする。

(7) 評価

気管挿管の実技を別掲の採点表を用いて評価する。手術室の設定では気管挿管の手技に主眼を置いた評価を行う。また救急活動の設定では、気管挿管を実施する者のみを評価することで試験の目的に応じた評価が可能となる。気管挿管の実施者のみを評価する場合は別掲の採点表のように手術室の設定と似たような評価事項になる。別掲の採点表では、総合評価は各想定の減点数で行い、制限時間内に気管挿管手技に相当する部分を終了できなかった場合、総合評価の減点数をどこまで合格とするかは、指導教官（医師）の判断であるが、医療行為の評価であることを考えれば減点数20点以下のBランク以上が妥当と考えられる。

3 実技試験の準備

(1) 手術室での実習を想定した実技試験

救急隊を想定した3人一組の班に分かれ、被験者1名と介助者2名（医師及び看護師等）となる（写真10-3）。
〈準備物品〉（写真10-4）
① 気道管理トレーニング専用の挿管人形（半身モデル）
② 手術台を想定した机若しくはストレッチャー
③ 気管挿管物品
 ・バッグ・バルブ・マスク　・気管チューブ専用固定用具
 ・喉頭鏡　・エアウエイチェッカー
 ・気管チューブ　・イージーキャップⅡ

10 気管挿管法実技試験の実施とシミュレーターの想定　171

　　・スタイレット　　　　　　　・枕
　　・10mlシリンジ　　　　　　 ・潤滑剤（シリコンスプレー）
　　・聴診器　　　　　　　　　　・清潔野確保のための不織布

　　注）実際の手術室での活動を想定し、気管チューブ、スタイレットなどは滅菌袋を想定しシーラーを用いて袋詰めにしておく。

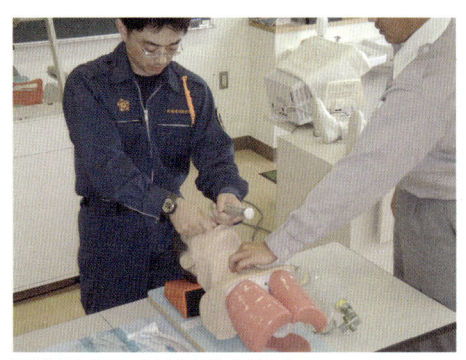

写真10-3　実技試験の様子

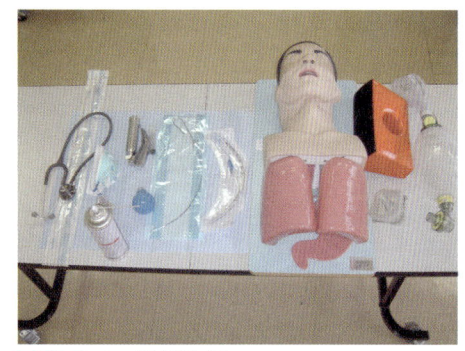

写真10-4　準備物品
（手術室での実習を想定）

(2) 事例提示による救急現場を想定した実技試験

　救急隊を想定した3人一組の班に分かれ、救急隊長、救急隊員（救急救命士）、機関員とする。隊長は救急隊全体の活動を指揮する。他の隊員は隊長の指示の下に活動するものとする。気管挿管は1人で行える手技ではなく、プロトコールをよく理解し、3人が連携して実施することが望ましい。練度上の熟達を要する処置である。

〈準備物品〉
① 全身シミュレーター（全身モデル）
② 気管挿管物品
　　・バッグ・バルブ・マスク　　・気管チューブ専門固定用具
　　・喉頭鏡　　　　　　　　　　・エアウエイチェッカー
　　・気管チューブ　　　　　　　・イージーキャップⅡ
　　・スタイレット　　　　　　　・枕（ヘッドイモビライザーで兼用可）
　　・10mlシリンジ　　　　　　 ・潤滑剤（シリコンスプレー）
　　・聴診器　　　　　　　　　　・清潔野確保のための不織布

　　注）これらは通常の活動と同様に1つのバッグに入れて携行するものとする。気管チューブ、スタイレットなどは滅菌袋を想定しシーラーを用いて袋詰めにしておく。

③ 吸引器
④ 除細動器
⑤ 酸素ボンベ
⑥ 他の気道確保用資器材（WBチューブなど）

4 実技試験採点表

表10-1 手術室を想定した気管挿管実技採点表

番号　　　氏名

（項目未実施につき1点減点）

	チェック項目		備考・減点数
感染防御	感染防御の実施	☐	／1
挿管準備	清潔区域の設定	☐	
	必要物品の点検・準備		
	チューブのサイズの確認	☐	
	チューブのカフのエア漏れ確認	☐	
	スタイレットの彎曲確認	☐	
	喉頭鏡の確認（ハンドル、ブレード、ライト点灯）	☐	
	ゼリーの塗布（スタイレット、チューブ）	☐	
	スタイレットのチューブ内挿入、先端位置の確認	☐	
	EDD非拡張	☐	
	イージーキャップIIの色調変化確認	☐	
	固定用具確認	☐	
	清潔操作	☐	／11
挿管操作	スニッフィングポジションの指示、頭部可動域の確認	☐	
	開口障害の確認	☐	
	セリック法実施の指示	☐	
	ブレードの適切な挿入	☐	抜去後1〜2cm
	声帯の確認、Cormacグレードの宣言	☐	追加挿入
	チューブの挿入、スタイレット抜去の指示	☐	
	カフのエア注入の指示（10ml）	☐	
	チューブ移動の有無の確認	☐	／10
一次確認	カフエアの注入後まで喉頭展開部から目を離さない	☐	
	チューブの位置確認（門歯から○○cm）	☐	
	聴診による確認（5点聴診の実施）	☐	
	胸郭挙上の確認	☐	
	セリック法解除の指示	☐	
	チューブ内の結露、リザーバー拡張、酸素供給の確認	☐	
	チューブ固定の指示	☐	
	ここまではチューブを口角で用手固定	☐	
	スニッフィングポジションの解除	☐	／7
挿管困難への対応	声門確認が難しい場合のBURP法実施の指示	☐	
	スタイレットの曲がりの工夫	☐	
	口角の牽引	☐	／3
二次確認	EDD再拡張の確認（4秒以内）	☐	
	イージーキャップIIの色調変化（ETCO$_2$モニターの確認）	☐	
	聴診による確認（左右肺尖部の聴診）	☐	
	リザーバーの拡張と酸素供給の確認	☐	
	最後まで固定具とともに気管チューブを用手固定	☐	／5
再挿管	スニッフィングポジションの解除	☐	
	換気の指示	☐	
	清潔操作	☐	／3
その他	危険行為		試験の中止

試験結果			／40

表10-2　救急現場を想定した気管挿管実技採点表

（項目未実施につき1点減点）

区分	項目	チェック	備考
事前行為	資器材の確認	☐	
	指示医師への指示要請（プロトコールに基づいた適応の理解）	☐☐	
	チューブサイズの申告	☐	
	気管挿管に適した場所の選択	☐	
	家族への説明	☐	／6
挿管準備	清潔区域の設定	☐	
	必要物品の点検・準備		
	チューブサイズの確認	☐	
	チューブカフのエア漏れ確認	☐	
	スタイレットの彎曲確認	☐	
	喉頭鏡の確認（ハンドル、ブレード、ライト点灯）	☐	
	ゼリーの塗布（スタイレット、チューブ）	☐	
	スタイレットのチューブ内挿入、先端位置の確認	☐	
	EDD非拡張	☐	
	イージーキャップⅡの色調変化確認	☐	
	固定用具確認	☐	
	清潔操作の実施	☐	／11
挿管実施	スニッフィングポジションの指示（頭部可動域の確認）	☐	
	頭部の愛護的操作	☐	
	開口障害の確認	☐	
	セリック法実施の指示、CPR中断	☐	
	CPRの中断時間（30秒以内、カウント指示）	☐	
	ブレードの適切な挿入	☐	抜去後1〜2cm
	声帯の確認、Cormacグレードの宣言	☐	追加挿入
	チューブの先端声門通過、スタイレット抜去の指示	☐	
	カフのエア注入の指示（10ml）	☐	
	チューブ移動の有無の確認	☐	
	カフエアの注入後まで喉頭展開部から目を離さない	☐	
	チューブの位置確認（門歯から○○cm）	☐	
	清潔操作の実施	☐	／13
一次確認	聴診による確認（5点、6ヶ所聴診の実施）	☐☐	
	胸郭挙上の確認（左右差含む）	☐	
	セリック法解除の指示	☐	
	心臓マッサージ再開の指示	☐☐	
	心臓マッサージは換気と非同期で100回／分	☐☐	
	チューブ内の結露、リザーバー拡張、酸素供給の確認	☐	
	チューブ固定の指示	☐	
	ここまではチューブを口角で用手固定	☐	
	スニッフィングポジションの解除	☐	／12
挿管困難への対応	声門が確認できない場合の対応（CPRに戻る）	☐☐	
	声門確認が難しい場合のBURP法実施の指示	☐☐	
	スタイレットの曲がりの工夫	☐	
	片肺挿管への対応（カフエアを抜き、チューブを1cm抜く）	☐☐	
	2回失敗した場合の対応（他の気道確保法の実施）	☐☐	／9
二次確認	EDD再拡張（4秒以内）の確認	☐	
	イージーキャップⅡの色調変化（ETCO₂モニター）の確認	☐	
	聴診による確認（左右肺尖部の聴診）	☐	
	最後まで固定具とともに気管チューブを用手固定	☐	／4
その他	気管挿管後の適切な換気の実施（送気時間2秒、換気5秒ごと）	☐☐	
	食道挿管だった場合の対応	☐	
	気管挿管中止、挿管チューブ抜去の判断	☐	
	救急救命士報告（チューブサイズ、門歯からの長さ、換気状況）	☐	／5
	危険行為	☐	試験の中止

試験結果		／60

総合判断	1）＋2）の減点数　　／100 　A：10点以下、　B：11〜20点、　C：21点以上	合格・不合格

5　想定事例

　気管挿管手技の細部は、実習医療機関の麻酔科や地域メディカルコントロール協議会などにより少しづつ違いがあります。本書では救急救命士による気管挿管が可能となった当時の気管挿管手技を踏襲し、救急隊員や救急救命士のみならず救急救命士を目指す学生でも実施可能な想定事例を掲載しています。現職の救急救命士が本書を参考に訓練などを行う場合は、地域メディカルコントロール協議会の定めるプロトコールと本書の想定事例を照らし合わせ、必要に応じて想定事例や活動方法を修正してください。

(1)　手術室における気管挿管実習例

表10-3　想定「昨日ICをした患者さんです。気管挿管を行ってください」

経　過	気管挿管実施者（救急隊員）
挿管準備	「気管挿管を行います」 清潔区域の設定 資器材の点検 　「気管チューブ（カフのエア漏れ確認）」 　「スタイレット（彎曲確認）」 　「喉頭鏡、ハンドル、ブレード、ライト点灯よし」 　「スタイレット及び気管チューブにゼリーを塗布」 　「スタイレットをチューブに挿入、先端確認」 　「二次確認器具の確認、EDD（非拡張）、イージーキャップ色調変化なし」 　「固定器具確認」 　　以上の資器材を清潔野に並べる。
挿管実施	「挿管準備できました」 「スニッフィングポジション実施（してください）」（介助者が枕を挿入） 「セリック法（を実施してください）」（介助者が実施） 「開口、開口障害なし」 「クロスフィンガー法で開口」 「ブレードを右口角から挿入」 「舌を左に圧排」 「声帯を確認、Cormacグレード1、グレード2（BURP法実施してください）」 「チューブをください」（介助者がチューブを手渡す） 「45°から挿入」 「先端が声帯を通過しました」 「スタイレットを抜去してください」 「さらに1〜2cm挿入」 「カフに10mlエアを注入してください」（介助者が実施） 「パイロットバルーン確認」（介助者が実施） 「チューブの移動なし」（ここまで挿管実施者は目を離さない） 「ブレード抜去、チューブの位置は門歯より○○cm」
一次確認	「一次確認を行います」（介助者は聴診器を実施者に装着する） 「心窩部送気音なし、左右の前胸部、左右の側胸部呼吸音よし、心窩部よし（5点6ヶ所確認）、胸郭の挙上よし」 「セリック法解除してください」（介助者が実施） 「チューブの結露、リザーバーの拡張、酸素チューブの接続確認」 「固定を行ってください」（ここまでは挿管実施者はチューブを口角で固定していること） 「スニッフィングポジションの解除」（介助者は枕を除去し固定具のベルト固定）
二次確認	「二次確認を行います」 「EDD 4秒以内に再拡張、イージーキャップⅡ色調変化あり」 「換気を確認します、左右の肺尖部の呼吸音よし、胸郭の挙上よし」 「気管挿管を終了しました」 （最後まで固定具とともに気管チューブを指で固定していること）
	1．この活動内容はあくまでも基本的なものであり、手術室の指導医の指示に従ってくだ

| | | さい。
2．手術室の指導医、看護師との連携作業を学んでください。 |

(2) 気管挿管の基本的な救急隊活動例

表10-4 想定「60歳男性、レストランで食事中に卒倒し、意識がない」

　この想定事例は、現時的な救急隊員3名の組合せとして、救急隊長が標準課程相当、隊員が救急救命士の場合が多いことを考慮したものである。各地域の救急隊の現状から救急隊長、救急救命士の立場を考慮した修正が必要である。また傷病者の位置や体位、開口困難の有無、喉頭展開した際のコーマックグレードをグレード1からグレード4まで変更するなどの変化をつけることが可能である。

経　過	隊　長	隊　員（救急救命士）	機　関　員
事前準備	感染防御の指示「CPAが予想されます。感染防止を行ってください。ゴーグル、マスク、グローブ、感染防止衣」 携行資器材の具体的指示「携行資器材を確認します。隊員は除細動器及び吸引器、機関員は搬送資器材及び観察表を携行してください」・隊長バッグ、BVM、酸素	「よし」 「よし」 ・除細動器、吸引器	「よし」 「よし」 ・搬送資器材、観察表
現場到着	現場到着時の安全確認、応援の必要性		メインストレッチャー準備
関係者との接触	「ご家族の方、○○救急隊、○○です。状況を教えてください」 「分かりました。後ほど隊員が詳しいお話を伺いますのでこちらにいてください」		
傷病者との接触	周囲の状況確認「嘔吐なし、失禁なし、出血なし、周囲の状況よし」 傷病者頭側「隊員吸引器及び除細動器準備」	「よし」	「機関員到着」 家族から情報聴取
意識確認〜呼びかけ反応	「もしもし分かりますか？　呼びかけ反応なし」	傷病者左側「了解」資器材準備 「吸引器準備よし」 「除細動器準備よし、傷病者左側に設定」	搬送資器材の準備 「搬送資器材傷病者右側に設定」
意識確認〜痛み刺激反応	「痛み刺激反応、痛み刺激反応なし。意識レベルJCS300」		
口腔内の確認	「口腔内異物なし」		「ペンライトで照射」
呼吸・脈拍観察	隊員に除細動器装着指示「隊員除細動器装着」 「呼吸確認、見て、聞いて、感じて、4、5、6……10。呼吸なし」 BVMで人工呼吸 「い〜ち、気道閉塞あり」 「再気道確保」 「に〜い、気道閉塞あり」 「隊員に異物除去（喉頭展開）の準備」 「循環サイン確認、息、咳、動き、脈拍確認5、6……10。循環サインなし」	「了解」除細動器装着 「ペースメーカー等なし、貼付薬なし、貴金属類なし、体毛よし」 「冷汗あり」 タオルで清拭「清拭よし」	状況報告 「60歳男性、レストランで食事中卒倒したもの」 心マ位置へ移動
CPR開始	機関員に心マ指示「機関員15：2CPR開始」 家族IC「ご家族の方、現在患者さんの呼吸と心臓が止まっている状態です。心肺蘇生法を実施します。喉に異物が詰まっている可能性があ	パドル装着「パドル装着、密着し、除細動器準備よし」 喉頭鏡、マギール鉗子の準備	「了解」 心マ「1、2、3…15」 換気「い〜ち、に〜」 （米田式）

	るので異物の除去を実施します。よろしいですね」		
喉頭展開異物除去	「スニッフィングポジションをとってください」 「セリック法を実施してください」 「喉頭展開、異物確認」 「マギール鉗子、異物除去」 （粘液等があれば吸引器による吸引の実施） 「心臓マッサージ再開」 「BVMにて人工呼吸」	「スニッフィングポジション実施」 （指示により吸引実施）	「セリック法を実施」 （心マ中断） 「異物除去後心臓マッサージ」
換気の確認	「換気の確認」（左右肺尖部）聴診器、「換気不良」		「換気確認の補助」
気管挿管の適応	「換気不良により気管挿管適応と判断します」 「隊員家族へのIC、特定行為の指示要請を行ってください」 回復兆候の確認を適宜実施 ・モニター ・チェックパルス ・呼吸観察	「今、喉に詰まった異物を取り除きましたが、十分に肺に空気が送られない状態です。医師の指示を受け、気管の中にチューブを挿入したいと思います。よろしいですね」 「○○救急隊救命士○○です。気管挿管指示要請です。60歳男性、レストランで卒倒、現着時CPA。CPR実施、喉頭展開し異物を除去しましたが、換気状態不良、病院まで20分以上要します。気管挿管適応と判断されるので指示をお願いします。なお、傷病者の体型から○○mmのチューブを使用したいと思います」 医）気管挿管プロトコールにより実施	回復兆候の確認を適宜実施 ・モニター ・チェックパルス ・呼吸観察
挿管準備	回復兆候の確認を適宜実施	清潔区域の設定 資器材の点検 「気管チューブ（カフのエア漏れ確認）」、「スタイレット」、「喉頭鏡、ハンドル、ブレード、ライト」、「スタイレット及び気管チューブにゼリーを塗布」、「スタイレットをチューブに挿入、先端確認」、「二次確認器具の確認、EDD、イージーキャップⅡ」、「固定器具確認」 「挿管準備よし」	回復兆候の確認を適宜実施
挿管実施	「スニッフィングポジション実施」 介助者がチューブを手渡す	「スニッフィングポジション」 「セリック法」、「開口（開口障害なし）」 「クロスフィンガー法で開口」 「ブレードを右口角から挿入」 「舌を左に圧排」 「声帯を確認（Cormacグレード１、グレード２（BURP法実施）」 「チューブ」 「45°から挿入」 「先端が声帯を通過」 「スタイレットを抜去してください」 「さらに１〜２cm挿入」 「カフに10mlエアー注入」 「パイロットバルーン確認」 「チューブの移動なし」 「チューブの位置、門歯より○○cm」	「セリック法の実施」
一次確認		「一次確認（５点６ヶ所確認）」 「セリック法解除」 「心臓マッサージ再開」 「心臓マッサージは換気と非同期、100回／分で実施」 「チューブの結露、リザーバーの拡	「セリック法解除」 「心臓マッサージ再開」

		張、酸素チューブの接続」 「固定」 「スニッフィングポジション解除」	
二次確認		「二次確認」 「EDD（4秒以内に再拡張）」 「イージーキャップⅡ（CO$_2$確認）」 「換気の確認（左右肺尖部2点聴取・胸郭の動き）」	換気確認の補助
換気確認	「換気確認」	「換気良好」	
心電図確認	「心電図の確認」 「脈拍確認」 「心臓マッサージ実施」		「心電図上PEA」 「脈なし」 「心臓マッサージ」
人工呼吸交代	「人工呼吸交代」	「人工呼吸交代、人工呼吸は吸気時間2秒、換気5秒毎実施」	
実施報告	「家族へのIC及び特定行為実施報告」	「気管の中にチューブを挿入したところ、肺に空気が十分に入るようになりました」 救命士報告 「○○救急隊救命士○○です。管挿管実施報告です。○○mmのチューブを挿入、現在換気状態は良好、門歯から○○cmで固定しています」 「搬送まで20分を要します」	
波形変化	「心電図波形の変化あり」 「心マ中断、隊員波形確認」 「隊員は包括的指示下で除細動を実施してください」	「心電図上VFです」	
除細動 1回目150J	家族IC「ご家族の方、現在患者さんの心臓がけいれんしているような状態です。救急救命士○○が除細動を実施します。よろしいですね」 安全確認後除細動指示「プロトコールに従い、除細動実施」 安全確認し離れる。	「了解、初回150Jで除細動実施します。離れてください」 安全確認「自分よし、隊長よし、周囲よし、最終波形VF、150Jで通電」	IC終了後、安全な位置を家族に指示。 「状況により数回の除細動を行います。電気を使用しますので、安全なこの位置にいてください」 安全確認し離れる。 家族の安全確認。
波形確認	「波形確認」		
観　察	観察指示「機関員呼吸確認」 総頸動脈触知「脈あり」 「人工呼吸のみ実施」 家族IC「ご家族の方、救命処置を実施し、心臓の動きが戻りましたが、呼吸は停止している状態です。このまま人工呼吸を実施し、病院へ搬送します」 「病院は○○病院へ搬送しようと思いますがよろしいですか」	「波形確認。波形変化あり洞調律」	「了解」呼吸確認 「見て聞いて感じて、4、5、6…10呼吸なし」
搬送指示	「搬送準備」	「了解」	「了解」
備　考	1．気管挿管は救急隊活動の一部である。ACLS等のプログラムと同様、皆が同じ認識をもち、リーダー（隊長）の指示により円滑な活動が行われなければならない。 2．この活動内容はあくまでも基本的なものであり、MCプロトコールに従い各地域にあった活動要領をご検討ください。 3．医療行為は実施者がICを行うのが基本である（止むをえず隊長が代わりにICをする場合は必ず実施する救急救命士の名前を明確にする）。 ＊除細動器は二相性、EDD（食道挿管判定器具）		

（德永尊彦）

11 シミュレーター以外の気管挿管トレーニング法

1 はじめに

　気管挿管手技の習熟のためには、実際には三つの段階を経なければならない。
　一つ目は気管挿管の基本操作手技である。基本操作手技は、喉頭展開からチューブ固定までの一連の手技であり、これができることが第一の基本である。
　次にこれらの手技が人形で上手く実施できるようになったら、高度シミュレーターを用いて救助者間の連携のトレーニングや種々の体位での気管挿管を学ぶべきである。
　そして最後にディフィカルトエアウエイの判断や挿管困難症への対応について訓練人形を用いて行うのが望ましい（図11-1）。　　　　　　　　　　☞ポイント①
　もちろん、実際に多くの症例を経験することが手技の習熟の上で最も良い方法であることは論を待たない。しかし倫理的観点からみて、資格を有しない者が患者を対象としてトレーニングを実施するには問題がある。
　本章では、現在のシミュレーターの問題点とシミュレーター以外による気管挿管トレーニングの実際と将来性・可能性について述べる。

2 シミュレーターの問題点

　シミュレーター人形は、実際の生体といくつかの点で相違点がある。
　人形は、合成樹脂等で構成されており、軟部組織の固さ、弾性が生体とは異なる。たとえば、開口状態を維持するために、実際の心肺停止症例や全身麻酔症例ではほとんど力を要しないが、人形ではかなりの力を要する。喉頭展開に際しても、人形の頭部が持ち上がるほど力を加えて、喉頭蓋を持ち上げようとする実習者も見受けられる。生体に対する気管挿管にはこのような力は全く必要なく、組織損傷を招く非常に危険な行為であるので慎まねばならない。
　喉頭展開に際しては、喉頭鏡を用いて舌を右側から正中へ向かって圧排していくことが基本であるが、ほとんどのシミュレーターでは舌は弾力性が強く、この圧排操作は容易ではない。また筋肉などの支持組織が再現されていないため、むりに舌を圧排しようとすると、舌と一塊となり喉頭までもが左方へ変位してしまい、生体では起こり得ないような挿管困難状態を生じることがある。また、無理な力を加えることによるシミュレーター破損の原因ともなりかねない（表11-2）。

表11-1 指導目標

1. **一般目標**
   各種の気管挿管トレーニング法について理解する。
2. **到達目標**
   1. シミュレーターの特徴、問題点を理解し説明できる。
   2. 献体について理解し、敬意を持って接することができる。
   3. 献体を用いた気管挿管トレーニング法を理解する。

ポイント① シミュレーター以外の方法で気管挿管トレーニングをする意義

　気管挿管は、一般的な症例においては、さほど困難な手技ではなく、経験を重ねれば誰でも習得することは可能である。しかし常に安全性を確保しつつ、確実に気管挿管をこなすためには基礎的な解剖学的、生理学的な知識の裏付けが重要となってくる。

　座学を終えて、実際に喉頭展開、気管挿管の手技のトレーニングを開始する受講生は、目先のテクニックの習得に集中し、**解剖学的な知識などの理論的背景を軽視**しがちである。特にマネキン人形のシミュレーターを用いる場合、実際の生体との違いを認識せず**シミュレーター向けの挿管テクニックの習得に時間を浪費する**可能性がある。

　献体（解剖体）を用いて気管挿管のトレーニングを行うことにより、挿管テクニックの習得だけではなく、テキストの図面上だけでは理解困難な解剖学的な知識を視覚的、感覚的に認識し再整理しつつ、実際の気管挿管の行為と関連付けて学習することができる。

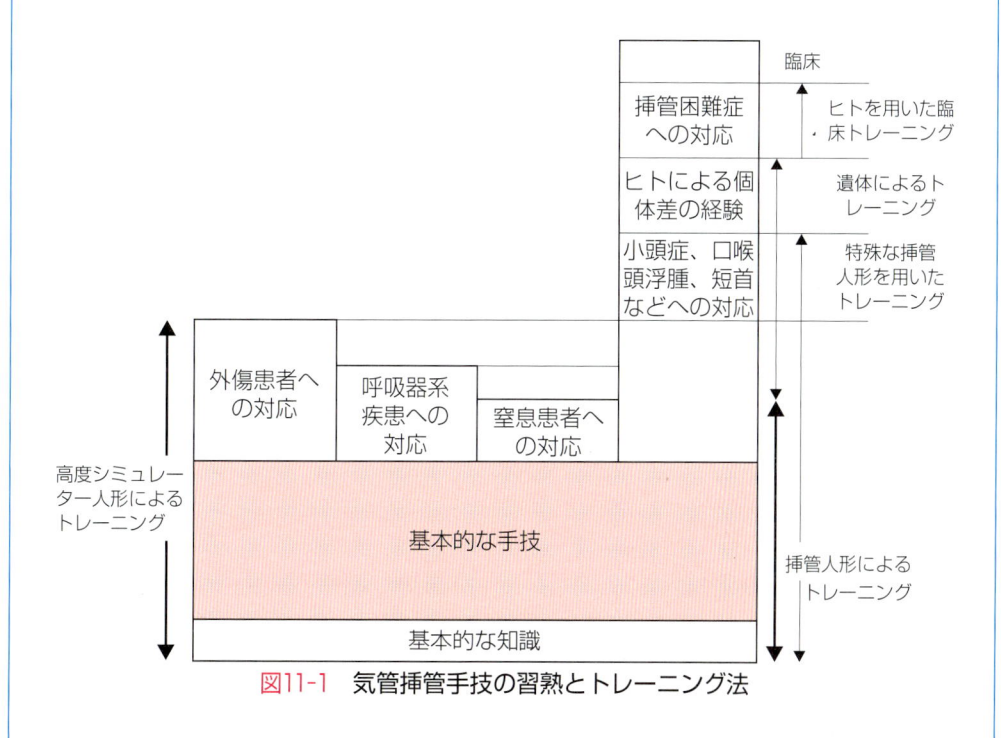

図11-1 気管挿管手技の習熟とトレーニング法

このような理由から、「喉頭鏡のブレードを舌の正中から進め、喉頭蓋が見えたところで上顎前歯を支点とした、テコの原理で喉頭鏡を力任せにこじって無理やり喉頭展開をする」といった、実際の症例では通用しないシミュレーター人形向けの独自の挿管方法を、練習者は身に付けてしまうこととなる（写真11-1、11-2）。

シミュレーターによる挿管トレーニングは手軽に、リアリティーを持ってできるという利点はあるが、上記の如く実際に患者へ挿管するのとは違う点があることを認識する必要がある。

☞ポイント②

3　シミュレーター以外のトレーニング法

シミュレーター（人形）を用いない場合、他に以下のようなトレーニング法が実際に行われている。

諸外国より救急処置の訓練法に関してのいくつかの報告が出されており、それによると動物、死後早期の遺体、献体を対象としての訓練等が試みられている。

動物では一般的に、喉頭展開は容易である。舌を牽引するか、軽く圧排するのみで喉頭、声門が直視できる種が多い。気管挿管は人間よりも簡単であり、実際の人間への臨床応用に十分な訓練とはなり難い。また、欧米の救急救命士の養成校では、食用ブタの解体用の摘出標本を用いて気道確保や外科的気道確保のトレーニングを実施しているところもあるが、動物愛護の観点から安易な動物実験は避けられる傾向にある。

欧米では昔から救急外来などで亡くなられた患者を対象にした救急処置のトレーニングが、暗黙の了解の下に行われてきた。死後、間もない遺体は、生体とほぼ同条件で実習が可能であるが、インフォームド・コンセントの取得などに関して倫理面、法律的側面からみて問題が多い。広く国民の同意を得て、この方法を普及することは困難であろう（表11-3）。

従来、医学生を対象とした解剖学の研修のために用いられてきた献体を、救急救命士を初めとしたコメディカルの教育に活用することが、各大学解剖学教室や日本解剖学会の尽力により普及しつつある。以下に献体を用いた気管挿管のトレーニング法について述べる。

4　献体を用いた挿管トレーニング

(1)　献体について

献体とは、医学・歯学の大学における人体解剖学の教育・研究に役立たせるため、自分の遺体を無条件・無報酬で提供することである。

「自分の死後、遺体を医学・歯学の教育と研究のために役立てたい」とお考えの方が、生前から献体したい大学又はこれに関連した団体に名前を登録しておき、亡くなられたとき、ご遺族あるいは関係者がその遺志に従って遺体を大学に提供することによっ

表11-2　生体とシミュレーター人形の相違点

1. 開口・喉頭展開に、過大な力を要する。
2. 舌の圧排操作が困難
3. これらのため、誤った手技に陥りやすい。

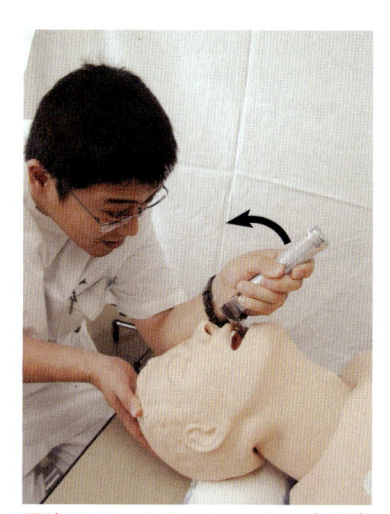

写真11-1　シミュレーター人形向けの気管挿管方法
上顎を支点にして、テコの原理を用いた誤った喉頭展開

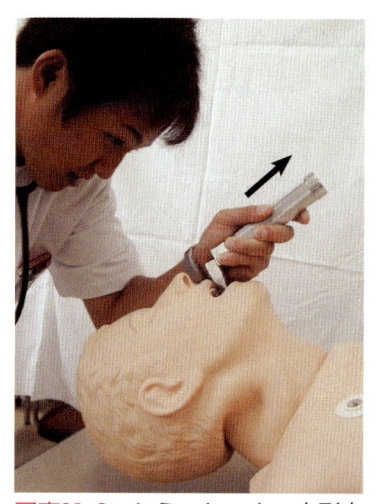

写真11-2　シミュレーター人形向けの気管挿管方法
力が入りすぎて、頭部が浮き上がってしまっている。

　一般的なシミュレーターでは写真に示すように、変則的な方法（舌を正中から圧排、喉頭鏡のブレードを上顎前歯に当ててハンドルをひねる）の方が喉頭展開、声門の直視が容易である場合が多い。

　この手技は、実際に患者に行うと舌の圧排不良による視野確保困難、前歯折損の危険が高く、決して行ってはならない手技であることを強調する必要がある。

ポイント②　シミュレーターの問題点

　シミュレーターを用いて気管挿管トレーニングを行う際には、シミュレーターに気管挿管できるようになることが最終目標ではないことを理解させる必要がある。

　シミュレーター等を用いた実習は、喉頭鏡、気管チューブなどの器具の扱いに習熟すること、喉頭展開した場合に実際に見える様子（解剖学的構造）に慣れ親しむことが重要で、人形向けの手技単独では実際の人体に通用しないことを強調する必要がある。

て、初めて献体が実行されることになる。

　献体を対象に実習を行う場合には、このような篤志家の遺志による献体制度の背景をよく理解し、真摯な態度で敬意を持って実習に臨むことが重要である。

　献体の取扱いに関しては、「死体解剖保存法」、「医学及び歯学の教育のための献体に関する法律」により定められており、各大学医学部、医科大学の解剖学教室の管理・指示下においてのみ実習をさせていただくこととなる（表11-4）。

☞ポイント③、④

(2) 献体での実習

　献体は防腐処理されており軟部組織の柔軟性は失われている。通常そのまま気管挿管のために喉頭展開をしようとしてもスニッフィングポジションはとれず、開口も容易にはできない。そのため、ある程度顔面・頸部の解剖が行われ、軟部組織が切離・除去され関節の可動性が確保された後に挿管実習を行うこととなる。

　実習に際しては、まず解剖学的な知識を再整理する。複雑な人体構造の理解は、やはり実物を知ることなくしては難しい。教科書や写真では理解困難であったことも、御遺体を解剖することにより三次元的に理解できるであろう。

　喉頭展開の際に力の加わる部位を観察し、気管チューブの通過する部位を確認することは非常に重要である。特に喉頭、食道周囲の軟部組織を実際に観察すると、その繊細さ、脆弱さがよく理解され、粗暴な喉頭展開操作がいかに危険なものであるかを再認識させられるであろう。また、どのような体位をとれば声門を直視しやすいか、挿管チューブやスタイレットの彎曲の程度はどれくらいが適当であるか等も感覚的に理解できると思われる（表11-5）。

　喉頭展開及び気管チューブ挿入の手技に関しては、生体やシミュレーターに行う場合と相違はなく、詳細は本稿では触れない。

　生体との違いに関しては、献体では防腐固定処理により舌は固く、可動性が失われているため、シミュレーターの場合と同様に右方から左方・正中への圧排操作は行い難い点に留意する必要がある。また、生前からの状態や、防腐処理の関係で喉頭展開操作が容易でない場合もある。

　上記のごとく、献体での気管挿管トレーニングは、軟部組織の柔軟性が損なわれている点が欠点ではあるが、挿管操作に必要な周辺組織の解剖学的な関係を把握しながら実習を行うことができるという大きな利点がある。

5　おわりに

　現在のシミュレーター（マネキン人形）による気管挿管実習の問題点、及びシミュレーター以外の方法による気管挿管実習について述べた。

　献体を用いた気管挿管実習は喉頭展開、気管挿管といった手技の訓練のみでなく、解剖学的な知識を同時に得られるという大きな利点がある。また救急救命士としての

11 シミュレーター以外の気管挿管トレーニング法

この部分ではテキストにも記載されているシミュレーターを用いたトレーニング法以外に、どのような教育が行われているかを紹介する。

表11-3 シミュレーター以外のトレーニング法

対　象	利　点	欠　点
動　物	入手が比較的容易	人間とは構造が異なる
死後早期の遺体	生体とほぼ同じ状態	倫理的な問題
献　体	解剖学的知識が得られる	防腐固定処理による組織の硬化

この中で死後早期の遺体を用いた練習（救急外来で死亡した症例を対象とした方法）は本邦でも、水面下では行われてきた可能性がある。しかし、気管挿管に関して省令で定められた今日、このようなunder groundの行為は厳に慎まれるべき行為である。一般市民の方の理解を得られないような行為は、救急救命士による気管挿管制度そのものを崩壊させかねないことを教育者側は認識する必要がある。

ポイント③　献体を用いた挿管トレーニング

献体制度は篤志家の崇高な遺志によって、維持されている。

実習に際しては真摯な態度で臨むことを学習者に徹底することが肝要である。

教育のための正常解剖は法律上、大学の医・歯学部の解剖学教室においてのみ認められている。解剖体を用いての実習については、各地域の医・歯学部解剖学教室と十分に協議し、調整を図る必要がある。

近年、日本解剖学会ではコメディカルに対する解剖教育の充実が検討されており、実際に救急救命士や消防学校生を対象とした解剖実習を行っている施設も多い（写真11-3）。

教育責任者は、献体を対象とした解剖、気管挿管実習につき解剖学教室へ協力を依頼することを勧める。

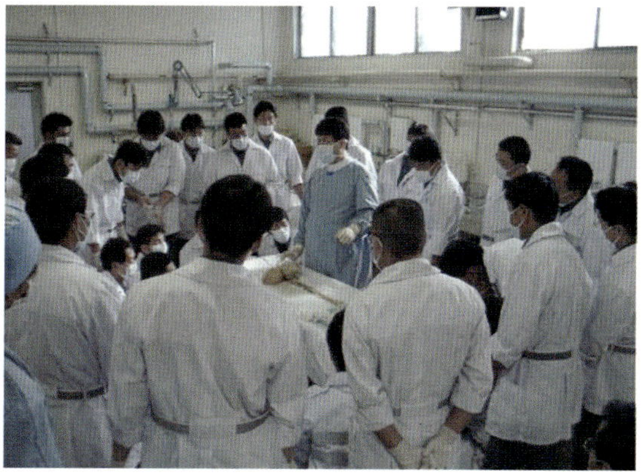

写真11-3　献体を用いた実習の様子

自覚を高め、生命の尊厳の再認識など心理的効果をもたらす。

　各地域の医学部解剖学教室の協力を得て、献体を用いた実習の体制づくりを整えていくことが望まれる。

☞ポイント⑤

（奥寺　敬・若杉雅浩）

ポイント④ 献体を用いた実習のポイント

実際に解剖実習に参加したり、献体を対象に挿管実習を行う場合には、スケジュール調整が重要となってくる。

年間の献体数は施設により異なるが、十分な余裕がある施設ばかりではなく、医・歯学生と同じ解剖体を共有して実習することが多くなると考えられる。

気管挿管の実習のためには、実際の症例に近づけるためには比較的解剖開始初期の状態で行うことが望ましく、逆に喉頭、頸部の解剖を理解するには、ある程度、解剖が進んだ状態の方が有利であろう。この点を関係者間でよく協議し、効率よく実習を進めていく必要がある。

表11-4 献体を用いた気管挿管トレーニングの条件

1 死体解剖保存法に従った実習の一部であるため、大学病院又は解剖学教室の協力を受けているもの
2 御遺体に対する尊厳の保持が、実習中常に行われていること

表11-5 献体に対する気管挿管の特長

1 顔面、頸部などの軟部組織の柔軟性はやや失われている。
2 複雑な喉頭・咽頭の構造を立体的に理解できる。
3 喉頭・食道周辺の組織の脆弱さを理解できる。
4 舌などの可動性が損なわれており、喉頭展開が容易でない場合がある。

ポイント⑤

献体を用いて気管挿管のトレーニングを行うことは、手技の習得だけでなく知識の再整理にも有効な方法であることを示した。

今後広く普及させていくためには、各機関との調整が必要である。近年、日本解剖学会ではコメディカルに対する解剖教育の充実が検討されており、消防、救急医療関係者も積極的に解剖学教室と連絡をとり、互いに協力して、より良い実習体制を築いていくことが望まれる。

12 気管挿管とメディカルコントロール体制
－オンラインMC－

1　オンラインメディカルコントロールとは

　救急隊員が救急現場から医師と連絡をとり、医師の指示又は指導・助言を得ながら処置を実施するシステムをいう（表12-2）。☞ポイント①

2　指示と指導・助言

　オンラインメディカルコントロールは指示と指導・助言に大別される。指示とは救急救命士が行う特定行為実施について義務付けられている医師の具体的な指示である。一方、指導・助言とは特定行為以外のあらゆる救急業務に対して医師のアドバイスが必要なときに求められる（表12-3）。☞ポイント②

　特定行為には、特別な器具を用いた気道確保と静脈路確保及び薬剤投与がある（表12-4）。除細動については、以前は特定行為であったが、2003年4月以降、包括的指示下除細動が認可されるとともに特定行為から外された。☞ポイント③

　特定行為としての特別な器具を用いた気道確保には、ラリンゲアルマスク、食道閉鎖式エアウエイ（コンビチューブ、ダブルバルーンチューブ、ラリンゲアルチューブ、EGTA）が用いられてきたが、気管挿管認定救急救命士に対しては、上記のチューブに加えて気管チューブの使用も認可される。具体的指示とは、使用する器具名を明示した指示のことであり、オンラインメディカルコントロール医師は器具の使い分けの知識を持った上で、器具を選択し、器具名を明示して指示しなければならないし、救急救命士は器具名の指示をオンラインメディカルコントロール医師から受けなければならない。

　指導・助言とは、特定行為の指示以外の救急業務全般にかかわる医師のアドバイスを総じて指している。傷病者搬送先についての指導や受け入れ可否の返答、かかりつけ医の既往歴照会なども含まれる。その内容は多岐にわたり、時として指導・助言医師は、オンラインメディカルコントロール医師としての救急医療の経験・知識よりも、傷病者個人の情報を持っているかどうかの方が重要なこともある。専門的な経験・知識を要する指示と指導・助言は分けて体制を構築した方が現実的なオンラインメディカルコントロールが可能になる。

表12-1　指導目標

1　一般目標
　気管挿管に伴うオンラインメディカルコントロールについて正しく認識する。

2　到達目標
　1　メディカルコントロール体制におけるオンラインメディカルコントロールについて正しい知識を持ち、説明できる。
　2　気管挿管実施に当たり、オンラインメディカルコントロールに則った指示を正しく受け、対処することができる。

表12-2　オンラインメディカルコントロールとは

　救急隊員が救急現場から医師と連絡をとり、医師の指示又は指導・助言を得ながら処置を実施するシステムをいう。
　　　　　　　　指示並びに指導・助言　　がある。

ポイント①

　メディカルコントロールの３本柱とは、指示、指導・助言と事後検証と再教育を一般に指す。このうち、指示、指導・助言が**オンラインメディカルコントロール**、事後検証と再教育が**オフラインメディカルコントロール**と呼ばれる。

表12-3　指示と指導・助言とは

　指示とは、救急救命士が行う特定行為実施について義務付けられている医師の具体的な指示である。
　指導・助言とは、特定行為以外のあらゆる救急業務に対して求められる。

ポイント②

　指示と指導・助言は分けて考えた方が現実的である。指示の要請者は救急救命士に限られるのに対して、指導・助言は一般の救急隊員からも要請される。医師側も、指示医師と指導・助言医師の資格要件は異なると考えられ、それぞれ別のシステムとして構築することが望ましい。

3 オンラインメディカルコントロールに必要なもの

　オンラインメディカルコントロールには、救急現場から短時間で医師と接続し、リアルタイムで連絡をとれる通信システムが必要不可欠である。携帯電話が普及した現状では、ハード的には難しいことではないが、病院の医師が直接、瞬時に、24時間体制で対応することが難しいといったソフト面で問題のある地域・施設は依然多い。救急専用直通電話、いわゆるホットライン（写真12-1）を導入し、交換手や守衛を介さずに医師が直接出る体制が必要である。院内で使用可能な弱電力型の携帯電話を利用している施設もある。携帯電話並びに医療機器の機能向上から、病院内での携帯電話の使用を認める施設が増えつつあり、通常の携帯電話をホットラインとして使用する例も出てきている。

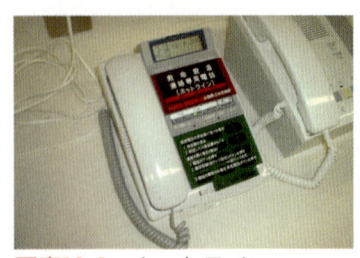

写真12-1　ホットライン

　また、指示又は指導・助言を出す医師は救急医療の知識・経験とともに、救急隊員の現場活動内容を熟知している必要がある。医師ならば誰でも行えるものではないという認識が重要である。資格要件については、メディカルコントロール協議会で検討されるべきである。ホットラインとして携帯電話を使用する場合、ホットライン用携帯電話を病院外に持ち出すことによって、特定の指示医が病院外からも指示を出せるようになる。当直医が指示医としての資格要件を満たさないことが懸案となり、24時間体制の指示体制がとれない地域では、このような工夫を行って指示医を確保する必要がある。

　一方、救急隊員も医師の指示又は指導・助言を正しく理解し、処置を実施する知識・技術が必要である。このためにはオンラインメディカルコントロール医師と意思の疎通が円滑に行えるよう、日頃から顔の見える関係を構築しておくことが望ましい。ただし、大都会などでは救急救命士の数が多いことから、個々のオンラインメディカルコントロール医師と救急救命士が顔の見える関係を構築することは極めて困難である。メディカルコントロール協議会などを活用し、少なくとも認定救急救命士（気管挿管、薬剤投与）だけでもオンラインメディカルコントロール医師と顔の見える関係を構築し、認定救急救命士の技量を把握した上で指示を出せるように努力するべきであろう。

　また、現実にオンラインメディカルコントロールが行われる状況は、傷病者の状況が窮迫し緊急の指示、指導・助言が求められている状況である。特に気管挿管の指示が出される状況は極めて切迫している。あらかじめ処置手順などはプロトコールに明示し、基礎的な事項についてはオンラインメディカルコントロール医師と救急隊員がコンセンサスを事前に確立しておかなければならない（図12-1）。このプロトコール作成に当たっては、地域メディカルコントロール協議会で慎重に協議し、気管挿管の適応や不成功時の対応などを定めて実施救急救命士、指示医師の裁量の範囲を小さくしておくことが望ましい（表12-5）。

☞ポイント④

表12-4　特定行為とは

1　器具を用いた気道確保
　①　ラリンゲアルマスク
　②　食道閉鎖式エアウエイ
　　・コンビチューブ
　　・ダブルバルーンチューブ
　　・ラリンゲアルチューブ
　　・EGTA
　③　気管チューブ
2　静脈路確保

ポイント③

除細動は特定行為から除外され、包括的除細動が開始されるようになった。一方、気管挿管が認定救急救命士に限られた特定行為として扱われるようになった。

表12-5　オンラインメディカルコントロールに必要なもの

1　救急現場の救急隊員と医師が短時間に接続し、リアルタイムで連絡をとれる**通信システム**
2　救急医療の知識・経験とともに、救急隊員の現場活動内容を熟知し、的確な指示又は指導・助言を出すことができる**医師**
3　医師の指示又は指導・助言を正しく理解し処置を実施する知識・技術がある**救急隊員**
4　処置手順などを明記し、医師・救急隊員にコンセンサスのある**プロトコール**

ポイント④

医師が救急隊員からの指示要請に対して、ただ一律に「どうぞ、実施してください」というだけの形式的許可は、正しいオンラインメディカルコントロールの姿ではない。医師と救急隊員の共同作業による、個々の事例に対応した内容のあるオンラインメディカルコントロールが望まれる。

4　気管挿管における具体的なオンラインメディカルコントロール

　認定救急救命士が、心肺停止状態の傷病者に対して、気管チューブにより気道確保をするべきと考えたら、直ちにオンラインメディカルコントロール医師に連絡をとり、傷病者の年齢、性別、心肺停止の状況、心電図、換気状態、異物による気道閉塞の有無、気管挿管の適応と考える根拠、医療機関までの所要時間などを簡潔に伝えた上で、気管挿管の適応と考えることを明示し、具体的な指示を得る（表12-6、12-7）。

　器具を用いた気道確保についての具体的な指示とは、器具名を明示した指示である。この場合、

① 経口、経鼻エアウエイを含む用手気道確保によるCPRを継続し、速やかに医療機関への搬送指示
② 食道閉鎖式エアウエイ又はラリンゲアルマスクによる気道確保プロトコール指示
③ 気管挿管プロトコール指示

のいずれかを指示する。　　　　　　　　　　　　　　　　　☞ポイント⑤

　気管挿管プロトコールを指示する場合、オンラインメディカルコントロール医師は、救急救命士が気管挿管可能な認定救急救命士であるかどうか、傷病者が気管挿管の対象となる適応である状態かどうか、すなわち①異物による窒息の院外心肺停止、②傷病の状況から気管挿管以外では患者予後を改善しえないと判断し得る院外心肺停止かどうかを判断した上で指示を出す（表12-8）。この際に、気管挿管は心肺機能停止状態（呼吸又は循環の停止した状態）では適応にならず、心肺停止状態（呼吸停止なおかつ循環停止の状態）に限られるということは注意を要する（表12-9）。

　気管挿管の指示を受けた認定救急救命士は、プロトコールに則って処置を行い、プロトコールでは明記されていない不測の事態が生じたときには、速やかにオンラインメディカルコントロールを受けて、最善の処置を尽くさなければならない。

☞ポイント⑥

　気管挿管処置実施後、実施した認定救急救命士は可及的速やかに指示医に報告しなければならない。報告すべき内容は、気管挿管が成功したか否か、気管チューブサイズ、カフ容量、チューブ固定位置、換気方法、酸素流量、実施場所などである。報告すべき項目については地域メディカルコントロール協議会で検討しておく。

5　オンラインメディカルコントロールの記録

　気管挿管の事例は必ず事後検証の対象となる。実施した認定救急救命士は活動記録・事後検証票に必要事項を記載し、記録を保存するとともに、事後検証に供さなければならない。

　一方、指示医師も特定行為指示記録を残すことが義務付けられており、気管挿管指示の記録についても当然残さなければならない。この際、指示日時、指示要請救急救

表12-6 気管挿管指示を得る際にオンラインメディカルコントロール医師に伝える項目

1. 傷病者の年齢・性別
2. 心肺停止の状況（心肺機能停止状態か心肺停止状態か）
3. 心電図（Asystoleか、PEAか、VFか）
4. 用手気道確保、バッグ・バルブ・マスク換気による換気状態
5. 異物による気道閉塞の有無
6. 気管挿管の適応と考える根拠
7. 気管挿管と明示した指示要請

表12-7 指示要請のポイント

1. 気管挿管の**適応**を明確にメディカルコントロール医師に伝達
2. 気管挿管の**選択理由**を明確に伝達

ポイント⑤

　気管挿管すべきかどうか判断するのは、オンラインメディカルコントロール医師である。救急救命士は医師が判断するために必要な情報を要領よく伝えなければならない。その際に救急救命士が気管挿管の適応であると考えた場合は、気管挿管と明示した指示要請を行うべきであろう。しかし、あくまでも**最終的に判断するのは、オンラインメディカルコントロール医師**である。

表12-8 気管挿管の適応

1. **異物**による窒息の院外心肺停止
2. 傷病の状況から**気管挿管以外では患者予後を改善しえない**と判断し得る院外心肺停止

表12-9 気管挿管の対象

気管挿管の対象は**心肺機能停止状態**（呼吸又は循環の停止した状態）では適応にならず、**心肺停止状態**（呼吸停止なおかつ循環停止の状態）に限られる。

ポイント⑥

　気管挿管の適応を認定救急救命士、指示医師双方が、確実に理解する必要がある。具体的事例によるシミュレーションを通して、適応事例についてのコンセンサスを確立しておかなければならない。

命士氏名、指示医師氏名、実施を指示した特定行為、さらに気管挿管を指示した場合は気管挿管の適応についての判断の根拠、気管チューブサイズ、カフ容量、チューブ固定位置、換気方法、酸素流量、実施場所などを記録しておくことが望ましい（表12-10）。

☞ポイント⑦

6　オンラインメディカルコントロールの今後の展望

　救急業務におけるICTの活用が検討されている。ICT活用の一環として画像伝送システムの試験運用が、いくつかの地域で官民一体となって試みられている。救急車内に固定したカメラの映像を病院に伝送するシステムが旧来は一般的だったが、近年はカメラを病院からリモートコントロールするシステムや、救急隊員のゴーグルにカメラを内蔵し救急隊員の見ている映像を病院に伝送するシステムが開発されている。伝送システムも特別な送受信装置を使用するのではなく、既存の携帯電話のシステムやインターネットを利用して低コストでの汎用システムが開発されている。

　喉頭展開した映像が伝送できるようになれば、気管挿管におけるオンラインメディカルコントロールには画期的な変化がもたらされるであろう。今後、ビデオ喉頭鏡（エアウエイスコープ®）の使用が救急救命士にも許可されれば、ビデオ画像をそのまま病院に伝送することも可能になる。病院や自宅に居ながらにして医師が患者の声門を観察し、救急救命士の手を使って気管挿管をするという時代は、もう目の前まで近づいている。

　そのような時代が到来しても、指示医と救急救命士の相互の信頼関係が築かれない限り、健全なメディカルコントロールに基づく安全確実な気管挿管は実施し得ないということは論を待たない。

表12-10　指示医師による気管挿管指示の記録事項

1　指示日時　　　　○○時△△分
2　指示要請救急救命士氏名
3　指示医師氏名
4　実施を指示した特定行為
5　気管挿管の適応についての判断の根拠
6　気管チューブのサイズ
7　カフ容量
8　チューブ固定位置
9　換気方法
10　酸素流量
11　実施場所　　　　　　　　　　　　　など

ポイント⑦

　気管挿管の指示を得て実施した救急救命士は、活動記録・事後検証票に活動内容を記録しなければならない。一方、指示医師も気管挿管指示内容を記録し保管しなければならない。このように、気管挿管のオンラインメディカルコントロールにおいては、救急救命士、医師双方が責任を負う共同作業として行わなければならない。

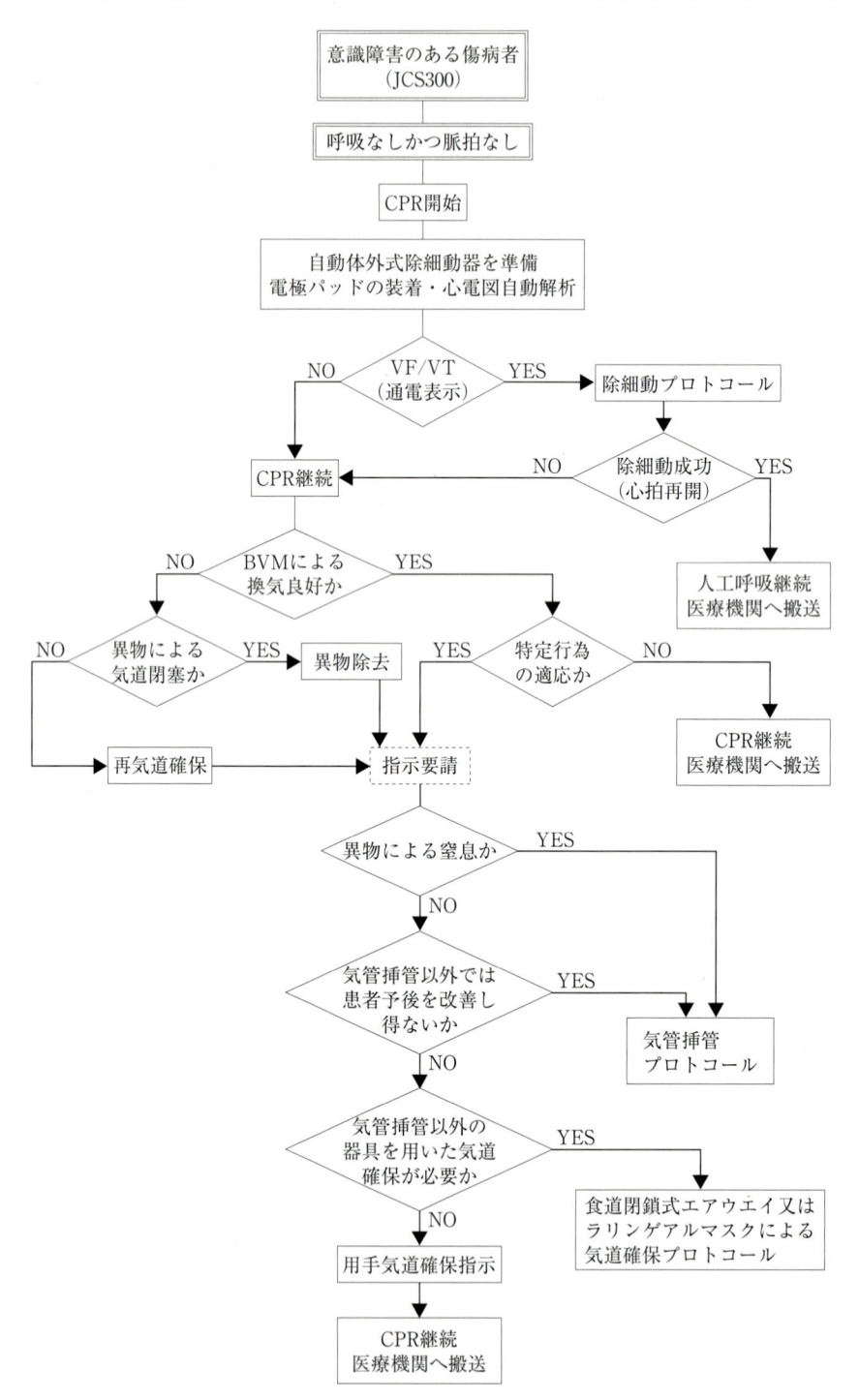

図12-1　オンラインメディカルコントロールプロトコル

（松田　潔）

13 気管挿管とメディカルコントロール体制
―事後検証―

1 はじめに

　救急業務の高度化の一つとして気管挿管の実施が救急救命士に認められた背景には、メディカルコントロール（以下、MC）体制に対する医療機関（医師）と消防機関（救急隊員）の理解が深まり、その遂行に当たってMC体制の整備が進められたことが挙げられる。

　本来、平成3年に救急救命士法が施行された時点でMC体制が構築され、医行為としての特定行為の実施はMCの管理下に行われているべきであった。救急救命士制度が発足し10年が経過して、ようやくその後の救急業務の高度化にはMC体制の確立が不可欠であることが認識されたが、これはむしろ遅きに失したといえる（表13-2）。

　本章では、気管挿管を実施する際のMCのあり方について解説し、特に気管挿管にかかわる事後検証がどのように行われるべきかについて詳述する。　☞ポイント①

2 メディカルコントロールとは？

　病院前救急医療体制における「メディカルコントロール」とは、救急現場から医療機関に搬送されるまでの間において、救急救命士等が医行為を実施する場合、当該医行為を医師が指示又は指導・助言及び検証して、それらの「医行為の質を保障する」ことと定義している（表13-3）。　☞ポイント②

　すなわち、救急隊員の活動を医学的観点から保障しようとするものであり、救急隊員は消防職員でありながら、看護師や薬剤師、検査技師などと同様に医療従事者として位置付けられることになる。

　MCはオンラインMCとオフラインMCに大別されるが、その根幹は指示、検証、研修の三つに集約される。たとえば気管挿管にかかわるMCについてそれぞれの具体例を示すと、
　① MC担当医療機関との間のホットラインを介しての気管挿管実施の指示要請と具体的指示
　② 気管挿管後の事後検証作業と個々の救急救命士へのフィードバック
　③ 気管挿管に関する座学と実習及び資格取得後の生涯教育
となる。前記の①～③はそれぞれ独立しているのではなく、継続した形でMCが施行

表13-1 指導目標

1 一般目標
メディカルコントロール（MC）体制の概念を説明できる。
2 到達目標
気管挿管にかかわる事後検証について、その意義と方法について説明することができる。

表13-2 気管挿管実施における大原則

救急業務の高度化にはMC体制の確立が、絶対条件である。

ポイント①
MCなしには気管挿管などあり得ないことを強調する。

表13-3 メディカルコントロールの定義

救急現場から医療機関へ搬送されるまでの間において、救急救命士等が医行為を実施する場合、当該医行為を医師が指示又は指導・助言及び検証して、それらの**「医行為の質を保障する」**こと。

（平成12年5月 「病院前救護体制のあり方に関する検討会報告書」）

ポイント②
気管挿管、薬剤投与に限らず、すべての救急隊活動の骨格となる。

されることが重要である。

　①～③の根底には地域MC協議会内で決められた気管挿管プロトコールが存在する。気管挿管はこのプロトコールに基づきオンラインMC下に実施され、救急隊活動記録に基づき検証作業が行われる。この際に生じた問題点は救急救命士個人にフィードバックされ、必要があれば再研修などの処置がとられると同時に、問題点の内容によってはプロトコール自体の見直しが行われ、研修による教育措置がとられなければならない（図13-1）。

3　気管挿管における事後検証の実際

　気管挿管という、救命のためには大きな効果がある一方で、正しく行わなければ時に重篤な合併症を起こし得る医行為を救急救命士が実施するには、医師による管理の下、指示、検証、研修の実施が必要不可欠である。

　オフラインMCの一つである事後検証作業は、救急隊への医学的指導（フィードバック）、プロトコールの改訂、さらには気管挿管の効果検証そのものにも寄与する。

　すなわち事後検証はMC体制の中心となる作業であると位置付けられ、主として次の三つの要素から構成される（図13-2）。

　①　救急隊活動記録票の策定と改訂
　②　検証医による検証
　③　検証結果のフィードバック

(1)　救急隊活動記録票の策定と改訂

　検証医は救急隊活動記録票に記載された内容に基づき検証作業を行うため、記載項目については後述する検証の留意点が判断できるように決定されるべきである。

　特に時間経過については、気管挿管の対象が現時点で心肺停止例に限られていることからも、ウツタインスタイルに準拠した記録が行われるような書式にしておく必要がある。除細動であれば器機に自動的に記録されるが、気管挿管においては実際の手技を行いながら時間記録を行うことは現実的ではないため、ボイスレコーダーなどの導入も有用であるかもしれない。

　検証作業を進めるうちに記録票の書式に様々な問題点が生じる可能性がある。効果的な検証のためには、検証医の要求する情報が記録票に記載されなければならず、必要であれば定期的、あるいは不定期に検証票の改訂作業を行う柔軟性が求められる（資料13-1）。

(2)　検証医による検証

　事後検証の具体的プロセスとしては、
　①　検証票への記録
　②　検証医への提出と検証

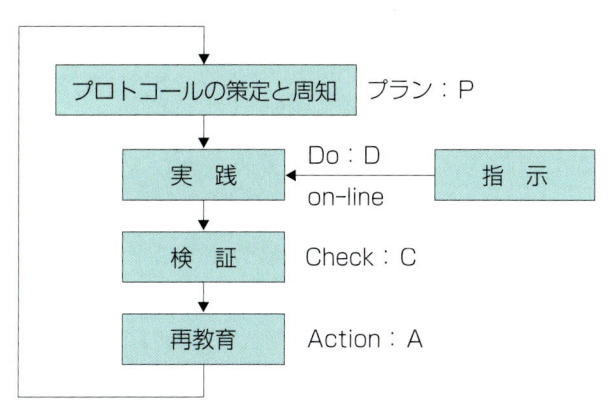

図13-1　メディカルコントロールの骨格（PDCAサイクル）

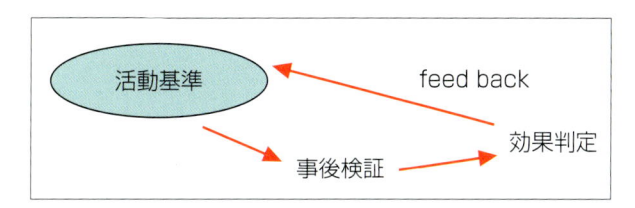

事後検証により、**活動基準（プロトコール）**自体の妥当性を検討し、必要であれば改訂を行う（**マクロ的検証**）。

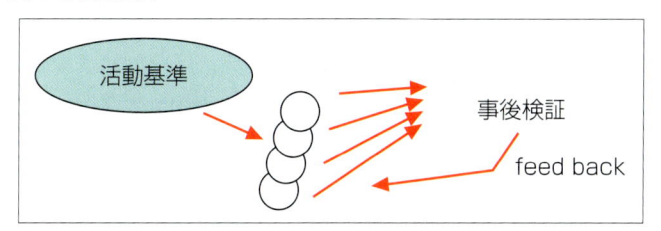

個々の救急事案を対象に検証を行い、個々の救急隊員にフィードバックする（**ミクロ的検証**）。

図13-2　事後検証の二つの対象

③　所轄の指導的救急救命士への連絡
　④　当該救急隊（員）への指導
の四つに分けられる。

　記録は救急隊員にとっては医師の「カルテ」に相当するものであるから、事実が正確に漏れなく記載されていることが求められる。

　検証対象となる事例の選定をどのように行うかは地域MC協議会内で決定されるが、医行為そのものである気管挿管事例については全例検証対象となることは当然である。

　検証に当たって注目すべき項目は、以下の5点に集約できる（表13-4）。
　①　病院前における判断は、救急室での診断と同じであったか？
　②　救急現場でなすべきでなかった行為が行われていなかったか？
　③　救急現場でなすべき行為が行われていたか？
　④　医療機関への搬送の間に不適切な遅延がなかったか？
　⑤　傷病者は適切な医療機関に搬送されたか？
この項目を気管挿管の実施に当てはめてみれば、
　①　気管挿管の適応は正しく判断されていたか？
　②　気管挿管時の禁忌事項、注意事項に抵触していなかったか？
　③　気管挿管時にプロトコールが遵守されていたか？
　④　気管挿管実施に際し、不適切に時間を浪費していなかったか？
　⑤　傷病者の病態に応じた医療機関を選定できていたか？
となる。　　　　　　　　　　　　　　　　　　　　　　　　☞ポイント③

　実際の検証作業では更に多くの細目について検討されるであろうが、常に上記の点に留意することが求められる。

　検証結果は所轄の指導的救急救命士への連絡をもって、当該救急隊（員）へ伝えられる。以下に検証結果のフィードバックについて解説する。

(3) 検証結果のフィードバック

　検証結果はいくつかの段階に分類され、それをどのようにフィードバックするかはあらかじめ地域MC協議会内で決めておく必要がある。
　一例を示せば、
　①　活動に問題なし
　②　軽度の問題あり
　③　大きな問題あり
　④　重大な問題あり
の4段階に分けられ、②〜④については検証医から直接に、あるいは消防機関所轄の指導的救急救命士を通じてフィードバックが行われる（表13-5）。

　日常、個々にフィードバックするのが一般的であるが、問題事例に関しては事後検証会などの場で検討されることも必要となる。

　プロトコールにのっとった活動が行われていたか否か、特に禁忌事項に抵触してい

表13-4　事後検証の際の評価項目

1. 病院前における判断は、救急室での診断と同じであったか？
2. 救急現場でなすべきでなかった行為が行われていなかったか？
3. 救急現場でなすべき行為が行われていたか？
4. 医療機関への搬送の間に不適切な遅延がなかったか？
5. 傷病者は適切な医療機関へ搬送されたか？

事後検証のポイントは五つ！

ポイント③

五つの評価項目を、気管挿管の場合に当てはめて考えさせる。

表13-5　救急隊員へのフィードバックの一例

1. 活動に問題なし
2. 軽度の問題あり　→　所轄で訓練
3. 大きな問題あり　→　再研修
4. 重大な問題あり　→　業務停止

た場合には厳重な指導がなされるべきである。状況によっては再研修、業務停止処分、第三者機関による評価なども検討されなければならない。この点については全国的に統一した見解は今のところないため、各地域のMC協議会において規定されるものである。

☞ポイント④

　同様の事案が頻回に生じれば、これは救急救命士個人の問題ではなくプロトコールに問題があると判断されるため、この場合にはプロトコールの改訂が検討される。現在の気管挿管プロトコールは全国統一のものではないが、救急救命士テキストに示されているプロトコール例が基準となっていると思われる。

　このような作業を忠実に継続することが、気管挿管に関する医学的な質の保障をもたらすのである。

(松本　尚)

ポイント④
プロトコールから外れた活動には、「再研修」や「業務停止」などの措置が必要であることを認識させる。

資料13-1　気管挿管活動記録票

救急隊名		災害番号		救急救命士名	
指令時刻	月　　日　　時　　分	病着時刻	月　　日　　時　　分	年齢・性別	歳（男・女）

気管挿管の適応	目撃者（有・無）　LM・EGTAの換気（良好・不良）年齢（15歳以上・15歳未満） 内容
指示医師名	
1回目 時　間	開始時刻　　　　　　　完了時刻
場　所	場所　□ 現場　□ 車外ストレッチャー上　□ 車内
確認事項	セリック法・BURP法を用いてコーマックグレード（グレード 1　2　3　4　） チューブサイズ　（　　　　　）　　声門通過　（確認　未確認） チューブ位置　（　　cm）　カフ容量　（　　ml） 胸郭の動き　（良好　不良）　心窩部音・5点聴取　（良好　不良） チューブの曇り、EDD、ETCO₂　（良好　不良） CPR中断時間　（　　　秒　）
中止時の対応	
2回目 時　間	開始時刻　　　　　　　完了時刻
場　所	場所　□ 現場　□ 車外ストレッチャー上　□ 車内
確認事項	セリック法・BURP法を用いてコーマックグレード（グレード 1　2　3　4　） チューブサイズ　（　　　　　）　　声門通過　（確認　未確認） チューブ位置　（　　cm）　カフ容量　（　　ml） 胸郭の動き　（良好　不良）　心窩部音・5点聴取　（良好　不良） チューブの曇り、EDD、ETCO₂　（良好　不良） CPR中断時間　（　　　秒　）
中止時の対応	
救急救命士の報告内容と医師の指示内容	
報告内容	
指示内容	
指示医師署名	所属　　　　　　　　　　氏名

病院到着時の状況					
挿管状態	□ 気管　□ 片肺挿管　□ 食道挿管		換気状態	□良好　□不良	
コメント					
医師署名	所属　　　　　　　　　　氏名				

※愛知県救急業務高度化推進協議会の許諾をえて掲載

14 気管挿管の事故対策

1 気管挿管に伴う危険因子

　気管挿管が不適切に実施された場合、傷病者の病態を更に悪化させる可能性がある。
　本章では、院外心肺停止事例に対する救急救命士による気管挿管の実施に伴う種々の危険性、合併症、対応のあり方、法的な対応などについて概説する。

(1) 気管挿管の対象が院外心肺停止傷病者であること

　プレホスピタルで行う救命処置は病院で行う救命処置に比較し、設備や環境面で不利な点が多い。気管挿管に関しても同様である。訓練を十分受けた欧米（カナダ）のパラメディックを対象とした検討[1]によると、院外心肺停止傷病者に対する気管挿管の成功率は表14-2に示すとおりで、初回施行時には成功率は80.1％にすぎなかった。
　全身麻酔下での病院実習では、気管挿管を実施するために可能な限りの好条件を揃えている。それに比較し院外心肺停止傷病者に対する気管挿管実施には様々な悪条件が存在する。これら病院実習と実際の救急現場での気管挿管の違いを念頭に置く必要がある（表14-3）。
　実際の救急現場ではスニッフィングポジションがとりづらいことや、口腔内に吐物や異物が存在し視野の妨げとなり、喉頭展開が困難であることが予想される。心肺停止傷病者で自発呼吸が存在せず、かつ呼気炭酸ガスが検出されにくいため、適切に気管挿管がなされたかの判定が困難である。また、気管挿管が適切になされるためには、介助者のサポートが不可欠である。日頃から行動を共にする救急隊員同士が気管挿管法の連携訓練を行い、互いに介助法を指導しあうことも重要である。

(2) 気管チューブの不適切な挿入

　救急救命士の気管挿管時の危険因子を表14-4に示す。喉頭展開が不十分である場合、気管チューブのカフが歯牙により破損する。この場合、せっかく挿管してもエアリークのため人工呼吸が実施できないことがある。気管チューブ先端の位置が浅かったり深かったりすると、人工呼吸の効率が悪くなる。また、気管チューブが浅い場合には搬送中の振動等によって抜去されてしまう（事故抜去）可能性がある。
　気管チューブの食道留置（食道挿管）は決して放置してはならない。食道挿管の場合、有効な換気は全くなされないので、迅速に抜去するべきである。

表14-1 指導目標

1 一般目標

気管挿管に伴う危険因子を認識し、事故発生時に適切に対処できる能力を身に付ける。

2 到達目標

1. 気管挿管に伴う合併症を含めた危険因子を説明できる。
2. 病院実習での気管挿管と院外心肺停止における気管挿管の違いを説明できる。
3. 気管挿管に伴う誤挿管、事故発生時に現場での適切な対応法を説明できる。
4. 食道挿管の鑑別法を認識し、食道挿管発生時の対策を説明できる。
5. 気管挿管に伴う事故発生対策としての医学的、社会的対応策を説明できる。

表14-2 パラメディックによる院外心肺停止傷病者に対する気管挿管の成功率

（n＝331）

気管挿管操作回数	成功症例数	成功率
初回施行	265	80.1%
2回目施行	300	90.6%
3回目施行	315	95.2%
4回目以上	317	96.0%

（Rocca B, et al. Prehospital Emerg Care, 164-167, 2000より引用）

表14-3 病院実習における気管挿管と救急現場における気管挿管の違い

病院実習	救急現場
自発呼吸なし、心拍あり	自発呼吸、心拍ともになし
嘔吐、誤嚥対策を事前に厳密に実施	嘔吐、誤嚥を併発している場合あり
時に生理的反射の出現あり	生理的反射はほとんどなし
挿管時、理想的な体位を確保することが可能	挿管時、理想的な体位を確保するのが困難な場合あり
気管挿管が適切になされているかの判定が容易	気管挿管が適切になされているかの判定が比較的困難
指導者、介助者のサポートが十分	介助者への介助の指導が必要

⑶ 搬送中のチューブトラブル

搬送中の振動等による気管チューブの閉塞、屈曲、事故抜去に注意する。テープによる固定だけでなく、気管挿管実施者が口角の所で気管チューブをしっかり左手で保持することが重要である。

⑷ 気管挿管手技に伴う合併症

気管挿管を実施する際には様々な物理的合併症が起こりうる。喉頭展開をより確実に試みようとするあまり、無理に力が加わることがある。その結果、頸椎損傷、歯牙損傷が起こりうる。気管挿管操作は無理に行わず、解剖学的力点を把握し、愛護的に行うことを常に心がけてほしい。また喉頭蓋付近、声門、気管分岐部等は特に損傷が起こりやすい部位であるので、喉頭鏡やチューブの挿入に際して慎重に行うべきである。

2　誤挿管時の対応

⑴ 欧米の文献調査結果から得られたパラメディックによる不適切な気管挿管の現状

不適切な気管挿管とは、気管チューブの先端が、①気管支に留置（片肺挿管）、②声門の手前に留置、③食道に留置（食道挿管）に存在した場合である。

これらの不適切な気管挿管が起こる原因として、気管挿管実施の際に気管チューブを誤った部位に挿入することや、気管チューブが適切に挿入されても傷病者搬送中に振動等により気管から逸脱してしまうこと（気管チューブの事故抜去）等が考えられる。これらの不適切な気管挿管のうちでも、食道挿管では気管チューブを介しての有効換気は全く得られない。したがって、食道挿管は絶対に回避すべきであり、食道に挿管してしまった場合には、放置せずその状況を的確に把握し速やかに対応すべきである。

欧米でのパラメディックによる食道挿管の発生率は、心肺停止／非心肺停止傷病者を合わせたKatzらの検討[2]では18％であり、心肺停止傷病者に限定した他の報告[1,3,4]でも1.8～8.5％と決して低くない（表14-5）。

心肺停止傷病者では声門運動等がなく、気管挿管が比較的容易であると予想されるが、肺循環がないために呼気炭酸ガスが検出されにくい等、気管挿管が適切になされたかどうかの判定が一次確認・二次確認によっても困難なことがある。

⑵ 食道挿管及び気管チューブの事故抜去対策

食道挿管及び気管チューブの事故抜去に対する対策を表14-6にまとめた。

まず気管挿管を施行する際には正確に喉頭展開し、気管チューブが声門を通過する

表14-4　救急救命士による気管挿管に伴う危険因子

1　対象が院外心肺停止傷病者であり、病院実習に比較し気管挿管の実施が困難である。
2　気管チューブが不適切に挿入される。
　① 気管チューブのカフが損傷される。
　② 気管チューブの先端が
　　・声門手前に留置される．……チューブが浅い
　　・気管支内に留置される．……チューブが深い
　　・食道に留置される．…………食道挿管
3　搬送中にチューブトラブルが起こりうる。
　① 気管チューブの閉塞、屈曲、圧迫
　② 気管チューブの逸脱、事故抜去
4　合併症が発生する。
　・歯牙損傷、気道の損傷など

表14-5　パラメディックによる不適切な気管挿管の発生率

1	心肺停止／非心肺停止傷病者を含む全事例の検討（Katz, 2001[2]） 　パラメディックによる気管挿管実施108事例中 　　不適切な気管挿管事例（率）　　27（25%） 　　食道挿管事例（率）　　　　　　18（16%） 　　声門手前に留置した事例（率）　 9（9%）
2	心肺停止傷病者のみの検討 　食道挿管事例数／全事例数 　　　14/779（1.8%）（Stewart, 1984[3]） 　　　14/331（3.9%）（Rocca, 2000[1]） 　　　15/177（8.5%）（Gausche 2000[4]）

のを直視下に確認することが重要である。喉頭展開が得られないまま盲目的に気管挿管を行ってはならない。

　この喉頭展開を正確に行うためには、人形等を用いた普段からのトレーニングが欠かせない。また、病院実習の場を有効に活用し、指導医等からそのコツ等を教わり安全で確実なテクニックを身に付けることが重要である。また可能な限りスニッフィングポジションをとるよう心がけ、さらに介助者との普段からの連携に心がけて訓練を積み、実際の活動として気管挿管をとらえることが重要である。喉頭展開が充分に得られる為には、喉頭鏡ブレードの先端を喉頭蓋谷に正確に持っていかなければならない。図14-1に喉頭展開が不充分な場合と充分な場合を提示する。図14-1aのように喉頭鏡を口腔に挿入し喉頭蓋を見つけても、ブレード先端が喉頭蓋谷に位置しなければ、喉頭鏡をいくら持ち上げても喉頭蓋は持ち上がらない。この為、喉頭蓋が喉頭展開の妨げとなり、写真14-1aのように喉頭全体の視野が充分に得られなくなる。中途な視野で気管チューブ挿入を試みると、食道挿管に至ることがあるので注意が必要である。

　いったん挿管された気管チューブの先端が食道へ留置された場合の鑑別法として、表14-6に示すような方法が挙げられる。なかでも、呼気炭酸ガスの検出器具（イージーキャップ®）や食道挿管検知器（EDD、エアウエイチェッカー®）は二次確認法として有用であるが、それぞれの方法に利点・欠点が存在する。

　Takedaらの検討[5]（表14-7）では、一次確認・二次確認の食道挿管鑑別法は、その方法単独では必ずしも正診率が高いとはいえない結果であった。すなわち、これらの食道挿管鑑別法は個々において100％の信頼性を得るものではなく、これらの方法をすべて実施した上で、総合的に食道挿管であるかどうかを判定するべきである。

　また、搬送中に振動等により気管チューブの位置がずれたり、事故抜去することも十分起こりうる。気管チューブのテープ等による固定だけでは不十分で、人工呼吸を担当する者は右手で用手呼吸をしながら、**必ず左手で気管チューブを口角の部位で保持するべきである**。また、専用の固定器具を用いることも推奨される。

　搬送中に何らかの誘因で突然換気ができなくなった場合には、気管チューブの事故抜去を常に疑う必要がある。これを防ぐためには、カプノメータが有効である。

　心肺停止事例においては呼気炭酸ガスが検出されにくいが、検出される事例では、その連続モニタリングは実施すべきである。その場合、呼気炭酸ガスの検出が途絶した時点でチューブの固定や閉塞、抜去などの可能性をチェックし、必要ならば気管チューブを抜去し、直ちに他の気道確保法に切り替えるべきである。

　食道挿管等、気管チューブの位置が不適切であることが病院に入ってから判明した場合は、医師により適切な気道確保法に直ちに切り替えてもらう。食道挿管に気付かずに病院へ搬送した場合、この間の人工呼吸は全くなされないため、傷病者の予後に影響する。

　このように、食道挿管の放置は医療事故であり、放置すると生命予後の改善はかなわない。もし事故を起こしてしまったら事後検証リストの記載のみならず、食道挿管がなぜ起きたか、なぜ放置してしまったかの因果関係を詳細に事故報告書に記載する。

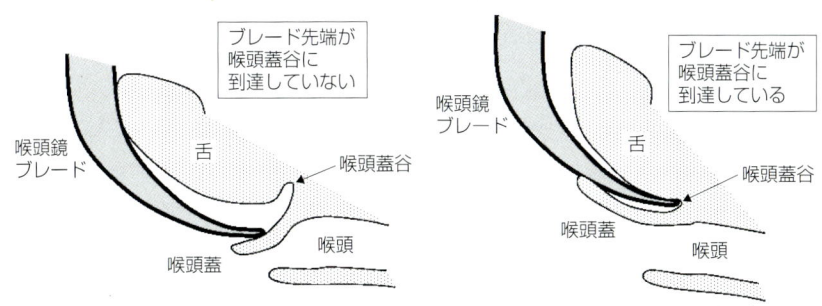

a　喉頭展開が不充分な場合　　　　b　充分な喉頭展開な場合

図14-1　喉頭展開の充分な場合と不充分な場合

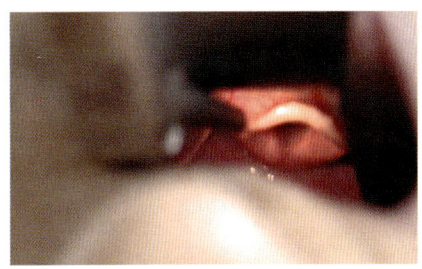

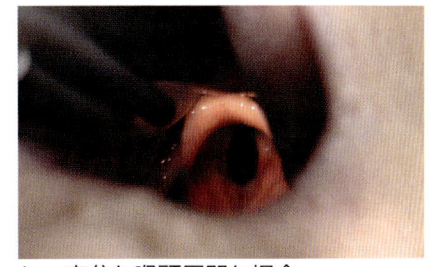

a　喉頭展開が不充分な場合　　　　b　充分な喉頭展開な場合

写真14-1　喉頭展開の充分な場合と不充分な場合

表14-6　食道挿管及び気管チューブの事故抜去対策

> 1　正確に喉頭展開し、チューブが声門を通過するのを直視下に確認する。
> 2　複数の位置確認法を組み合わせ、食道挿管でないか確認する。
> 　① 聴診（心窩部を含んだ6点聴診）
> 　② 人工呼吸に伴う胸壁運動
> 　③ 気管チューブ内の水蒸気の結露確認
> 　④ 喉頭鏡による再直視
> 　⑤ 呼気CO_2検出器の使用（イージーキャップなど）
> 　⑥ 食道挿管判定器具の使用（EDD）
> 3　搬送中における気管チューブの事故抜去対策
> 　① 予防策として、人工呼吸担当者は気管チューブ適正位置の保持に努める。
> 　② 換気ができなくなったら、事故抜去を疑い上記2の方法等で確認する。
> 　③ 呼気CO_2の連続測定（カプノグラフ）を行うことが望ましい。
> 　④ 事故抜去時には、BVMや他の特定行為による気道確保法に切り替える。

表14-7　心肺停止症例における各種気管挿管確認法の比較[5]

食道挿管症例（n＝9）			気管挿管症例（n＝81）		
聴診法	特異度	88.9%	聴診法	敏感度	92.6%
	陽性反応予測率	98.7%		陰性反応予測率	60.0%
ETCO₂	特異度	100%	ETCO₂	敏感度	67.9%
	陽性反応予測率	100%		陰性反応予測率	25.7%
EDD	特異度	88.9%	EDD	敏感度	75.3%
	陽性反応予測率	98.4%		陰性反応予測率	28.6%

地域メディカルコントロール（以下、MC）協議会へ報告し、その機関を通して関係部署（総務省、厚生労働省）へ報告する。また診療を担当した医師とも協議の上、傷病者家族へ説明する必要がある。

この食道挿管の放置に関する医療事故は医療訴訟へ進展することがあり、これらの医療事故発生時の社会的対応策を各地域のMC協議会であらかじめ検討しておく必要がある。

3 気管挿管合併症発生時の対応

気管挿管行為には様々な合併症が起こり得る。これらの合併症のいくつかは、救急現場での応急処置の段階では気付かなかったが、後に判明することも十分考えられる。

ここでは気管挿管行為に関する合併症につき、救急救命士のとるべき対応を救急現場及び医療機関収容後に分けて述べる。

(1) 気管挿管実施から医療機関搬送までに起こり得る合併症に対する応急処置

院外心肺停止傷病者に対し気管挿管を実施したら、それを担当した救急救命士は換気が適切になされているかを常に評価すべきである。

嘔吐が観察される傷病者では、気管チューブ挿入と一緒に吐物や異物を気管内に押し込んでしまい、それが原因で肺炎や換気困難となる場合がある。この場合、気管吸引を十分行うことが重要である。

また、気管チューブは愛護的に挿入するべきであるが、機械的刺激により口腔や気道が損傷された場合には出血に注意する。血液の気道内への流れ込み等によって凝血塊が気道を閉塞することがあり、損傷部位の出血が激しい場合にはガーゼ等で圧迫する方がよい（表14-8）。

(2) 医療機関収容後に判明する合併症

医療機関に到着したら、院内で引き続き行われる救命処置に影響する可能性のある合併症があればすぐに担当医に報告する。特に吐物や凝血塊等による気道閉塞が生じた場合には、医師により即座に気管支鏡を用いた気道吸引や気管チューブの入れ替えを実施する必要がある。また、実施前や実施中に起こった問題・疑問についても包み隠さず医師へ報告しておくべきである（表14-9）。

気管チューブ挿入に伴う物理的損傷による合併症は気管チューブに接する部分に発生することが多く、気管チューブを抜去するまで判明しない。一般に心肺停止傷病者は救命処置が成功した場合には、集中治療室（ICU）へ収容され引き続き人工呼吸がなされるため、気管チューブを留置したままの状態が数日から数週間持続する。

気管チューブ抜管後に判明する最も多い合併症は嗄声や上気道狭窄症状である。これらは気管チューブの接触による喉頭浮腫、炎症、反回神経麻痺、披裂軟骨脱臼などが原因として考えられる。両側反回神経麻痺は、写真14-2に示すように発声時、声帯

表14-8 気管挿管に伴う合併症発生時の対応①
　　　　―医療機関搬送までの応急処置―

1　歯牙損傷
　　損傷部位をガーゼで保護、とれた歯牙は保管
2　口腔内損傷
　　出血が増悪しないよう、可能ならガーゼで圧迫
3　口腔内出血、吐物の気管流入防止
　　カフを十分膨らませる。
4　凝血塊等による気管チューブ閉塞
　　気管吸引を十分行う。

表14-9 気管挿管に伴う合併症発生時の対応②
　　　　―医療機関収容後に救急救命士がとるべき対応―

1　救命初期治療に影響する合併症の報告
　　損傷部位の程度、換気状態は良好か
2　心拍再開後、状況が落ち着いてから報告
　　気管挿管手技に関し、物理的損傷が懸念される行為がなかったか
3　気管挿管を実施した傷病者の入院後経過観察
　　合併症がどういう経過をとるかを傷病者毎に観察する。
　　気管チューブ抜管時にはできるだけ立ち会う。

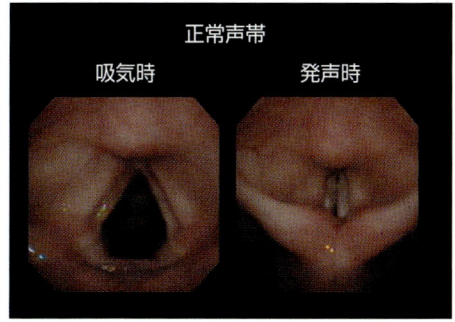

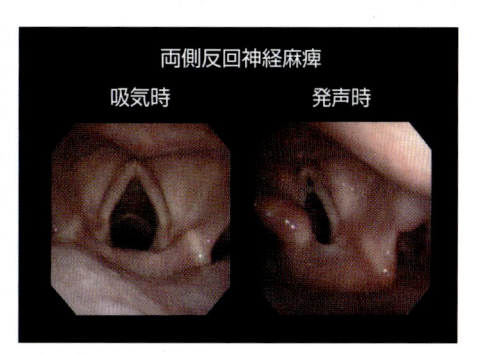

写真14-2　両側反回神経麻痺

が完全に閉鎖せず、嗄声を呈する。また、誤嚥性肺炎の原因ともなる。これらの合併症の程度は気管チューブ抜去後、経過観察のみで軽快するものから、著しい上気道狭窄のため再度気道確保処置がとられる場合まで様々である。披裂軟骨脱臼が認められた場合は整復術が必要となる場合がある。また嗄声は全身麻酔から覚醒した患者がしばしば苦痛に感じ、クレームを訴えてくることも少なくない。病院実習ではこのことを念頭に置いて取り組んでほしい。

　非常にまれではあるが気管チューブ挿入により気管・気管支穿孔、食道穿孔等の合併症が報告されている。この場合には修復手術が必要であるが、気管チューブ挿入の際にスタイレットを気管チューブ先端から突出させたまま挿入手技を行ったり、深く挿入しすぎたりする不適切で乱暴な挿入手技が原因と考えられる。

　気管挿管に伴う合併症が発生した場合には、診療担当医、地域MC協議会の担当医、そして実際に気管挿管を実施した救急救命士が十分協議した上で、その合併症が救急救命士の気管挿管手技によるものかどうか、一定の結論を得るべきである。その上で傷病者や家族へ合併症の病状を説明し、合併症に対する治療の必要性等を理解してもらうよう努めるべきである。また地域MC協議会へ合併症発生に関する報告書を提出し、地域MC協議会はそれを保管すべきである。例えば手術を要する場合や死亡してしまうような重篤な合併症が発生したら、総務省や厚生労働省などの関係部署へ報告することも必要である。

　最後に近年、国内で報告されている気管挿管に関する合併症の報告[6)〜13)]を表14-10に示す。いずれもまれな合併症であるが、挿管操作が乱雑であったり反復したりした場合に起こりうることを念頭に置き、愛護的に行うことを心がけてほしい。

4　病院前救護処置に関する法医学と法的知識、気管挿管に関する医療訴訟

(1)　気管挿管実施に関する救急救命士の責任範囲

　近年、救急救命士の業務のあり方が見直された。すなわち、除細動を包括的指示下に行うことが認められ特定行為から除外された。また気管挿管による気道確保が条件をクリアした救急救命士に認められるようになった。これらの特定行為の処置内容の拡大化によって心肺停止傷病者の救命率が向上することが期待できるが、一方でこれらの行為は高度の医学的判断を必要とし、適切に実施されない場合、医療事故を引き起こす確率が格段に高まった。今後、気管挿管の実施に伴い、救急救命士の責任範囲は拡大するものと考えられる（表14-11）。

　救急救命士による気管挿管が安全に行われるためには、気管挿管に関する知識・技術の修得はもちろん必要であるが、気管挿管はMC下に行われること（医師が行う医行為をMCというものを使って現場までその責任範囲を延長し、その結果救急救命士が実施する行為であること）を認識することが最も重要である。

表14-10　気管挿管に伴う主な合併症の国内報告—医学中央雑誌より検索（2001〜2003）—

症　例	文献番号
巨大声帯ポリープの脱落による換気不全	6）
両側反回神経麻痺の発生	7）
気管入口部の損傷	8）
気管食道瘻の発生	9）
被裂軟骨脱臼	10）
脱落歯牙による気管異物	11）
喉頭肉芽腫の発生	12）
喉頭展開操作に伴う下顎骨骨折	13）

表14-11　気管挿管実施に関連する救急救命士の責任範囲

※**気管挿管はメディカルコントロール下で行われることの自覚**
1　気管挿管に関する教育、研修を受講した救急救命士のみ実施
2　医師との厳密な連携。傷病者状態、挿管適否に関する情報提供
3　適切な応急処置の実施と傷病者の安全確保
4　事後検証、救急救命処置記録の詳細な記載
5　医療事故の対策

すなわち、救急救命士から連絡を受けた医師が気管挿管の適応を決定するのであって、救急救命士が気管挿管を医師の指示なしに単独で行うのは禁じられている。もしこれを破ると、半年以下の懲役若しくは30万円以下の罰金に処せられる（救急救命士法第44条第1項、第53条）[14]。

　それ故、気管挿管の適応判断は極めて慎重でなければならない。地域MC協議会ではプロトコールを熟考し、作成しているものと思われるが、前述したようにこの適応判断の責任は指示医師にかかることになる。

　もし現場の救急救命士は指示者である医師に対し、気管挿管の適応判断に必要な傷病者の身体所見等の情報を広く正確に伝えなければ、それは救急救命士にも法的な責任が及ぶことになる。

　また、気管挿管を実施したら行為が正しく実施できたかを判定しなければならない。現場での判定が困難である場合、やはりMC担当医師に連絡をとるべきである。さらに、救急車収容後、移送中の振動等により適切に挿入されていた気管チューブが逸脱し換気不良となることがある。この場合も医師への連絡が不可欠であり、他の気道確保法への変更等の指示が必要となる。

　さらに、救急救命士は医療機関へ搬送した後に、医師による事後検証を必ず受けなければならない。また、救急救命処置記録を詳細に記載しなければならない。これらの記録は記載の日から5年間保存することが義務付けられている[14]。

　これらの記録は、医療機関でのカルテ（診療録）に相当し、引き続き行われる医療機関での診療上必要であること、救急救命士自身の後学につながること、医療訴訟時の証拠書類となること等、あらゆる面で重要な意味を持つこととなるので、ささいなことでも詳細に記載する習慣を持つべきである。

(2) 気管挿管と医療事故

　医療事故とは医療行為に起因して何らかの身体的侵害が発生した場合を言い、医療事故には医療者側に過失がある場合と、不可抗力な事故とがある。前者を医療過誤といい、医療者側は法的責任（損害賠償や刑事責任）を追求される場合がある。

　一方、医療行為や医療サービスに関連して患者（傷病者）側から医療者側にクレームがついた状態を広く医事紛争というが、これには医療事故、医療過誤だけでなく自己決定権の侵害や、さらには傷病者と医療者側の人間関係のトラブルも広く含まれているのが現状である（表14-12）。

　欧米でのパラメディックによる気管挿管に関する医療事故では、食道挿管放置による換気不全の結果死に至ったり、低酸素脳症が後遺症として残存した事例が多い。これらの事例は時折、医療訴訟に進展しており、損害賠償金を支払う結果となっている。我が国の救急救命士においても気管挿管の実施に伴う医療事故が発生することが予想され、その対策が重要である。

　医療事故に伴う救急救命士の法的責任は、民事責任、刑事責任、行政上の責任の三つに大別される（表14-13）。

14 気管挿管の事故対策

表14-12　医療事故、医療過誤、医療訴訟

1. 医療事故
   医療行為に起因して何らかの身体的侵害が発生した場合
2. 医療過誤
   医療事故に過失がある場合。時に法的責任の追求あり
3. 医療訴訟
   医療行為や医療サービスに関連して傷病者側から医療者側にクレームがついた場合
   ① 医療事故
   ② 医療過誤
   ③ 傷病者と医療者側の人間関係のトラブル

表14-13　医療事故に関する救急救命士の法的責任

1. 民事責任（損害賠償責任、民法第417条）
   ① 医療従事者に過失
   ② 傷病者になんらかの傷害が発生
   ③ 傷病者の傷害が医療従事者の過失に起因
2. 刑事責任（業務上過失致死、刑法第211条）
   ① 医療行為の違法性が大きく、刑罰に値する場合
   ② 傷病者死亡等、結果が重大でかつその過失が大きい場合
   ③ 業務上過失致死罪：50万円以下の罰金、5年以下の懲役・禁錮
3. 行政処分（救急救命士法第9条）
   厚生労働大臣により免許の取り消しあるいは業務の停止処分

医療事故に関する救急救命士の法的責任
- 行政処分　救急救命士法第9条
- 民事責任　民法第417条
- 刑事責任　刑法第211条

民事責任とは私法上の損害賠償責任であり、被害者に生じた損害を加害者が金銭等で填補する制度である。医療事故に関していえば、①医療従事者に過失があり、②傷病者になんらかの傷害が発生し、しかも③傷病者の傷害が医療従事者の過失に起因していることを必要条件として、民事裁判を通じて医療従事者の損害賠償責任が追及されることになる[15]。民事責任には大きく分けて債務不履行責任と不法行為責任がある。債務不履行責任とは、債務者が債務の本旨に従った契約を履行をしなかったために生じる責任のことである。責任の性質から、履行遅滞、履行不能、不完全履行の3者に分類される。不法行為責任とは、故意又は過失によって他人の権利を侵害し、これによって他人に損害を生じさせたことに基づく責任で契約の有無を問わないものである。不法行為責任が認められるには、①加害者に故意又は過失が認められること、②他人の権利ないし利益を違法に侵害したこと、③その行為により損害が生じたこと（因果関係）、④加害者に責任能力が認められることの4つが必要である。

　刑事責任とは医療行為の違法性が大きく刑罰によって制裁を科するに値すべき行為が起きた場合に問われる責任であり、刑事責任の追及は傷病者が死亡する等、結果が重大でなおかつその過失が大きく因果関係の立証が容易な場合に限られる。

　刑事責任が問われた場合、業務上過失致死罪が適用され5年以下の懲役若しくは禁錮又は50万円以下の罰金刑の処分がなされる（刑法第211条）[15]。

　行政責任とは、行った行為が行政上の処罰の対象となる場合の責任を意味しており、救急救命士が罰金以上の刑に処せられたり、救急業務に関し犯罪又は不正行為があった場合には厚生労働大臣は救急救命士の免許を取り消したり、一定期間の救急救命士の名称の使用の停止を命ずることができる（救急救命士法第9条）[14]。

　医療事故が起きた場合の救急救命士のとるべき対策として、①傷病者の安全を確保する、②傷病者及び家族へ誠実かつ冷静に対応する、③正確な記録を残す、④医療事故発生時の具体的対応策をマニュアル化し、再発防止策を作成すること等を実施することが最低限必要である（表14-14）。

　また、医療訴訟の背景には、傷病者・家族との信頼関係の破綻が存在する。医療従事者の不用意な言動や動作はそのきっかけとなる。

　救急救命士は救命処置に加え、傷病者・家族への倫理的配慮が必要であるし、精神状態に対しても留意すべきである。

(3) 気管挿管に関連した国内外の医療訴訟

　医療事故に関連した訴訟、すなわち医療訴訟は、その多くは民事訴訟すなわち被害者に起きた損害に対する損害賠償請求であり、業務上過失致死罪が問われる刑事訴訟はまれである。

　我が国の医療機関においても、医師の実施した気管挿管が、食道への誤挿管であることに気付かずに放置され、その結果傷病者が死亡するといった不幸な転帰をとる医療事故が時折発生しており、これらの一部が民事訴訟に進展している。

① 国内での判例提示

我が国の医療機関においても、医師の実施した気管挿管が、食道への誤挿管であることに気付かずに放置され、その結果傷病者が死亡するといった不幸な転帰をとる医療事故が時折発生しており、これらの一部が医療訴訟に進展している。ここでは国内の医療機関における食道挿管が関与した医療事故の判例を一例提示する。なお、医療機関での医師による気管挿管の判例なので、院外心肺機能停止傷病者に気管挿管を実施する救急救命士の立場とは異なる部分も存在するが、可能な限り救急救命士の立場を想定した上で考察する。

【判例提示：急性喉頭炎による上気道閉塞傷病者に対し、気管挿管を施行するも後に食道挿管であったことが判明し死亡した事例】

　傷病者Aは喉の痛みを訴え、日中に近医耳鼻科を受診し急性咽頭炎と診断され、抗生剤・消炎鎮痛剤を処方され帰宅した。しかしながら同日の20：00頃、呼吸困難の為、20：07頃某病院に救急搬送された。当直医師Bは急性咽頭炎と診断し、抗菌薬点滴静注を実施した。傷病者Aは21：40頃、突然息苦しいと訴えた為、再度診察した医師Bは傷病者Aにチアノーゼの存在を確認し、バッグバルブマスク（BVM）による人工呼吸を開始した。9：50頃医師Bは気管挿管を試みたが、喉頭展開が困難で声門が確認できず挿管を断念した。9：55頃の心拍数は123回／分であった。医師Bは再度気管挿管を試みたが、2回目も声門が確認できず断念した。21：58頃医師Bは3回目の気管挿管を実施し、気管チューブ留置後、医師Bは傷病者の左右呼吸音の聴診による確認で正常に気管へ挿管されたと判断した。ほぼ同時期に医師Dが処置室に到着した。この時の傷病者のSpO$_2$は23％であった。医師Dも気管挿管が適切になされているかを確認する為に喉頭を展開したが喉頭浮腫が著明な為、気管に挿管されているか否かを確認できなかった。22：00頃傷病者Aは心肺機能停止状態に陥り、心臓マッサージが開始された。22：05頃挿管されていたチューブから吐物が逆流したことから、3回目の挿管が食道への誤挿管であったことが判明した。医師Dは直ちに気管挿管を実施しこれに成功した。その後いったんは心拍再開したが、徐々に血圧は低下し翌5：08に死亡した。監察医による解剖の結果、膿瘍・出血・浮腫を認める急性咽喉頭炎が存在し、これによる気道口閉塞（窒息）が直接死因として指摘された。

　本件においては、気管挿管困難な上気道閉塞事例に対する気管切開術等の適切な気道確保を怠ったことに関する注意義務違反と食道挿管を放置した注意義務違反が被告医師らに存在したことが認められ、裁判所は被告医師に損害賠償金を原告（傷病者家族）に支払う判決を下した。

【救急救命士の立場での医学的考察】

　本件は非心肺停止傷病者に対する不適切な気道確保に関した医師に対する判例であり、救急救命士の立場とは若干異なる面もある。そこで特定行為の対象が心肺停止傷病者であり、気道確保手段がBVM、LMA、EOAそして気管挿管に限られているということを改めて念頭に置きながら、本件について救急救命士の立場から医学的に考察する。

　まず、本傷病者のように、急性咽頭炎すなわち「かぜ症候群」の状態が悪化し、咽

頭に膿瘍が形成されたり、喉頭付近へ炎症が波及すると上気道閉塞から窒息、心肺機能停止に至る場合が存在することを念頭に置くべきである。このような喉頭浮腫等によって窒息から心肺停止に至る事例は時折経験することが考えられる。このような場合は喉頭展開を試みても正常な咽喉頭所見が得られず声門を確認できないことが予想される。従って気管挿管は困難であることが考えられ、医療機関では医師により気管切開術や輪状甲状靱帯切開術が施行される。救急救命士にはこのような気道確保法の実施は認可されておらず、バッグバルブマスク（BVM）、ラリンゲルマスク（LMA）、食道閉鎖式エアウエイ（EOA）や気管挿管で対応するしかない。これらの気道確保法のうち、気管挿管が実施できればベストであるが、本件のように挿管実施に何度も要することや、しかも最終的には食道挿管に気付かず放置したということは回避しなければならない。本件で裁判所は、3回目の気管挿管実施前は不充分であるもののわずかに酸素化がなされていたが、食道への誤挿管によって完全に呼吸は途絶えてしまったと判断している。例えば救急救命士がこのような喉頭浮腫による窒息事例に対し、用手的、LMA、EOA等で気道確保を実施したとしても換気は困難であることが予想されるが、わずかに酸素化が維持される可能性は存在する。しかしながら食道挿管が実施されるとこのわずかな酸素化の可能性は完全に途絶えてしまうことを強く認識してほしい。

　また、本件に関し裁判所は気管挿管が適切になされたかの判定を怠ったことも注意義務違反であると指摘している。正確にいえば挿管実施後の呼吸音の聴診以外に気管挿管が適切になされているかを判定する為の幾つかの方法を実施したかどうかの客観的証拠（具体的な記録）がないことを指摘している。他項で取り上げるが気管挿管が適切になされているかの判定には呼吸音の確認だけでは不充分であり、その他の理学所見や器具による判定を実施すべきであった。またこれらの判定結果で得られた所見は必ず記録して置くべきであったと考えられる。

　医療訴訟にまで進展していないが、そのほかにも食道挿管に関する医療事故が存在する。これらの医療事故は全て上記判例以外のように気管チューブ挿入時の不注意が原因で発生しているというわけではない。例えばアクシデンタルに気管チューブがわずかに抜ける形（チューブが浅くなる）となり、それを補正する為に、（喉頭展開を行わずに）安易に気管チューブを押し込んだ結果、食道内留置となった事例も存在する。

　食道挿管の放置に関する医療事故は、気管挿管実施後にそれが適切になされているかを確認することが不十分であった場合に発生している。国内外の裁判例では常にこの気管挿管の確認法の実施が不十分であったり、怠ったりしたことに関する過失を指摘しているので、当然のことながらも注意してほしい。

　表14-15に食道挿管放置が医療機関で判明した場合の医学的・社会的対応策を提示する。社会的対応策として、地域MC協議会であらかじめ検討しておくことが重要である。

② その他の気管挿管訴訟事例

　諸外国、特に米国においては、パラメディックによる気管挿管実施が古くから許可

表14-14　医療事故が発生した場合の救急救命士のとるべき対応

1. 傷病者の安全を確保する。
2. 傷病者及び家族へ誠実かつ冷静に対応する。
3. 正確な記録を残す。
4. 医療事故発生時の具体的対応策をマニュアル化し、再発防止策を作成すること等を実施する。

表14-15　食道挿管が病院到着後に判明した場合の対応

1. 医師により、直ちに適切な気道確保法に切り替えてもらう。
2. 事後検証を受ける。救急処置記録を記載する。
3. 事故報告書を詳細に記載する。
4. 地域MC協議会へ報告する。地域MC協議会を通して関係部署（総務省、厚生労働省）へ報告する。
5. 医師とも協議の上、傷病者家族へ説明する。

※食道挿管放置による医療事故発生時の社会的対応策を各地域MC協議会であらかじめ検討しておく。

表14-16　米国における気管挿管に関する判例

	発生場所	挿管実施者	事例内容	傷病者転帰
1	手術室	医師	気管挿管時の声門損傷が原因で嗄声が半永久的に残存した事例	生存
2	手術室	麻酔看護師※	反復気管挿管による喉頭損傷（要手術修復）と心肺停止（低酸素脳症残存）に至った事例	生存
3	手術室	麻酔看護師※	食道への誤挿管による食道穿孔の結果，縦隔洞炎を発症（要手術）した事例	生存
4	ICU	医師	頸椎疾患傷病者に対する気管挿管時の頭部後屈による脊髄損傷（四肢麻痺）が発生した事例	生存
5	救急処置室	麻酔看護師※	熱傷傷病者（自発呼吸有り）に対する筋弛緩薬使用後，気管チューブ食道留置の見落としにより死亡した事例	死亡

※麻酔看護師：米国において麻酔科医の監督下に気管挿管を含めた全身麻酔管理が許可された看護師

されている。米国の州によって様々であるが、気管挿管実施は全てのパラメディックに許可されているのではなく、特別にトレーニングを受けたパラメディックにのみ許可されているのが通例である。また心肺停止傷病者に限らず、呼吸不全を呈する傷病者等、非心肺停止事例に対してもパラメディックにより気管挿管が実施されていることも多い。

一方、パラメディックによる気管挿管に関する医療事故もしばしば起こっているのも事実である。欧米においても食道挿管の放置に関する医療事故が圧倒的に多く、この食道挿管の放置は気管挿管が適切に実施されているかを確認することが不充分であった場合に発生している。国内外の判例では常にこの気管挿管の確認法の実施が不充分であったことに関する過失を指摘している。

また、欧米では食道挿管以外にも、気管挿管の合併症に関する訴訟事例が存在する。その主な事例を表14-16に提示する。全て医療機関での非心肺停止事例に対する気管挿管であり、喉頭鏡による喉頭展開が困難で、挿管操作を数回も試みたり、気管挿管操作に固執した結果、愛護的操作を行わなかったといったことが共通点である。気管挿管の対象が心肺停止事例である救急救命士の立場においては救命が最も優先される為、事例5の食道挿管は絶対に回避しなければならないが、事例1～4についてはやむを得ない合併症とする考え方が存在する可能性がある。しかしながらこの考え方は正しくないことを認識するべきである。これらは挿管が困難な事例である。救急救命士にはLMAやEOA等の気道確保も手段として備えており、これらの気道確保法は決して気管挿管に劣らない。気管挿管が困難な事例では決して無理をせずに他の特定行為等の気道確保法に切り替えるべきである。「First, do no harm！（まず第1に有害なことをしない）」の精神が極めて重要である。　　　　　　　　　　　☞ポイント①

我が国におけるほとんどの医療訴訟は民事が主であり、医療従事者側の注意義務や説明義務に過失があったとすることで争われることが多い[16]（表14-17）。これらは救命処置を適切に行う上でも、最低限必要な事項である。また救命処置記録や事後検証票などの記録は、事実関係を立証する重要な書類となる。過去の裁判例ではこの記録が不備で、事実関係の立証が困難なケースも存在する[16]。常日頃から詳細に記録を残すことを心がけることも重要である。

(4) 気管挿管に関するリスクマネージメント

既にほとんどの医療機関ではリスクマネージメントの専門部署を設置し、医療事故防止に取り組んでいる。救急救命士による気管挿管を含め病院前救護体制下でもリスクマネージメントを担当する部署を設置することが望ましい。

メディカルコントロール体制でも取り上げられるPDCAサイクルは、リスクマネージメントにおいても重要である。すなわちPlan（マニュアルの作成）、Do（教育・研修活動、マニュアルの実践）、Check（インシデント、アクシデントの報告、集計、検証）、Act（マニュアルの見直し、改訂）である。以下に気管挿管におけるリスクマネージメントについて一つの例として取り上げる。

ポイント①

First, do no harm! ＝まず第一に傷病者に危険なことをしない。

表14-17　医療事故に関連した説明義務と注意義務

1　説明義務
　① 傷病者の有する「知る権利」と「自己決定権」に関与する。
　② 病状の正確な説明や、処置行為の目的、方法、危険性等の説明が傷病者から求められる。
　③ 処置行為に伴う有害事象が出現した場合に、事前の説明がなされていなかったことで問われることが多い。
2　注意義務
　① 処置行為を有害事象に注意しながら正確かつ安全に行う。
　② 傷病者の経過観察を怠らず、病状変化を見落とさない。
　③ 傷病者の病状急変対策をあらかじめ備えている。
　④ 上記が不備であった場合に問われることが多い。

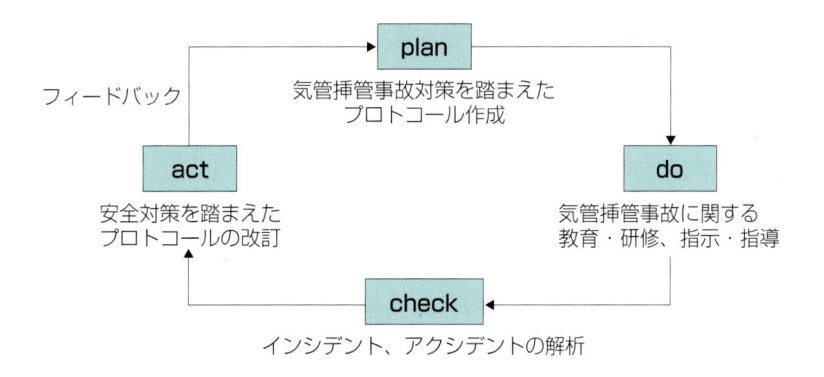

```
         フィードバック
                    ┌──────[ plan ]──────┐
                    │  気管挿管事故対策を踏まえた │
                    │     プロトコール作成      │
              [ act ]                    [ do ]
         安全対策を踏まえた          気管挿管事故に関する
         プロトコールの改訂         教育・研修、指示・指導
                    └──────[ check ]─────┘
                       インシデント、アクシデントの解析
```

図14-2　気管挿管におけるリスクマネージメント

① Plan（マニュアルの作成）

　気管挿管におけるすべてのリスクに関し事故防止を目的としたマニュアルを作成する。その中には、事故防止の為の心構えから、事故発生時の緊急連絡網を含めた対処法、個々のリスクに関する詳細な対処法等が含まれる。これらのマニュアルの管理はリスクマネージメント部署内の担当者（リスクマネージャー）が責任をもって行う。

② Do（教育・研修活動、マニュアルの実践）

　作成したマニュアルをスタッフ全員に伝える為の教育・研修活動を行う。気管挿管の追加講習もこれに含まれるがこの限りではない。この場合スタッフとは気管挿管を担当する救急救命士のみではなく、他の救急隊員、指令課職員、消防隊、さらにはオンラインMCを担当する医師など病院前救護にささいでも関わる者の全てを意味する。年間計画を立て、定期的に行うことが望ましい。これら教育・研修を受けたスタッフはマニュアルに沿った内容を意識し、それぞれの業務を行うよう心掛ける。

③ Check（インシデント、アクシデントの報告、集計、検証）

　インシデントは危機管理用語で事故が未然に終わったが、事故につながる「ヒヤリ・ハット」的な出来事に遭遇した場合に用いられる。実際に事故が発生した場合はアクシデントとして扱われる。例えば気管挿管チューブが抜けそうになった（が、実際には抜けなかった）場合はインシデントであり、気管挿管チューブが抜けてしまった場合はアクシデントである。インシデント、アクシデントが起きたら当事者若しくは関係者はそれぞれの報告書を提出する。この報告書は事故の分析、再発防止が最大の目的であり、決して当事者個人をとがめるものではない。再発防止の観点から事故が未然であった「ヒヤリハット」的なインシデントは報告書として出来るだけ多い方が、再発防止策に有用である。従ってささいなことでも報告する習慣を身に付けてほしい。

　報告されたインシデント・アクシデントのうち、重大と判断された場合にはその事故の詳細をさらに分析する為に必要あれば所属機関の責任者、メディカルコントロールの責任者を交え協議を行う。また報告の集計結果から一定の傾向が得られれば問題点として取り上げ、検討課題とし同様に協議する。

④ Act（マニュアルの見直し、改訂）

　インシデント・アクシデントの検討結果から、マニュアルとして見直す点、追加すべき点があれば、これらを踏まえてマニュアルの改訂を行う。このようにマニュアルは作成したら一定期間のうちに改訂し、進化しなければならない。例えば、気管チューブの固定法を専用器具による固定をマニュアル化していたが、実際にはテープ固定の方が気管チューブの抜けてしまう頻度が少なかったことが判明した場合にはテープ固定をマニュアルの改訂内容として取り上げる、等である。これらの改訂されたマニュアルはさらに関係スタッフに再度、教育・研修を通して伝えるべきであり、Plan→Do→Check→Act→Planといったサイクルを絶えず行うことが理想的である（図14-2）。

〔仲村将高〕

〔参考・引用文献〕
1) Rocca B, Crosby E, Maloney J, et al: An assesement of paramedic performance during invasive airway management. Prehosp Emerg Care 4 : 164-167, 2000.
2) Katz SH, Falk J: Misplaced endotracheal tubes by paramedics in an urban emergency medical services system. Ann Emerg Med 37: 32-37, 2001.
3) Stewart RD, Paris PM, Winter PM, et al: Field endotracheal intubation by paramedical personnel. Chest 85:341-345, 1984.
4) Gausche M, Lewis RJ, Stratton SJ, et al: Effect of out-of-hospital pediatric endotracheal intubation on survival and neurological outcome: a controlled clinical trial. JAMA 283: 783-790, 2000.
5) Takeda T, Tanigawa K, Tanaka H, et al: The assessment of three methods to verify tracheal tube placement in the emergency setting. Resuscitation 56: 153-157, 2003.
6) 小原伸樹，大槻　学，野口　聡，ほか：気管挿管時に脱落した巨大声帯ポリープにより換気不全に陥った1例．日本臨床麻酔学会誌23：264-267，2003．
7) 明星康裕，臼倉　愛，滝　康則，ほか：気管挿管により発生した合併症と2度目の気管挿管(2)気管挿管により発生した一過性の両側反回神経麻痺と同患者の麻酔管理．臨床麻酔26：1584-1586，2002．
8) 山崎直哉，内山貴堯，山岡憲夫，ほか：麻酔気管挿管時に気管入口部を損傷した2例の治療経験．気管支学23：644，2001．
9) 祢宜田武士，木村信行：気管内挿管の操作により食道瘻をきたしたと思われる1例．日本臨床麻酔学会誌23：S 388，2003．
10) 鈴川佳吾：気管内挿管が原因と思われた披裂軟骨脱臼例．耳鼻咽喉科臨床96：435-439，2003．
11) 牧　貴子，福元智子，谷口良雄，ほか：脱落歯牙が気管内異物となった1例．麻酔52:562，2003．
12) 明星康裕，臼倉　愛，滝　康則，ほか：外科的切除術を必要とした挿管性喉頭肉芽腫の麻酔管理．臨床麻酔27：613-615，2003．
13) 今井　努：挿管時合併症として下顎骨骨折をきたした一例．日本歯科麻酔学会雑誌29：532，2001．
14) 救急救助問題研究会：救急救命士法，救急・救助六法．救急救助問題研究会編，東京法令出版，東京，pp291-301，2003．
15) 斉藤一之：医療事故，標準法医学・医事法．石津日出雄編，医学書院，東京，pp342-362，2000．
16) 三藤邦彦：医事法制と医療事故，信山社出版，東京，2003．

15 気道確保の事故対策
－MC協議会における事故症例での具体的対応－

1　はじめに

　心肺蘇生における胸骨圧迫や除細動は、今では一般市民も行う行為であり、蘇生のプロである救急救命士ならば心肺停止患者を前にして、迷うことなくこれらの処置ができるはずである。しかし二次救命処置となると状況は異なる。とりわけ気道確保は十分なスキルはもちろんのこと、症例に応じた瞬時の的確な判断が求められるため、結果として多少なりとも不適切あるいは誤った行為となる可能性が高い。

　種々の気道確保法の中でも、気管挿管は最もその危険性をはらむ行為であることは論を待たない。気管挿管に関連した医療事故として、食道誤挿管はその最たるものと言えるが、救急救命士による食道誤挿管が実際に発生した場合、直接関わった当該救急救命士及び救急隊員、指示医師の他に消防本部、医療機関、地域メディカルコントロール協議会、都道府県メディカルコントロール協議会など個人・組織の対応が極めて大きな意味を持つ。

　不幸にして、下記シナリオに示す食道誤挿管が発生した場合、メディカルコントロールの立場からその対応について考察する。

2　シナリオ概要

救急隊構成（3名）：隊長（標準課程修了）、救急救命士、救急隊員（標準課程修了）
救急救命士の症例経験数：気管挿管は過去2年で2例、薬剤投与は1年で4例
―時間経過―
某月某日
20時00分：70歳の男性。A市内マンション5階で家族の目の前で呼吸困難を訴える。
20時02分：家族がすぐに119番通報。
20時06分：救急車がマンション前に到着。この時点で既に事前管制(注)により直近3次医療機関であるB病院へ搬送決定し、指令課から出動救急隊に通知済み。

> 注）通報内容からCPAあるいは心筋梗塞、脳卒中、重症外傷など重症症例と判断される場合、救急隊が現着する前に指令課が現場直近の3次医療機関へ収容を依頼し、搬送先病院としてあらかじめ決定しておく方法で、現場滞在時間の短縮のため著者の県全域で広く一般的に行われている。

20時10分：救急隊が患者に接触。

部屋は散乱し、患者は畳一畳分のスペースで家族に抱きかかえられ起座位。
意識 GCS 4-4-6、呼吸　喘鳴著明、脈拍　橈骨で強く速く不整、SpO$_2$ 80%。

20時14分：救急救命士は高流量酸素投与を救急隊員に指示し、医療機関に連絡（第1報）。
連絡中に突然反応がなくなり、意識 GCS 1-1-1、呼吸なし、脈なし。
心電図所見は幅の狭いQRSで不整あり、心拍数30。
BVMによる人工呼吸を隊員に指示したところ換気ができないとの報告。
救急救命士は隊員と協同し再確保するが換気時抵抗あり。
胸郭挙上は不十分でゴボゴボ音あり。
心肺停止となり胸骨圧迫開始。
救急救命士は換気困難と判断し、医師に気管挿管の指示を要請（第2報）。

20時24分：口腔咽頭の吸引を繰り返した後、気管挿管（コーマックグレード1）。
気管挿管の確認も決められた通りに実施。心電図所見は心静止。

20時26分：医師に静脈路確保の指示を要請（第3報）。1回目の静脈路確保は成功せず。

20時34分：2回目の穿刺で静脈路確保完了。

20時35分：医師にアドレナリン投与の指示を要請（第4報）。アドレナリン1mg投与。
心電図所見は心静止で変化なし。

20時38分：医師にアドレナリン投与の指示を要請（第5報）。アドレナリン1mg投与。
心電図所見は心静止で変化なし。

20時45分：車内収容し現場出発。

20時50分：病院到着。食道誤挿管と判明し、救急外来で死亡。

3　本症例から抽出できる主な問題点

　この症例経過から様々な問題点が指摘できるが、救急隊の現場活動に限っただけでも以下のようになろう。

① 気管挿管と薬剤投与処置のため現場滞在時間が長くなった。現場から病院までの搬送時間が5分であったことより、これらの処置を行うことは適切であったか。

② 気管挿管と薬剤投与のいずれの実地経験数があまりにも少なすぎること。したがって、気管挿管にとらわれない気道管理を実践すべきであった。

③ 狭隘な場所での救急活動には限界があり、初動のあり方に工夫はできなかったか。

④ 救急隊員の役割分担の明確化とチーム活動に欠かせないコミュニケーションが不足していたのではないか。

等々多くを指摘できる。次に述べる事後に行うべき対応の過程で、徹底した事実関係の確認と救急隊活動のみならず、様々な多角的視点から総合的な問題点抽出を行うべきである。

4　事後に行うべき対応

　食道誤挿管が発生した時点から即座に行うべき行動について列挙する。ただし必ずしもここに記載した時系列で進めるわけではなく、状況によっては順序が前後する場合や同時進行もあり得る。いずれにせよ一刻の猶予もないと肝に銘じ、迅速に対応することが肝要であり、これは患者家族の感情を考えれば当然のことであり、誠実な対応が何よりも最善の解決の糸口である。

① 食道誤挿管が判明した時点で、当該救急救命士・隊長から速やかに消防本部へ報告する。

② 消防本部と病院は本症例に関わった当事者からの事実確認作業を行うと同時に、地域メディカルコントロール協議会会長及び県救急業務高度化推進協議会会長に報告する。

③ 可及的速やかに消防本部から患者家族へ食道誤挿管が発生した事実を丁寧に伝える。この際、説明の方法と内容は一般市民の視点に立った内容でなければならない。

④ マスコミに対し食道誤挿管発生の事実を公表し、これまでの対応と今後の取り組みについても正確に伝える。

⑤ 地域メディカルコントロール協議会会長（あるいは県救急業務高度化推進協議会会長）は事故調査及び対策委員会を設置し、詳細な検証作業にとりかかる。委員として当該市を含まない他の地域メディカルコントロール協議会委員（医師、救急救命士など）、さらに県内外の専門家を調査委員に招き、公正な立場でのpeer reviewを目指す。また調査委員には当該市消防職員の他に県健康衛生部局と防災救急部局の行政職員、弁護士、有識者など幅広く参加を求めることが開かれた健全な検証につながる。

⑥ 時機を逃さず早急に報告書を完成する。報告書に記載すべきこととして、詳細な事実経過とプロトコールを遵守した対応であったかにつき調査する。そして同様の事故について国内外の報告を広く調査し（表15-1）、客観的評価の下に問題点の抽出を行う。この場合、現プロトコールの不備も浮き彫りになるかもしれないし、指令課や救急隊のチーム活動についても種々の改善点が指摘できるであろう。

☞ポイント①

　当然ながら医療機関側の問題点も挙げられる。いずれにせよ、再発防止と院外心停止症例の社会復帰率の一層の向上を目指した改善策の具体的方策を期限付きで明示する。その中には再教育を含めた教育体制の見直し、そして半年後、1年後、あるいは2年後にどこまで改善できたかを繰り返しチェックし更なる改善策を模索する。まさにPDCAサイクル（plan-do-check-act cycle）である。

表15-1 プレホスピタルケアにおける認識されない気管チューブ誤挿入に関する諸家の報告

論文No.	報告者	年	誤挿入率(%)	症例数	誤挿入率(%)片側挿管含む	症例数
1)	Stewart	1984	0.4	3/701		
2)	Katz	2001	25	27/108		
3)	Wang	2001				
4)	Jemmett	2003	10	11/109	12	13/109
5)	Wang	2003	0.4	3/783		
6)	Jones	2004	6	12/208		
7)	Silvestri	2005	9	14/153		
8)	Bair	2005	2	35/1643		
9)	Davis	2006	0.1	1/703		
10)	Timmermann	2007	7	10/149	17	26/149
11)	Wirtz	2007	9	12/132	24	32/132

ポイント① 食道誤挿管症例から得た新たな課題

① プロトコールの見直しと周知徹底
② 教育カリキュラムの再考
　―現場で観察に基づく判断能力の向上
　―気管挿管、薬剤投与の一層の知識・技術習得
③ チームトレーニングの再度徹底
④ 指令課員の教育
⑤ ウツタイン様式の詳細な解析から問題点の抽出
　―検証による高い精度のデータ収集の徹底

5 リスクマネージメントの重要性

　昨今はどの医療機関でもリスクマネージメントには相当なエネルギーが費やされている。医療機関が安全システムを構築する際には大原則があり（表15-2）[1]、いずれも消防機関の組織としてのあり方にも通じるものである。特に原則5にある「エラーと危険な事態の発生に関する報告を奨励する」、すなわちインシデント（事故に至らない小さな事象）レポートの提出・収集は早急に消防組織においても整備すべきことである。

☞ポイント②

　インシデント収集後のデータ活用法など問題点も指摘されているが[2]、組織挙げてのインシデントレポートを促すシステム作りは消防職員相互の救急業務に関する安全意識の高まりをもたらす。消防組織に限らずいかなる組織でも、トラブル発生時に当事者を懲罰対象として処分することが問題解決であるという旧来の考えはもはや社会で通じるものではない。プレホスピタルに関わる誰もが、今一度この点を再認識しなければならない。

（中川　隆・野口　宏）

〔参考・引用文献〕
1) Janet Corrigan, Linda T. Kohn, Molla S. Donaldson（医学ジャーナリスト協会訳）. To Err Is Human（人は誰でも間違える）— Building a Safer Health System（より安全な医療システムを目指して）—. National Academy Press（日本評論社），2000.
2) 河野龍太郎. 医療におけるヒューマンエラー—なぜ間違える　どう防ぐ—. 医学書院. 2004.

表15-2　医療機関が安全システムを設計するときの原則[1]

1. リーダーシップの構築
2. 人間が持つ限界に配慮したシステム設計
3. 有効なチーム機能の強化
4. 不測の事態に備える
5. 学習を支援する環境

ポイント②

原則1　リーダーシップの構築[1]
① 患者の安全を医療機関の最優先目標にする
② 患者の安全は全従事者の責任とする
③ 安全に関する役割を明確にし、安全管理に期待目標を設定する
④ エラーの分析とシステムの再設計に人的、経済的資源を投入する
⑤ 安全に問題のある医療従事者を特定し、対応できる効果的なメカニズムを開発する

原則2　人間が持つ限界に配慮したシステム設計[1]
① 安全に配慮した職務設定
② 記憶への依存をやめる
③ 制約と強制の機能を活用する
④ 人的監視への依存をやめる
⑤ 重要プロセスは簡素化する
⑥ 作業プロセスを標準化する

原則3　有効なチーム機能の強化[1]
① チームに働く人々をチーム・トレーニングする
② 安全設計と医療プロセスに患者を参加させる

原則4　不測の事態に備える[1]
① 事前のアプローチ：安全を脅かす医療プロセスを検討し、事故が起こる前にシステムを再設計する
② 修復システムの設計
③ 正確でタイムリーな情報へのアクセスを向上する

原則5　学習を支援する環境[1]
① 可能な限りシミュレーションを活用する
② エラーと危険な事態の発生に関する報告を奨励する
③ エラーを報告しても制裁が伴なわないことを保証する
④ 組織序列にとらわれない自由なコミュニケーションが行われる職場文化を育成する
⑤ フィードバック・メカニズムの実行とエラーからの学習

16 気管挿管時の説明と医の倫理

1　はじめに

　気管挿管は、救急救命士が実施できる特定行為として最もリスクの高い実践的な手技であることは論を待たない。心肺停止という病態、特定行為の中でも限られた適応で実施しなければならないなど、多くの社会的・法的かつ医学的な問題を含んでいる。
　本章では、救急救命士の気管挿管における様々な問題に対する答えを資料という形で提示した。必要な部分を知識として使っていただければ幸いである。☞ポイント①

2　救急救命士の気管挿管に伴う倫理的な問題

(1)　救急救命士の気管挿管における社会的な問題

　現代社会の臨床医学のシステムの成立は、現代我々が住む市民社会の源である近代市民革命の時代にさかのぼる。フーコーは、フランス革命前後において最初は疫学的な問題から、その後は市民社会成立の過程で、医学的意識が中央集権化し医療を行うにおいて、誰が何を行うかを国家が決定することが、近代市民社会における前提の一部となっていった過程を示している[1]。医業において誰が何を行うかは、本質的には恣意的で必要に応じて政府が決定するべき事柄であり、救急救命士の気管挿管は中央官庁が決定した政策を公務員である救急救命士が実行していると考えられた。
　米国においては1970年代後半から1980年代前半にかけてパラメディックが気管挿管を行うことの是非に関しての論文が散見される[2)-5)]。これらの論文においては、病院前の救護体制において気管挿管が必要なこと、しかし、麻酔医が不足して十分なマンパワーが無いことを前提に、パラメディックに気管挿管を行わせた。この検討において、正しくトレーニングを受けたパラメディックの気管挿管は医師の気管挿管に比して遜色がないことが示された。気管挿管の手技は医師以外の職種にも訓練次第で施行が可能であることが示されていると考えられた。
　我が国においては、厚生労働省科学特別研究事業での「救急救命士による適切な気道確保に関する研究班」の平成13年度総括研究報告書において、院外心肺停止事例における気管挿管が救命率に寄与したとの根拠はないが、救急傷病者の病態によっては気管挿管の方がより有効であることも考えられ、気管挿管を含めた救急救命士による

表16-1　指導目標

1　**一般目標**
心肺停止事例に対する医療倫理を理解する。
2　**到達目標**
気管挿管実施に関連する医療倫理の概念を説明できる。

ポイント①

　気管挿管時の説明と医の倫理に関しては"小林國男：救急救命士と医の倫理『救急救命士のための二次救命処置テキスト』ヘルス出版、東京、2007年39-44p"が秀逸であり、必要にして十分なことが既に書いてある。
　この件を講義される方は、まずそちらを熟読されたい。

適切な気道確保については、今後更に検討を加える必要があると述べられていた。[6]これを受けて専門家の慎重な判断の下、救急救命士法施行規則第21条第2号の規定に基づき厚生労働大臣の指定する器具として「食道閉鎖式エアウエイ、ラリンゲアルマスク及び気管内チューブ」が記載され政府が救急救命士の気管挿管を認可したこととなった。

(2) 日本における医療上の救急救命士の立場

我が国では医師法第17条により「医師でなければ、医業をしてはならない」と定められているため、原則として医師以外の者が医業（医療行為を反復継続の意志を持って行うこと）を行うことを禁止しており（業務独占）、医師免許を有する者のみが医業を行うことができる[7]（表16-2）。しかし、医学が高度化するに当たり医師の業務の補助を行う業務（コメディカルスタッフ）が法制化され、救急救命士は第13番目のコメディカルスタッフとして平成3年に救急救命士法により法制化された[7]（表16-3）。いずれのコメディカルスタッフも必ず医師の指示下に業務を行う必要がある。これは、日本のみで運用されている状況ではない。例えば、スウェーデンにおいては病院前の救急体制として救急隊員に気管挿管は許可されているが、必ず事後に医師の委任状をとることになっており、口頭、文書に限らず医師の指示下にて実施するという事は、先進国としては通常のシステムである[8]。

救急救命士の名称は、その行える医療処置が除細動、輸液、気道確保等の救命のための処置のごく一部を占めるにすぎないため、一般的な応急処置を示す概念である「救急」を先とし、「救命」を後とする名称としたものである。一方、これは救急救命士が持つ二面性（搬送＝消防業務と救急救命処置＝コメディカルスタッフとしての医療行為）を示している[7]（表16-4）。救急救命士として医業を行う以上は医療従事者の一部であり、医師の指示の下で救急救命処置を行うべきである。

(3) 法的な問題

救急救命士法第1章第2条によって、救急救命士は病院又は診療所に重度傷病者を搬送する際に気道の確保、心拍の回復その他の処置を症状の著しい悪化や生命の危険を回避するために、医師の指示の下で行うこととなっている[7]（表16-5）。上記の法においてその処置の具体的な記載はなく、省令として実際の方法を規定している。気道管理器具としては、救急救命士法施行規則第21条第2号の規定において食道閉鎖式エアウエイ、ラリンゲアルマスク及び気管内チューブとしており、病院前救護体制において救急救命士が心肺停止患者に対して気管挿管を行うことに関しては法的には問題はない。

病院における実習に関しては、救急救命士学校養成所指定規則の第4条第10号において、臨地実習を行うのに適当な病院を実習施設として利用し得ること及び当該実習について適当な実習指導者の指導が行われることと述べられており、実習において病院が利用できることが示されている。しかし、救急救命士の業務は本来救急現場と搬

表16-2　医師法第17条

「医師でなければ、医業をしてはならない」
→**業務独占**

表16-3　コメディカルスタッフとは

①保健婦　②助産婦　③看護師　④準看護師　⑤診療放射線技師　⑥臨床検査技師　⑦衛生検査技師　⑧理学療法士　⑨作業療法士　⑩視能訓練士　⑪臨床工学技師　⑫義肢装具士　⑬救急救命士

コメディカルスタッフの中で、救急救命士は13番目である。

表16-4　救命救急士がもつ二面性

搬送は消防業務である。
救急救命処置はコメディカルスタッフとしての医療の補助行為である。

表16-5　救急救命士法第2条

　この法律で「救急救命処置」とは、その症状が著しく悪化するおそれがあり、又はその生命が危険な状態にある傷病者（以下この項及び第44条第2項において「重度傷病者」という。）が病院又は診療所に搬送されるまでの間に、当該重度傷病者に対して行われる気道の確保、心拍の回復その他の処置であって、当該重度傷病者の症状の著しい悪化を防止し、又はその生命の危険を回避するために緊急に必要なものをいう。
　この法律で「救急救命士」とは、厚生労働大臣の免許を受けて、救急救命士の名称を用いて、医師の指示の下に、救急救命処置を行うことを業とする者をいう。

送中に限られ、病院において業務をすることは許可されていない。ここで救急救命士が病院で実習を行うということに矛盾が生じるわけであるが、結論的にいうと、「実習」（つまり十分な技術を習得しているわけではない者）を、「救急救命士」が行うということにつき、患者のインフォームド・コンセントがとれており、麻酔科医が指導医としてきちんと現場で指導を行い、厳格な条件の下に安全性が十分に確保されていることを条件とすれば、救命救急士の教育に不可欠な訓練であり、他に訓練を行い得る場のないことから、社会的に相当な行為であって、超法規的に違法性が阻却されると考えられる[9]。

(4) 医学的な問題

気管挿管の適応は、広く気道の維持、気道の確保を目的とする[10]（表16-6）。理論的には心肺停止はこの状態に当たり全例気管挿管の適応である。また、ラリンゲアルマスクの禁忌の一つにフルストマック等の病態が挙げられているが、フルストマックかどうか不明な点も含めると、院外心肺停止はラリンゲアルマスクを用いようとしても禁忌の症例が多くなると考えられる[11]（表16-7）。これらの理由から、医学的にみると心肺停止の気道管理は気管挿管が妥当である。米国心臓協会（AHA）の心肺蘇生のガイドライン2005には、緊急気管挿管の適応として気道保護反射が失われている場合（昏睡又は心停止）としている[12]。

しかし、院外心肺停止患者の予後が気管挿管によって改善したというエビデンスはいまだ存在せず、気管挿管手技に未熟な者が行うとかえって合併症を増やし、転帰を悪化させる可能性が指摘されている[7]。よって、気管挿管を行う救急救命士は指定された訓練を経たのち、適切な症例のみに行うことが必要と考えられた。

今回の病院前における心肺停止患者に対する救急救命士の気管挿管の適応は、①異物による窒息の院外心肺停止、②適切なメディカルコントロール体制下で、傷病の状況から気管挿管以外では患者予後を改善し得ないと指導医が判断した院外心肺停止となっている[13]（表16-8）。しかし、気管挿管以外では患者の予後を改善し得ない状況をどのように定義するかは、各メディカルコントロール協議会で決定するように述べられている[13]。これは、院外心肺停止患者の救急救命士による気道管理法に気管挿管が加えられたため、最良の気道確保法をメディカルコントロールによって実施できるシステムが整ったと考えるべきである。今回これらの気道確保法のうち、どの方法が最適かを検討するためにも、メディカルコントロールによる事後検証が重要であると考えられる。

いずれにしろ日本国内で気管挿管を実施するに当たり、医学の公共性を自覚し、科学的に検証を行い、もって世界の医学に貢献することが重要である。

(5) 倫理的な問題と罰則

医の倫理を考える上では、自律尊重（autonomy）、無危害（nonmalficence）、仁恵（善行、beneficence）、正義（justice）の四原則を基盤にする（医療の四原則）[14]。こ

表16-6　気管挿管の適応

1　気道の維持、気道の保護がなされていない。
2　換気や酸素化ができていない。
3　臨床経過で気管挿管が必要となる（手術等）。

表16-7　ラリンゲアルマスクの絶対禁忌

1　フルストマック（胃充満）
2　消化管通過障害、イレウス
3　挿管困難が過去に指摘されている例
4　上部消化管手術
5　腹臥位手術
6　上気道の炎症・腫瘍
7　気管支喘息大発作

表16-8　院外心肺停止患者に対する救急救命士による気管挿管の適応

1　異物による窒息の院外心肺停止
2　適切なメディカルコントロール体制下で傷病の状況から気管挿管以外では患者予後を改善しえないと指導医が判断した院外心肺停止

れら四原則を要約すると、自律尊重原則とは「自律的な個人の意思決定能力を尊重することを要求する原理」、無危害原則は「他人に危害を与えないことを要求する原理」、仁恵（善行）原則は「危害を避け、便益を供与し、リスクと費用に対して、便益をバランスさせることを要求する原理」、正義原則は「便益、リスク、費用の人々の間への適切な配分を要求する原理」ということである。医療の現場では、これら四原則のバランスが問題になり、救急救命士による医療処置も倫理性もこの四原則によることになろう。

　前述したように、コメディカルスタッフは医師の指示下に特定行為を行うこととなっている。もしこれに違反した場合は救急救命士法違反（救急救命士法第44条第1項、第53条）となり、半年以下の懲役若しくは30万円以下の罰金が科せられる。裁判において医師法違反となった場合は更に重い罰が科せられる（表16-9）。救急救命士はオンラインメディカルコントロール下に気管挿管を行うべきである。

　診療過程で生じる人身事故を「医療事故」といい、過失によって生じた医療事故のみを医療過誤と呼ぶ[15]（表16-10）。医療事故が発生した場合には民事責任、刑事責任、行政処分が問題となる。現在のところ、気道管理において医師が食道挿管で医療過誤として責任を問われたのは、民事事件としては急性喉頭蓋炎に食道挿管をした1件であり[16]、また、刑事事件としては全身麻酔後の再挿管が食道挿管となり患児が死亡した事故で、麻酔科医が禁錮1年8月、執行猶予3年の判決を受けている（2007年2月7日共同通信、その後控訴）。救急救命士による食道挿管は2007年に愛知県、福岡県で各1件、2008年に埼玉県で1件が報じられているが現時点では、刑事事件、民事事件、行政処分として扱われてはいない。これは、救命士の活動がオンラインメディカルコントロールに基づきプロトコールどおりであったことが大きく影響していると考えられた。救急救命士の気道管理において気管挿管を選択するときにプロトコールどおりでなかった場合の重大な過失（食道挿管など）は、より厳しい責任を問われる可能性があり、プロトコールの遵守が必須である。

3　救急救命士の気管挿管における説明

　医療者は患者に対し、その医療行為の必要性、実施した場合の効果・危険性・起こり得る合併症及びその頻度などを分かりやすく説明し、患者がその医療行為に対して自己決定権を行使できるように説明する義務があり、これを説明責任（accountability）と呼ぶ。この説明責任を果たし、患者本人から同意をもらう一連の行為をインフォームド・コンセントと呼ぶ[17]。

　しかし、基本的にはインフォームド・コンセントは患者本人から得るべきものであり、他者による診療行為に関する代諾は、未成年に対する保護者や成年後見人等法定代理人等の特殊な場合のみ許されると考えられる（ただし、法的には成年後見人が医的侵襲に対する同意を代理して行う権限はないとされている）。心肺停止状態では本人から医的侵襲についての同意を得ることができないためインフォームド・コンセント

表16-9　医師の指示下に特定行為を行わなかった場合

- 救急救命士法違反（救急救命士法第44条第1項、第53条）半年以下の懲役若しくは30万円以下の罰金
- 医師法第31条「第17条の規定に違反したものは3年以下の懲役若しくは100万円以下の罰金刑に処し、又はこれを併科する」

表16-10　用語の定義

医療事故：診療過程で生じる人身事故
医療過誤：過失によって生じた医療事故

は本来不可能である。この様に意識がないなど患者自身から同意を得ることができない状況は緊急事務管理の状態と呼ばれ、その場合には患者本人の同意がなくとも、治療行為を実施することが許される（緊急避難、正当行為）と考えられている。民法第698条〔緊急事務管理〕は次のようになっている。「管理者は、本人の身体、名誉又は財産に対する急迫の危害を免れさせるために事務管理をしたときは、悪意又は重大な過失があるのでなければ、これによって生じた損害を賠償する責任を負わない」。心肺停止時の病院外の診療においては、医師、救急救命士が管理者に該当し、本人は患者のこと、事務管理は診療のことである。これにより、治療者が、患者の緊急時、迅速・適切な治療が必要とされる場合には、説明義務を尽くさず患者の同意がないまま治療を行っても過失はないと考えられる。この様な場合は複数の医師において、妥当性を検証して治療が行われるのが通常であろう。しかし、救急救命士における院外心肺停止患者に対する気管挿管の場合はその時間がないため、メディカルコントロール協議会で治療の適応等の妥当性は事前に決定しておく必要がある。その上で救急救命士は、オンラインメディカルコントロールのシステムに従い現場の状況が理解できるように指導している医師に情報をきちんと送り気管挿管の適応を判断してもらった上で、患者家族に治療行為の説明を行い納得してもらうことが重要であると考えられる。

4　おわりに

　現時点では、院外心肺停止に対する最も有効な器具は確定されていない。気管挿管は気道管理の一つの道具であり、救急救命士は院外心肺停止においてその器具を使用できることとなっている。このことにより、日本でも院外心肺停止においても最も優れた器具が何であるかを検討できることとなった。

　倫という字は、つながりのある人間同士、又は「みち」の意味として用いられる。また、理は磨き上げた玉（これは古代中国では霊力の宿る石の意）の表面のすじを表し「おさめる、みがく、ただす」の意味である[18]。よって、倫理とはつながりのある人間同士（社会）を治め正すことを示す。日本という社会につながれた我々が自らのことを自らの力で治め正すときに、初めて真の倫理を語ることができると考えられた。

（櫻井　淳・勝又純俊）

〔参考・引用文献〕
1）ミッシェル・フーコー：第2章　政治的意識。神谷美恵子訳。臨床医学の誕生。みすず書房、東京、1969、p43－62。
2）Bernard C. Deleo：Endotracheal intubation by rescue squad personnel. Hert & Lung 1977；6：851-854
3）Mickey S Eisenberg, et al：Out-of-hospital cardiac arrest: improved survival with paramedic services. Lancet 1980；1(8172)：812-815
4）Lenworth M Jacobs, et al：Endotaracheal intubation in the prehospital phase of emergency medical care. JAMA 1983; 250(16)：2175-2177

5) Ronald D Stewart, et al：Field endotracheal intubation by paramedical personnel. Chest 1984；85(3)：341-345
6) 厚生労働省科学特別研究事業　救急救命士による適切な気道確保に関する研究　平成13年度総括研究報告（主任研究者　平澤博之）。
7) 厚生省救急救命士教育研究会編：詳解救急救命士法。第2版。第一法規、東京、1998。
8) スウェーデンLund大学　Hans Friberg 先生より私信。
9) 東海大学法学部　宇都木伸教授より私信
10) Ron M. Walls他：1．挿管の決断。井上哲夫他訳。緊急気道管理マニュアル。メディカル・サイエンス・インターナショナル、東京、2003、p 3-8。
11) 中沢弘一：LMAの問題点と合併症。LISA 1999；6(1)：1186-1191。
12) 第7章二次救命処置　第1節　気道確保と換気のための補助器具　日本蘇生協議会　監修。AHA心肺蘇生と救急心血管治療のためのガイドライン2005　日本語版　2006、p 66-73。
13) 小林國男：第1編　総論　D．救急救命の行う二次救命処置とメディカルコントロール、救急救命士のための二次救命処置テキスト、ヘルス出版、東京、2007年、p.26-38。
14) トム・L・ビーチャム（［監訳］立木教夫，永安幸正），生命医学倫理のフロンティア。東京：行人社；1999。
15) 押田茂實、勝又純俊：手術をめぐる医事紛争―医療事故の現状―。外科病棟・手術室のリスクマネジメント。中外医学社、東京、2004。p 2-18。
16) 判例タイムズ、1139号、p 207。
17) 廣瀬昌博、田中紘一：accountability（説明責任）とinformed consent（説明と同意）。外科病棟・手術室のリスクマネジメント。中外医学社、東京、2004、p 39-41。
18) 白川静：常用字解。平凡社、2004。

17 救急救命士が行う気管挿管の法的な問題点

1 はじめに

　救急救命士による気管挿管をめぐる法律問題に関しては、大きく2つの場面に分けて考える必要がある。すなわち、病院実習での気管挿管の場面をめぐる問題と救急業務中に実施される気管挿管の場面の2つである。後者については、オンライン・メディカルコントロール体制下における救急業務従事者相互の法律関係と関係者の法的責任にも言及して論じなければならないが、紙幅の関係から、この点については拙著『病院前救護をめぐる法律問題』（東京法令出版、2006年）第3章を参照していただくことにして、ここでは割愛させていただく。

2 救急救命士の気管挿管病院実習をめぐる法律問題

　現在、救急救命士の気管挿管実習を消防本部との協定に基づいて受け入れている医療機関は、厚生労働省医政局指導課から発せられた「病院（手術室）実習ガイドライン」という通知に基づいて、基本的には病院実習を実施している。しかし、通常、麻酔科医が行っている場合に生じている気管挿管に伴う歯の損傷事故などが、実習生である救急救命士が指導医［麻酔科医］の指導の下に実施している場合にも同様に起こり得るし、現に発生している。このような場合に、この事故に関係する、実習生［救急救命士］、指導医［麻酔科医］、実習実施医療機関、派遣消防本部［地方公共団体］の各々の法律上の責任はどのようになるのか、これまで十分に検討されていなかった。もちろん、先例となる裁判例はいまだ存在していない（表17-1）。

　まず民事責任から考察する。通常の民事の医療過誤訴訟において、医療機関が国公立であったとしても、医師らの医療行為は公権力の行使とはみなされず、国家賠償法は適用されることはなく、不法行為責任あるいは債務不履行責任という民法上の責任が追及されている［判例、通説］。しかし、救急救命士の病院実習の場合には、実習生の法的地位に関して考慮する必要がある。なぜなら、実習生は当該医療機関の指導医の指示・監督の下に診療の補助行為を行っているという地位のほかに、実習自体は、所属消防本部（地方公共団体）の命令で協定医療機関に派遣され、所定の公務員の研修という公務の範囲内で実施されており、あくまでも公務員としての地位が存在しているからである。このことを、実習委託先医療機関と消防本部との協定書の中に明記

表17-1　薬剤投与実習をめぐる問題

1. 実習中の事故と協定書
   実習委託先医療機関における医療過誤
   過誤に係る関係者相互の法律関係と法的責任
2. インフォームド・コンセントの実践が不可能な状況

表17-2　救急業務実施中における薬剤投与をめぐる問題

薬剤投与不作為事例
① 技術に自信が持てず対象傷病者に実施せず
　　実施しない不作為により重篤な状態に
② 技術に自信がなかったが無理して実施
　　実施したことにより損害発生
「する勇気」と「しない勇気」

している例も見受けられる。また、「消防職員賠償責任保険」において、気管挿管に関する病院実習に起因する事故については、この保険による賠償責任の対象とされている。したがって、実習生については、その職務の範囲内で行われている行為である以上、実習生の個人責任が問われる事はなく、所属消防本部の属する地方公共団体に対する国家賠償法上の責任が発生すると解釈することも可能に思われる。

　このような解釈は、被害を受けた患者の救済と、実習生の保護という観点からすると優れた考え方といえる。そもそも、実習生の気管挿管行為を公権力の行使ととらえることには無理があるように考えられる。例えば、気管挿管中に患者の前歯を折ってしまったような場合には、通常の医療過誤訴訟同様、実習生及び指導医について、民事上の不法行為責任あるいは債務不履行責任が発生し、当該医療機関及び派遣消防本部に対しては使用者責任等が発生すると解するのが判例等の流れに沿った考え方であると思われる。もちろん、過失の有無の認定に当たっては、指導医らが患者に対して行ったインフォームド・コンセントの内容及び方法、承諾書の内容、手技が医療水準にかなっていたか否か、実習生と指導医の責任の分配等が考慮されることになる。

　また、実習生の指が患者の前歯に触れて、歯が折れてしまったような場合には、患者の歯の状態を指導医あるいは実習生が認識していたか否か、前歯を折ってしまったということから、手技についての指導が十分なされていたかどうか等が考慮されることになる。本来、通常の医療の場合には麻酔科医が実施している行為を、実習ということで救急救命士が行うことになるのであるから、この点についての理解を得るための十分な説明が、誰により、いつなされていて、患者やその家族の方がそれを正確に理解して同意しているのかどうか、というインフォームド・コンセントの問題が最も大きな争点になってくるものと考えられる。このインフォームド・コンセントの問題については、消防本部も医療機関との間で十分に話し合い、確認しておくことが肝心である。

　なお、上記「消防職員賠償責任保険」では、事故にかかる弁護士費用等の訴訟費用等も保険の対象になっており、医療従事者や医療機関が加入している賠償保険との適用の競合の問題も存在する。今後、保険会社と話し合っておくことが必要と思われる。

　さらに、例えば、患者の歯を損傷した場合の治療費の負担等については別に考えなければならない問題である。もっとも、この点は、消防本部・医療機関間の協定書に盛り込まれている例もあるようである。

　他方、刑事責任についても、監督過失、過失の共同正犯、実習生と指導医の間に信頼の原則は適用されるか、といった刑法上の難題が山積しているものの、刑事責任が問われることは極めて稀有のことと考えられるので、ここではあえて触れない。

　このように、救急救命士の医療機関における気管挿管実習については、関係者の法的責任の問題を協定書等でも明確にしないままに実習を始められており、早急に、関係者間で、インフォームド・コンセントの内容・方法、承諾書の内容、手技の確認、損害保険の適用の有無等について検討する必要があるように思われる。

3 救急活動中の救急救命士による搬送傷病者に対する気管挿管にかかる事故をめぐる法律問題

　まず、搬送対象傷病者に対して、気管挿管の実施が許されている救急救命士が、指示指導医の指示、指導・助言を受けて気管挿管を実施した結果、傷病者の前歯を折った、声帯を傷つけた、というような事故が発生した場合についての関係者の民事責任について考察する。このような場合には、救急救命士に重過失が認められない限り、救急救命士の個別責任が問われることはほとんどなく、国家賠償法に基づく損害賠償請求が所属地方自治体に対してなされることになる。また、このような事例に対しては、救急救命士賠償責任保険の適用がある。

　次に、傷病者が気管挿管適応症例であることを適切に観察しているにもかかわらず、気管挿管術に自信がなく、ちゅうちょしてしまってMC医に指示も仰がずに放って置いたために、傷病者が死亡したケースについて考察する。このような場合に、救急救命士は、その不作為の行為に対して、故意又は重過失が認められるケースであって、当該不作為と死亡との間に因果関係があると認められると、個人として民事上の不法行為責任を負う可能性がある。さらに、消防本部（地方自治体）は、使用者責任を負う可能性がある。あるいは、指示指導医の指示、指導・助言を求めることなしに気管挿管を救急救命士が実施した結果、傷病者に新たな損傷を与えた場合には、よほどの緊急性が認められない限りは、個人として民事上の不法行為責任を負うことになる可能性がある。もちろん、これとは別に職務上の懲戒処分の可能性もある（表17-2）。

　今後、救急業務の内容が高度化し、処置範囲が拡大してきていることを国民が認識するようになるにつれ、救急隊員による応急処置への国民の期待が高まってくることが予想される。そのような期待感から、救急隊員による観察の見落としや手技に自信が持てないなどの理由で応急処置が可能であったにもかかわらず不作為に終わった場合には、それに対する不満が生じてくることも考えられる。このような今までとは違ったタイプの不満や訴えが出てくることも救急業務に携わる者は十分認識しておく必要がある。気管挿管実施適応傷病者に気管挿管資格取得救急救命士が遭遇する機会は、これまでの実施状況から推測すると、1年半か2年に1回程度である（もちろん、救急救命士によっては、頻繁に遭遇する者と全く遭遇しない者がいる）。仮に、気管挿管実習から2年後に初めて遭遇した場合に、手技的な観点から実施できる自信あるいは能力のある救急救命士が何人いるであろうか。

　このような場合の対応としては、①技術がさび付き自信がなくて対象傷病者に実施しないケースが考えられる。仮に、実施しない不作為により重篤な状態に陥った場合にどのような法的責任が発生するのであろうか。この場合に、原告（傷病者側）は、高度化した処置を実施すべき事案であったこと、その処置を実施する能力を当該救急救命士救急隊員が持ち合わせていたこと、実施しない不作為（無）から重篤な結果（有）が生じたことの因果関係等を証明しなければならないこと、を考慮すると、この証明はいずれも容易でないことから、法的責任を追及される可能性は低いものと考

える。他方、②自信がなかったが無理して対象傷病者に実施して、実施したことによって損害が発生した場合には、どのような法的責任が発生するのであろうか。この場合に原告は、実施した行為（有）から重篤な結果（有）が生じたことの因果関係を証明することになるが、その証明はそれほど困難ではない。それ故、2007年5月に名古屋で発生した誤挿管事例に対する調査報告書（2007年7月4日名古屋市の医療事故対策委員会〔野口宏委員長〕から出された）では、まず最初に、誤挿管と死亡との因果関係がないと、まず論じているのは、法的には重要な意義が含まれているのである。このように、①と②を考えてくると、純粋法理論としては①の行動を選択した方が自己の地位を守るためには望ましい対応ということになる。

　このような場合には、気管挿管の救命措置としての効果も考慮すると、必ず気管挿管を実施しなければならないという義務は存在しないものと考える。手技に自信等がない場合には、むしろ、バッグ・マスクによる人工呼吸で搬送すべきものと考える。すなわち、気管挿管実施資格を得たとしても、かえって搬送対象傷病者を重篤な状態に陥らせてしまう危険性があった場合には、的確な判断の下に、「しない」勇気を持って、他の適切な応急処置の実施に速やかに切り替えて搬送すべきものと考える。もちろん、実施しなかったことに対する傷病者あるいはその家族からのクレームあるいは損害賠償請求がなされる可能性も否定できないが、その対応策は別個に考えることにして、「しない」勇気・決断も大切である。なぜなら、無理に実施したために不幸な結果を招いた場合に生じる責任に比べてみれば、その勇気・決断の重要性は容易に想像できるからである。

4　むすびにかえて

　救急業務が急速に高度化し、救急救命士の処置範囲が拡大していく一方で、あまりの進展の速さに、実習中や救急業務中の危機管理が、どの消防本部でも日常の救急需要があまりに多いためにその対応に追われ、十分に検討され整備されていない、というのが現状のようである。業務中に限らず、その手技を取得していく実習の過程でも、紛争、事故・過誤は発生する。さらに、積極的な作為行為によって生じた結果に対してだけではなく、応急処置が可能にもかかわらず何らかの理由で何もなされなかったために生じた結果に対しても、紛争が発生する可能性があるという厳しい状況にあることを、各消防本部及び救急隊員の方は認識しておく必要がある。ただし、あまりに厳格に考えると、実習を受け入れていただける医療機関が減る可能性もある。しかし、スムーズな問題解決のためには、派遣先医療機関との間で十分に話し合い、予想される事態を想定して、その内容及び対応方法を明記した協定を結んでおくことが、まず大切なことと考える。また、資格取得救急隊員に対する再教育のあり方についても、上述の課題を踏まえて、時間、内容、方法、ポイント制などについて各消防本部の状況に応じて再考する必要があるように思われる。

　救急に携わる者は、まず救命のための積極的な行動をとることが責務とされている

が、救急隊員の危機管理のための法的考察から、これに矛盾する行動を選択することを余儀なくしている理由として、救急に携わる者に対して、その行動を保護するために法律が整備されていないことが上げられる。いわゆる「よきサマリア人法」が救急業務関係者に存在しないからである。何らかの保護のための法律が立法化されることが望まれる。それまでは、時宜に応じて、その時期における自己の能力を確認し、できないことについては、「しない」勇気を持つことが必要と考える。

（橋本雄太郎）

18 病院実習における指導の要点

1 はじめに

　所定の時間の座学と実技を行ったのち、気管内チューブによる気道確保（以下、気管挿管）の実技が十分なスキルに達していると認められた者に対して、メディカルコントロール（以下、MC）協議会が病院内の実習を許可し、30症例以上の成功例を経験するまで実施しなければならない。
　本章では、病院（手術室）実習に関する基準や注意点について解説する。

2 病院（手術室）実習に関する基準

(1) 受入れ施設の要件

　都道府県MC協議会又は地域MC協議会が選定した施設であること。
　　＊実習受入れに関する理解や実習指導者の配置状況等を勘案する。

(2) 施設として整備が望まれる要件

① 麻酔科専門医（又は麻酔科指導医）が勤務していること。
② 施設長、医師等が実習受入れを了承していること。
③ 救急救命士実習受入れ病院であることを明示すること（写真18-1、18-2）。

(3) 実習生の要件（すべてを満たすこと）

① 救急救命士有資格者
② 平成16年度以後に実施された救急救命士の試験の合格者（いわゆる第26期以降）又は気管挿管の実施のための追加講習を修了した者
③ 都道府県ＭＣ協議会又は地域MC協議会が認めた者

(4) 実習指導者の要件

　日本麻酔科学会が認定する麻酔専門医又は麻酔指導医が望ましい。

表18-1　指導目標

1　一般目標：
全身麻酔下の手術患者に対して気管挿管を実施できる。

2　到達目標：
1　麻酔前の状態（ASA分類）を理解できる。
2　気管挿管のためのインフォームド・コンセントが実施できる。
3　標準予防策を理解し、実施できる。
4　麻酔器を用いたバッグ・マスク換気が実施できる。
5　気管挿管が、正しい手順で、安全に、時間内に実施できる。
6　実技実習における記録ができる。

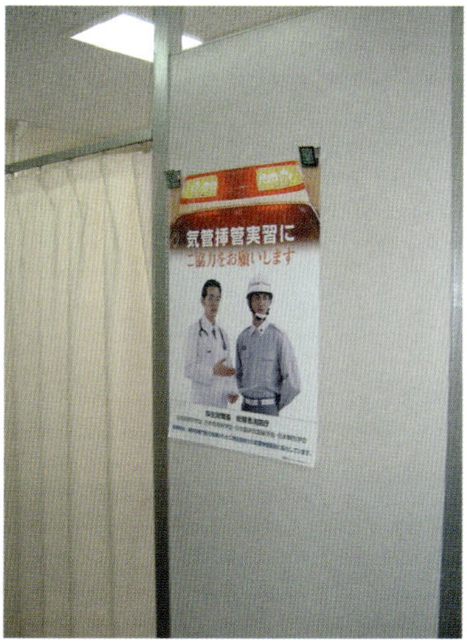

写真18-1　住民に対する実習啓発用のポスター

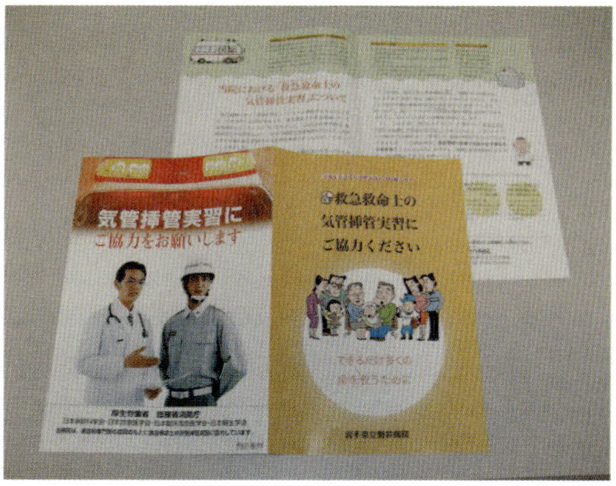

写真18-2　患者向け説明用パンフレット

表18-2　ASA分類[1]（American Society of Anesthesiologists Physical Status）とは
術前全身状態の評価基準のひとつであり、手術・麻酔時のリスク並びに予後を反映する。

ASA-PS 1：健常者
ASA-PS 2：日常生活に支障のない軽度全身疾患（高血圧、慢性気管支炎、病的肥満、高齢など）
ASA-PS 3：生活制限を要する程度の重度全身疾患
ASA-PS 4：死亡の危険性を伴う重度全身疾患
ASA-PS 5：手術を行わなければ死亡する患者
ASA-PS 6：脳死移植のドナー
緊急手術（E）：緊急手術を要するすべての患者

(5) 実習対象症例（すべてを満たすことが望ましい。）

① 全身麻酔下での手術が予定されている成人症例
② インフォームド・コンセントを取得していること
③ ASA-PS 1 又は 2 であること（表18-2、18-3）

(6) 実習の契約

① 救急救命士の気管挿管実習に関する委託契約書
② 救急業務に関する賠償責任保険の加入状況と補償対象の確認
③ 事故発生時の責任に関する覚書など（資料18-1）

3　病院（手術室）実習の全般的注意点

〈実習生の心得〉　　　　　　　　　　　　　　　☞ポイント①

　手術部（室）は職員をはじめとして、多数の関係者が出入りしている。実習生はその身分と入室目的を明確に伝えるために、氏名、職種、所属を記入した名札を用意し、手術室においても着用すべきである（図18-1、写真18-3）。

　また手術部内外の職員との、円滑かつ適正なコミュニケーションを図るように努めること。

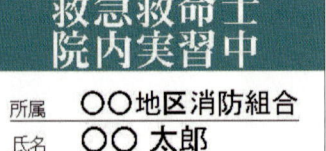

図18-1　名札
患者及び手術室内外の職員に対する説明を兼ねて、実習者名、目的等を明確に示す。

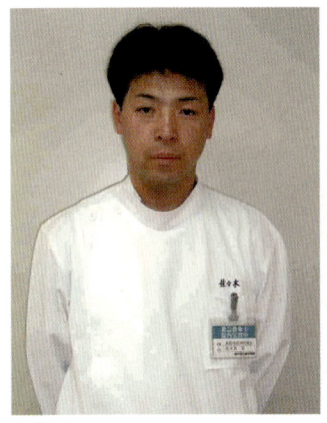

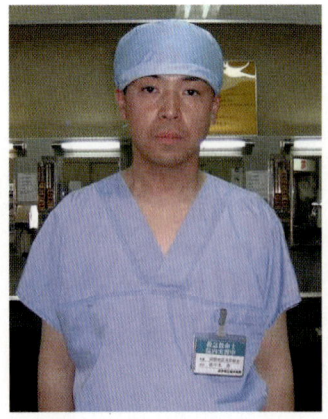

実習衣　　　　手術用ユニフォーム　　　手術室内

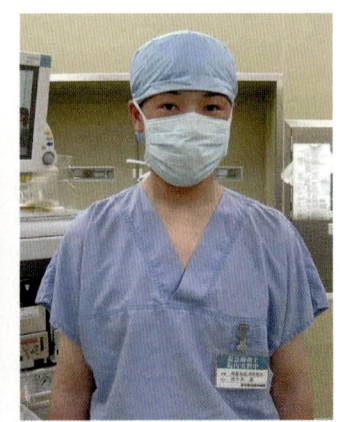

写真18-3　名札着用
実習中は、手術室の内外を問わず、常に名札を携行し、見やすい位置に着用すること。

表18-3　ASA-PS 1、2とは？

1. 軽症群である。
2. 麻酔管理が原因の総死亡率（対1万人比）は0.045である[2]。

22万症例に1症例！

ポイント① 指導者の心得

　気管挿管は、実施者の視野所見又は二次確認の所見以外には客観的指標が乏しいものである。これにもかかわらず、指導者は挿管結果（成功・不成功）以外の評価を、実習生に具体的に伝えなければならない。特に気管挿管が不成功であった場合には、適切にフィードバックを行い、次回の成功に帰結させるよう指導すべきである。

診療報酬（麻酔管理料）が算定できない問題

　診療報酬「麻酔管理料」は、麻酔科標榜医によって質の高い麻酔が行われることを評価して算定されるものであり、救急救命士が病院において気管挿管実習を行うと、「麻酔管理料」は算定できない。このことについては、救急救命士の病院実習にかかる補助金（救急救命士病院実習受入促進経費、都道府県等における普通交付税）で対応されている。

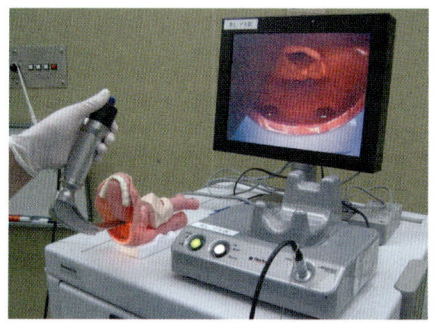

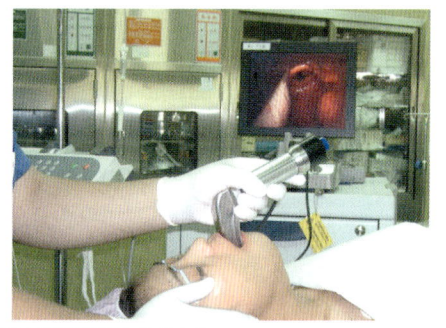

写真18-4　ビデオカメラ付喉頭鏡とモニター
喉頭鏡ブレードに取り付けられたカメラの画像がモニターに映し出される。生体での視認性は高い。

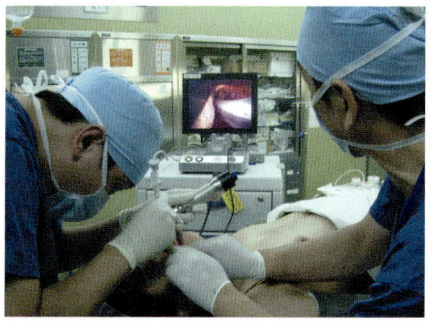

写真18-5　ビデオカメラ付喉頭鏡（気管チューブを挿入中）
実習生（写真左側）は直視下で気管挿管を行い、指導医（写真右側）はモニターを見ながら具体的な指導・助言を行う。

　臨床研修病院等では、気管挿管の客観的指標を担保するために「ビデオ付喉頭鏡」が導入されている。これは実施者とほぼ同じ視野を共有しながら、気管挿管ができることから、具体的かつリアルタイムに指導・助言が行える。映像を保存すれば、事後検証又は症例検討にも役立てることができる。

手術は一刻を争うことがあることから、実習に際しては麻酔担当医と密に連絡を取り、時間管理を厳重に行わねばならない。遅刻は厳禁であり、貴重な実習の機会を失うことになりかねない。定刻に間に合わない場合には、指導者にその旨を伝えなければならない。

手術室内ではユニフォームへの更衣、キャップ・マスクの装着を基本として、標準予防策としての手洗いの励行及び手袋の装着を実施する（写真18-6）。特に滅菌物や消毒領域などの、いわゆる清潔野には触れることがないように心掛け、汚染のおそれがある場合には、直ちに担当医に申し出なければならない。また手術部には前記以外の決まり事があるので、その都度指導者に確認してほしい。

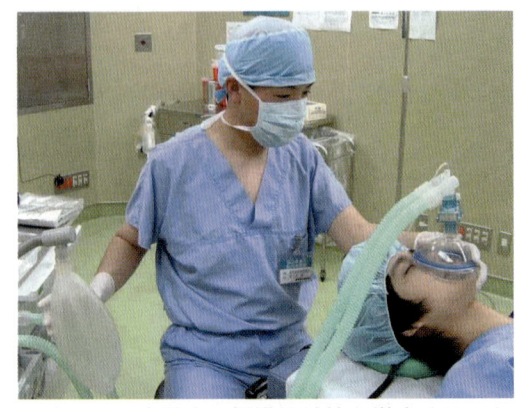

写真18-6　実習中は標準予防策を徹底すること
実習中は標準予防策を念頭に置き、キャップ、サージカルマスク、未滅菌手袋などを利用して感染防御に努めること。

4　実習に際してのポイント

① 実習前日までに、実習指導者の責任の下に患者に実習内容について十分な説明を行い、文書による同意を得る。（インフォームド・コンセントの項を参照）

② 実習生1人につき気管挿管の成功症例を、30例以上実施させる。
　＊成功症例とは、患者に有害結果を与えることなく、2回以内の試行で気管挿管を完了したものをいう。

③ 気管挿管の試行は2回までとすること。
　＊気管挿管を目的とした喉頭展開は1回の試行である。ただし口腔粘液の吸引等の異物除去を目的とした喉頭展開はカウントしなくてよい。

④ 救急救命士が行う実習は麻酔導入時マスクによる自発呼吸下酸素吸入、導入後のマスクによる人工呼吸から喉頭展開、気管挿管（確認を含む）、気管内チューブの固定、人工呼吸再開までを原則とする。
　＊上記以降、どの時点まで実習を行うかは実習指導医又はMC協議会等で検討しておく。
　＊麻酔器を用いたバッグ・マスク換気に慣れるまでに苦戦を強いられる救急救命士は意外にも多いようだ。BVM換気との違いは明白であり、一日でも早くコツをつかみ、取り扱いに慣れるようにして欲しい。

⑤ 実習生は担当医の指導下で前項を行うが、その他の処置や薬剤投与は医師が担うこと（表18-4、18-5）。

⑥ 気管挿管実習は、薬剤投与の実施のための実習とは別に実施するものである。

表18-4 実習に際してのポイント

1 インフォームド・コンセントの取得
2 成功症例30例以上の実施
3 気管挿管の試行は2回まで
4 実習内容
 ① 酸素吸入、マスク換気
 ② 喉頭展開
 ③ 気管挿管（確認を含む）
 ④ 気管内チューブの固定
 ⑤ 人工呼吸再開
5 他の処置、薬剤投与は医師が担う

表18-5 指導の具体的ポイント

喉頭展開に際して注意を払う具体例

(1) 患者因子
 ① 頚椎可動域制限：高い枕を使ったスニッフィングポジションを試みる。
 ② 開口状態：右母指と示指を使って開口させる。
 ③ 口腔内粘液・出血：吸引を十分に行い、良好な視野を確保させる。
 ④ 喉頭蓋嚢腫等の解剖学的異常：指導者が喉頭展開して、所見を展示する。
(2) 実施者因子
 ① 緊張状態：安定したマスク換気の実施中に、失敗の要因を冷静に考えさせる。実施内容とその手順を声に出させて確認を促す。
 ② 危害を加える操作：「歯に当たっています。左手の力を抜いて下さい。」等の助言。操作の所要時間をリアルタイムに伝える。モニターを観察させる。
(3) 器具因子
 ① 選択したブレードのサイズ：喉頭蓋谷に届かなければ、サイズを変更する。
 ② 光量低下：発光部を清拭させる。喉頭鏡を交換させる。
(4) 介助者因子
 不十分な介助：口角をしっかりと牽引し、視野を確保させる。

気管内チューブの取扱いに際しての具体例

(1) 器具因子
 ① スタイレットの形状：先端側の彎曲を工夫させる。
 ② 選択したチューブのサイズ：別のサイズに交換する。
 ③ カフの破損：新しいチューブに交換する。
(2) 実施者因子
 ① 粗暴な操作：患者の容体変化（特に血圧）を認識させる。リラックスさせる。
 ② 誤操作：実施内容と手順を声に出させて確認を促す。改めて訓練用人形でトレーニングさせる。
(3) 介助者因子
 不十分な介助：BURPを行ってみる。

5　インフォームド・コンセント

　インフォームド・コンセント（IC）とは、患者が医師から医療を施されるときの「十分な説明を受けた上での同意と承諾」のことである[3]。医師が、全身麻酔の付帯行為として気管挿管を行う場合であっても、患者に説明を行い、患者の承諾を得なければならない。

　救急救命士による「気管内チューブによる気道確保」は特定行為であるが、病院実習の場においても患者への説明と承諾が免除される理由はない。また実施者として行為の正当化を図るためにも、医師のICで代用できるとは考えるべきではない。救急救命士自らが実習内容を説明し、患者の理解を促し、実習への協力を求めるべきであろう（本項では便宜上ICと表記する）。

　救急救命士は、実習が患者、家族、医療機関、医師等による善意の協力の上で成り立つことを十分自覚し、これらの方々に誠意と敬意を示すために、可能な限り医師のICの場に立ち会うことが望まれる。この際、患者と家族及び外科系医師との信頼関係を考慮すれば、麻酔担当医が実習内容を説明又は補足するのが望ましい（写真18-7）。

　本来ICは患者のためのものであり、実施者の過失を減免するものではない。とはいえ患者が実習内容を理解し同意したことを証明する唯一の文書であるため、適切に管理しなければならない（表18-6、18-7）。　☞ポイント②

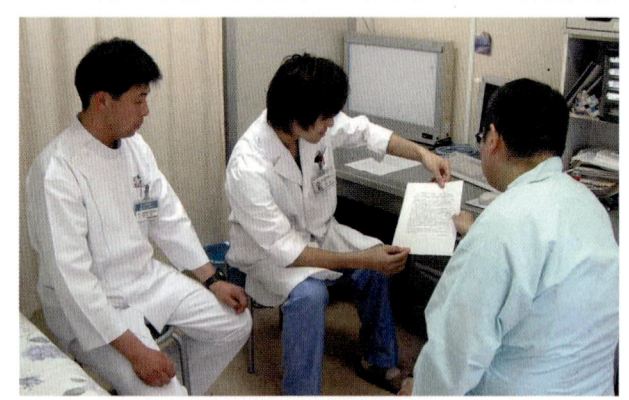

写真18-7　ICへの立ち会い
実習指導医は書面を用いて患者に実習内容を説明し、患者の了承を得なければならない。実習生はその場に立ち会い、必要に応じて協力する。

6　実習の記録等について

① 実習生が自ら所定の書式に記録し、実習指導者が確認する。
② 実習指導者は、診療録及び麻酔記録等に実習の内容等について記録する。
③ 記録には、実習生の氏名、挿管時所見（コーマックグレード分類、試行回数、所要時間など）を記載する。

(1) 実習記録の保管について

　実習生本人又は所属機関が、5年以上保管することが望ましい。

(2) 実習の中断、中止について

① 実習の中断又は中止の判断は、実習指導者及び施設長が行う。

表18-6　インフォームド・コンセント（IC）

1. 患者が医師から医療を施されるときの「十分な説明を受けた上での同意と承諾」のこと
2. 救急救命士による気管挿管実習のICの目的は実習への協力要請と認識すべき
3. ICの場に立ち会うべきであろう
4. 実習内容の説明は医師が担うべき
5. 文書を適切に管理する

表18-7　ICで伝えるべきポイント

1. 実習生は救急救命士有資格者であること
2. 訓練用シミュレーター（精巧なマネキン）を用いて、十分な実技訓練を受けていること
3. 実習に際して麻酔科専門医又は麻酔科指導医が責任を持って指導に従事すること
4. 実習に際しての安全性は麻酔科医が実施する場合と同等に担保されていること
5. 患者が実習の受入れを拒否しても、その後の治療等に何ら不利益も生じないこと

ポイント②　ICの際の説明・承諾書

ICを得た際の文書（原簿）を診療録に添付し、複写（控え）は患者に渡すことが望ましい。ICは医療の一環であり、取得方法に関しては各医療機関に裁量権がある。したがって実習においても統一した様式を提示することは難しい。本項では麻酔科学会が公開する資料を改編した当施設での書式を紹介する（資料18-2、18-3）。

② 一度実習が中止された場合の再実習は、新規として取り扱う。

(3) 実習におけるメディカルコントロール協議会の役割

都道府県MC協議会又は地域MC協議会は以下を所轄する。
① 受け入れ施設の選定
② 実習生の選定
③ 各種契約の締結
④ 実習修了証明書の発行（資料18-4）
⑤ 実習修了者の認定及び登録

資料18-4　実習修了証明書

```
実習修了証明書

　○○　太郎　殿

　　○○消防組合

救急救命士気管挿管病院実習30例を

修了したことを証する

　　　　　　平成×年×月×日

　　　　岩手県立磐井病院長
```

岩手県立磐井病院の様式です。

(4) 再教育について

　認定証を交付された救急救命士に対して、その技術を維持するためには3年ごとの再教育制度を活用すべきである。内容に関してはMC協議会等で検討する。

（須田志優）

〔参考文献〕
1）稲田英一他監訳、麻酔科学ベーシック、MEDSi, 1996
2）麻酔関連偶発症例調査結果（調査1999年～2001年）、日本麻酔科学会
3）小坂義弘、麻酔とインフォームド・コンセント、南江堂、1998

資料18-1　救急救命士の気管挿管実習に関する覚書

●●市（以下「甲」という。）と××県（以下「乙」という。）とは、平成●年●月●日締結の救急救命士の気管挿管実習に関する委託契約書の気管挿管実習の対象症例及び実習により発生した医療事故対応等について次の通り覚書を締結する。

（対象症例）
第1　気管挿管実習の対象症例は、次のすべての条件を満たす場合に限る。
(1)　全身麻酔下の手術症例であること。
(2)　手術室で行われる手術であること。
(3)　医学的理由により気管挿管を必要とする手術であること。
(4)　インフォームド・コンセントを得ることのできる成人患者であること。
(5)　担当診療科及び担当医の了承を得られるもの。
(6)　全身状態が良好（ASAクラス分類1又は2[注]）のもの。
(7)　次の条件に該当しないもの。
　ア　中枢神経系に対する手術を要するもの。（胸髄以下の脊髄病変、損傷に対する手術はこの限りではない。）
　イ　心大血管に対する手術を要するもの。（骨盤より末梢の血管病変、損傷に対する手術はこの限りではない。）
　ウ　気管挿管の困難が予想されるもの。
　エ　頸髄の病変、損傷を伴うもの。
　オ　上部消化管から逆流、誤嚥のおそれがあるもの。
　カ　分離肺換気など特殊な気道確保が必要なもの。
　キ　顔面、口腔、喉頭などの病変又は損傷を伴うもの。
　ク　その他、実習指導者が不適当と考えるもの。
　注）ASAクラス分類＝アメリカ麻酔科学会が麻酔を受ける患者の全身機能を表すために定めた基準

（実施に伴う事故の責任）
第2　指導内容及び指導態度等に起因する注意義務違反については、実習指導者の責任とする。
(1)　実習対象症例の選定に起因する合併症
　ア　ASA分類1、2以外からの症例選定
　イ　ASA分類の誤認
(2)　麻酔管理に起因する合併症
　ア　患者確認に起因する問題
　イ　胃内容物逆流及び誤嚥
(3)　薬剤投与に起因する合併症
(4)　指導内容に起因する合併症
　ア　食道挿管の看過
　イ　挿管操作中の低酸素血症
　ウ　挿管操作中の高二酸化炭素血症

エ　上記ア～ウに伴う患者容態の変化
　(5)　挿管操作に伴う反射性合併症
　　　ア　喉頭痙攣
　　　イ　気管支痙攣
　　　ウ　血圧上昇
　　　エ　頻脈
　　　オ　血圧下降
　　　カ　徐脈
　　　キ　不整脈
　　　ク　心停止
　　　ケ　上記ア～クに伴う患者容態の変化
　(6)　挿管後の機械的合併症
　　　ア　気管チューブの閉塞
　　　イ　気管チューブの屈曲、圧迫
　　　ウ　気管チューブによる気道の圧迫
　　　エ　カフによる気道の圧迫
　　　オ　気管チューブの逸脱
　　　カ　気管支内挿管（片側挿管）
　　　キ　気管内吸引に伴う障害
　　　ク　気道の炎症
　　　ケ　気管の出血、潰瘍
　　　コ　皮下気腫、気胸、縦隔気腫
　　　サ　上記ア～コに伴う患者容態の変化
　(7)　挿管後の反射性合併症
　　　ア　バッキング
　　　イ　息こらえ
　　　ウ　気管支痙攣
　　　エ　血圧上昇
　　　オ　不整脈
　　　カ　上記ア～オに伴う患者容態の変化
 2　実施に伴う事故の責任は実施者（実習生）にあるものとする。
　(1)　患者確認に伴う問題
　　　ア　患者誤認
　　　イ　IC未取得患者に対する気管挿管
　(2)　挿管操作に伴う機械的合併症
　　　ア　口腔粘膜、舌、口唇の打撲傷または裂傷
　　　イ　頸椎の骨折・脱臼
　　　ウ　眼外傷、角膜損傷
　　　エ　歯牙の折損、偶発的抜歯
　　　オ　後咽頭粘膜剥離
　　　カ　下咽頭、喉頭、気管・気管支の裂傷、穿孔
　　　キ　声帯の粘膜下出血、声帯裂傷

ク　喉頭鏡操作に伴う顔面頸部への損傷
(3) その他
　　実習指導者の指示に従わずに発生した合併症
3　気管挿管後における下記の合併症の場合は、実習状況を鑑み、甲、乙でその責任の所在を協議する。また、原疾患又は合併疾患の急性増悪及び手術手技に伴う合併症についてもその都度甲、乙が協議する。
　　ア　咽頭痛
　　イ　舌下神経、舌神経の損傷
　　ウ　声門浮腫
　　エ　声帯麻痺

（実害が発生した場合の対応方法）
第3　患者に対して実害が及んだ時の対応は甲、乙で以下の事項を協議の上、適切かつ誠意を持って患者及び家族に対応するものとする。
(1) 患者及び家族への説明
　　ア　説明担当者
　　イ　説明内容
　　ウ　説明内容の記録と保管
(2) 補償の責任分配
　　ア　医師賠償責任保険
　　イ　病院賠償責任保険
　　ウ　救急業務賠償責任保険

（有効期限）
第4　この覚書の有効期限は、平成●年●月●日締結の救急救命士の気管挿管実習に関する委託契約書の契約期間とする。

　この覚書締結の証として本書2通を作成し、甲、乙が記名押印し、それぞれ1通を保有するものとする。

　　　平成●年●月●日

　　　　　　　　　　　　　　甲　●●県●●市××
　　　　　　　　　　　　　　　　●●市長　　　△△　△△
　　　　　　　　　　　　　　乙　××県
　　　　　　　　　　　　　　　　契約担当者　××県立××病院
　　　　　　　　　　　　　　　　院　長　　　△△　△△

資料18-2　IC説明書

手術を受けられる患者様へ（ご協力のお願い）

　厚生労働省と総務省消防庁、医学会代表者、有識者の会議で、救急現場において心臓が停まった人の救命率を向上させることを検討した結果、平成3年に救急救命士制度が発足しました。救急救命士は電気ショック（除細動）と医師が指示した場合の処置（特定行為）を実施できます。それは器具による気道確保（気管挿管を含む）と静脈路の確保及び薬剤（アドレナリン1剤）を使用した処置です。

　日本においては医師が救急現場に出動する制度を実施している地域はとても少なく、当地域においても病院外の救命処置は救急隊員の活動にゆだねられ、救急救命士が住民の生命を守るために日夜活動しているのはご存じの通りです。

　当院では、地域における病院前救護体制の一層の充実を図るための技術研鑽の場として、手術室での全身麻酔の際に救急救命士の実技実習を受け入れております。そこで今回、全身麻酔を受けられる患者様に、この実習に関するご協力をお願い申し上げる次第です。

　救急隊員の中でも特別の教育を受け、国家試験に合格した者が救急救命士となります。その中から選抜された者があらためて教育を受け、模擬人形を使用した実技訓練を行い、試験に合格した結果、この病院において実習を受けることになりました。したがって実習を担当する予定の救急救命士は、現場での救急業務を充分に経験し、考え得る全ての教育を受けた、十分能力のある方です。

　不測の事態で心臓が停まり、救急救命士の処置に身を任せる可能性は、どなたにも少なからずあります。救急現場で活動する救急救命士の能力が、我々住民の生命を左右する可能性が十分にあります。ですからその能力を高めることは現時点においても、とても重要なことだと考えております。

　以上の理由から、当院では救急救命士の実習を引き受けるとともに、患者様へご協力をお願いいたしております。何卒ご協力の程よろしくお願いいたします。

　最後になりますが、実習に際しては麻酔科の専門医（又は指導医）が片時も離れることなく付き添って指導を担当し、麻酔科医が行う場合と同等の安全性を確保しながら実習が進められます。また前日までに担当麻酔科医が麻酔方法や安全性などについて直接ご説明させていただきますので、わからないことは何でもお申し出下さい。

　なお、仮に患者様がこの実習にご協力いただけなくとも、今後の治療で不利益を受けるようなことは全くございません。

　　岩手県立磐井病院長
　　　　平成　　　年　　　月　　　日

資料18-3　IC同意書

救急救命士による実習の説明・承諾書

_____　様

手術予定日：平成　____年　____月　____日

　患者様の麻酔は麻酔科医師が担当いたしますが、厚生労働省のガイドラインにしたがって、救急救命士による実習にご協力をお願いいたします。
　実習生は救急救命士資格取得者で、救急業務経験者です。
　実習生が行う内容は、以下の7項目です。
　（希望されない処置等がある場合は、数字の上に×印を付けて下さい。）
　1．手術室入室後、血圧・心電図等の測定を行う
　2．麻酔前に酸素マスクを用いて酸素を投与する
　3．患者様の入眠後、マスクでの人工呼吸を行う
　4．器具による気道確保（気管挿管を含む）を行う
　5．器具の固定と人工呼吸を行う
　6．静脈路の確保を行う
　7．手術および麻酔の見学
　上記、いずれの項目に関しても麻酔科専門医（又は麻酔科指導医）が常に立ち会い、責任を持って患者様の安全を確保します。薬剤投与および上記以外のすべての処置は、担当麻酔科医が行います。
　実習に伴う合併症として、歯牙の損傷、口唇・口腔内の損傷、嗄声、咽頭痛、静脈路確保の不成功が考えられます。しかしこれらの発生頻度は麻酔科医師が行った場合と同程度と推測されております。
　たとえ実習をお断りされても、患者様の治療等にいかなる不利益も生じませんことを申し添えます。

　説　明　医　師　_____
　実習救急救命士　_____
　所　　　　　属　_____
　麻酔科専門医　　須　田　志　優、片　山　貴　晶
　麻酔担当医師　　_____
　（他の手術の進行具合や緊急手術のため麻酔担当医師が変更になる場合があります。）

　　平成　____年　____月　____日

　私は、麻酔科医から救急救命士が実習を行うことについて上記のように説明を受けました。
　麻酔科専門医（又は麻酔科指導医）の指導のもとに救急救命士が実習を行うことを承諾いたします。

　　平成　____年　____月　____日

　患者様氏名　_____

　保護者氏名　_____　（患者との続柄）　_____

　　　　　　　　　　　　　　　　　　　　　　岩手県立磐井病院長殿

19 手術室内での実習の注意点

1　はじめに

　気管挿管の実習は病院内、特に手術室内で実施される。救急救命士は手術室内でのルールを理解し、スタッフの仕事を妨げることのないように努めなければならない。
　本章では、気管挿管実習を行う際に必要とされる手術室内での知識と注意点について述べる。

2　気管挿管実習での基本的な姿勢

　気管挿管を行う患者に対してインフォームド・コンセントが終了し、また麻酔科での前日の打ち合わせどおり手術室に入室したら、麻酔医並びに看護師と一緒に準備し、その対応を観察する。　　　　　　　　　　　　　　　　　　　☞ポイント①
　担当症例の挿管が無事終了したら、他の症例を観察する。この場合、経験を増やすためにも、自らが実施しているつもりで観察するべきである。しかし、麻酔医によっては最後まで症例につくことを要求する場合もある。　　　　　　　☞ポイント②
　そうした場合は時間の許す限り勉強と位置づけて、一緒に最後までフォローアップすべきである。特に、症例が挿管困難症だった場合、次善の策は何であったか（実際に喉頭展開してみて感じたことを中心に）などを考えつつ、失敗の原因を振り返ることが必要である。

3　受講生に必要な手術室での常識

　手術室は一般の病院やERと違い、構造やガウンテクニックなど多くの点で異なる点が多い。

❶　自動ドア
　自動ドアは、たいていもう一度スイッチ操作しないと閉扉しないが、中には自動で閉まるものもあるので要注意。とにかくスタッフに確認すること（写真19-1）。

表19-1 目標

1. **一般目標**
   手術室内での気管挿管実習を指導医の下で、安全確実に行う。
2. **到達目標**
   1. 手術室内での清潔の概念を説明できる。
   2. 感染対策を説明・実施できる。
   3. 気管挿管実施の正しい時期を説明できる。

ポイント①

救急救命士は大変勉強熱心であるが手術室内での経験は少ないので、「絶対」や「必ず」といって指導する場合、理由を述べる必要がある。

例えば、「喉頭鏡は通常左手で扱うが、これは喉頭鏡を右手で持つと左手で気管チューブを保持することになり、構造上視野が確保できないからである」というような理論的背景を必ず伝える。

また、ローカルルールかゼネラルルールかもしっかり告げるべきである。例えば、履き物に関しては履き替えが2足式でも1足式でもその施設の指針を説明すべきで、安易に他方を批判しないようにすべきである。

ポイント②

救急救命士が到着したら気管挿管のみならず、手術全般の準備を見せること。担当症例終了後は、他の症例を見学するように伝えること。その場合、移動時の手洗いを忘れないように注意すること。また、翌日の準備をいつ始めるかを確実に伝えること。

薬剤については、一般名と商品名の両方を教えること。場合によっては、対応表を用意しておく。一般名がそのまま商品名になっているものと、逆に商品名の方が有名なものとがあり、混乱の要因となるからである。また、大体の使用量と溶解法を教えること。

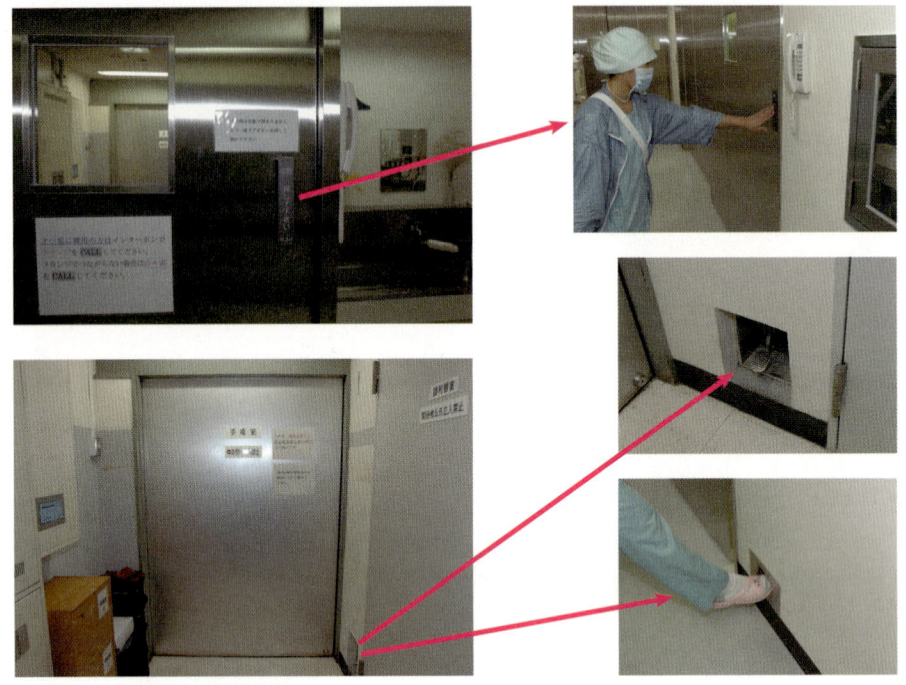

写真19-1　各種の自動ドア

❷　後ろに注意
　　ガウンを着ているスタッフの後ろを通るときは、「後ろを通ります」と声をかけること。
❸　頭上に注意
　　手術台に不用意に近づくと、無影灯等に頭をぶつけることがある。要注意。
❹　鏡
　　手術室内には、更衣室、手洗いなどに鏡がたくさんある。鏡をうまく利用して、頭髪のはみ出しや着衣の汚染を発見するようにする（写真19-2）。

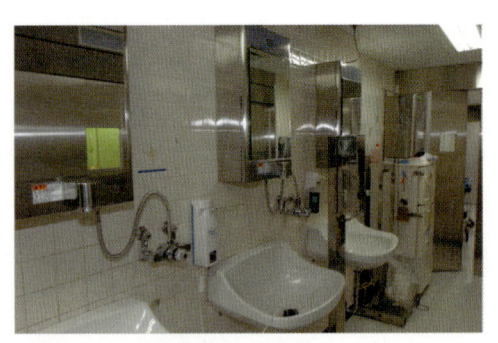

写真19-2　手術室内にある鏡

❺　マスクの上下と裏表
　　マスクの上下の見分け方は、マスク上部には鼻に合わせるための針金が入っていたり、曇り止めのテープ処理がしてあったりすることで判断する（写真19-3）。
　　一方、表裏は通常山折れが上向きなのが内側である（写真19-4）。

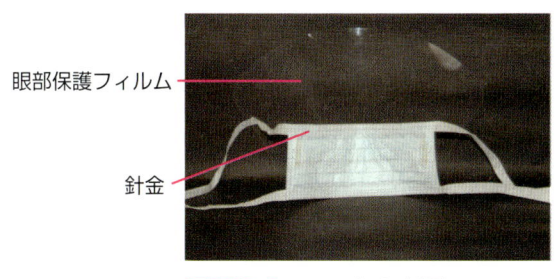

写真19-3　マスクの上下　　　　写真19-4　上が裏、下が表

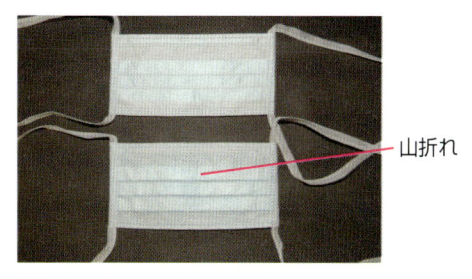

❻　帽　子

　帽子は各種デザインを備えている場合が多い（写真19-5）。くれぐれも頭髪の露出することのないように、自分にあったものを選ぶこと。

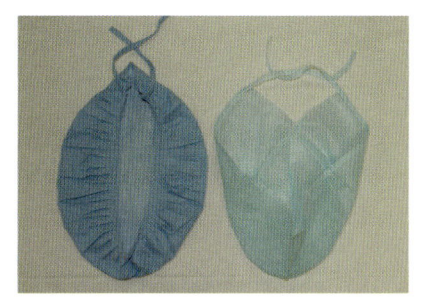

写真19-5　各種の帽子

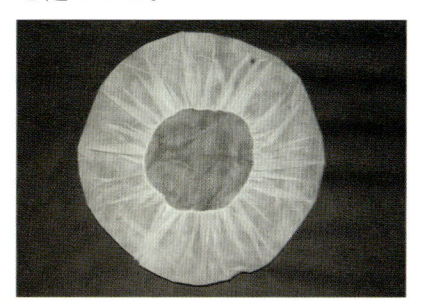

4　手術野の清潔と手術室実習

　手術室は清浄な状態でなければいけないので、入室及び室内での活動には標準予防等のルールがある。☞ポイント③

　手術室内にあるものはすべて清潔であり、勝手に触ったり物を置いたりしてはいけない。麻酔器及び麻酔カートの上も、時として清潔物を置く場合があるので、必ず指導者に確認すること（表19-2）。

　教科書等の資料は控え室に置く方がよい。メモ帳は指導医に確認の上、麻酔カートやモニターの上を使用させてもらうようにする。

❶　入室の実際

　履き替えと着替えは指示どおり行う。麻酔医が不在のときは、手術室看護師に相談する。入室から帰室までの流れを図19-1に示した。

❷　挨拶と名札

　手術室内でスクラブ衣を着てマスクをすると、個人識別は困難になるので、読みやすい名札を準備する。ただし、名札の脱落がないよう取り付けには注意する。

　担当麻酔医以外のスタッフにとって、受講者は「よそ者」であるのではっきりと挨拶をする。

　手術室入室の際は、挨拶のあとすぐに（帽子マスク履き替え等で手の汚染が考え

られるので）手洗いをする。ただし、（最初の症例に備えて）スクラブナースが手洗いを始めている場合は、（たとえ自分の好みのタイプであっても）そばに寄らず、なるべく離れた場所で手洗いをする。この場合、衛生学的手洗いでよい（マクドナルドのトイレに書いてある方法）。速乾性手指消毒薬も有用である。

5　安全な脱衣

❶　手術衣

手術室内では、「手術衣」と呼ばれる上に滅菌された手術着（スクラブ衣）を着用する（写真19-6）。一般に手術室内へ入室する際の手術衣は滅菌されていないので、更にこの上に滅菌手術着が必要となるのである。

SSIに従い、血液体液等で汚染したらただちに交換すること。　☞ポイント④

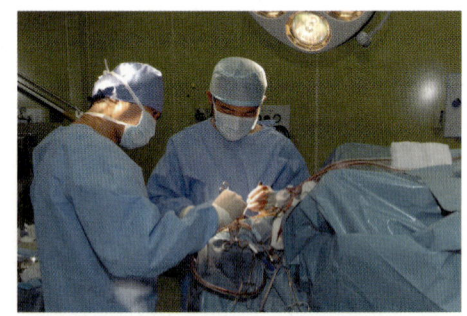

写真19-6　スクラブ衣

❷　inside out

外側に存在するかもしれない汚染を考慮して、スクラブ衣は必ず内側が外になるように脱ぐこと。上着を脱ぎ終えるまで、マスク・ゴーグル・帽子等の感染予防具は脱がない。

❸　手袋の脱ぎ方

一方の手で反対側の手掌部の手袋をつかんで脱ぐ（写真19-7）。脱いだ手袋を保持したままで、裸になった手を残っている手袋の内側に手背面を外にして指を入れ、手袋を破かぬよう注意しながらはずす。この際、手袋の外側が内側に入るよう留意する。手袋を脱いだら、直ちに手洗いをする。

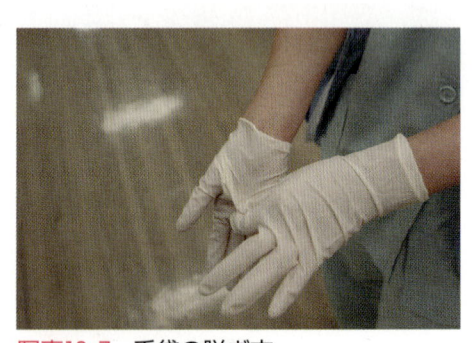

写真19-7　手袋の脱ぎ方

❹　手袋の交換

スタンダードプレコーションに従って、血液や体液に触れた場合は直ちに手袋を交換する。　☞ポイント⑤

汚染した手袋で他のものに触れないように注意する。挿管操作の後、手袋を交換してからバッグを圧すか、交換せずに圧すかは前もって打ち合わせること。

❺　一時的外出時の着替え

CDCのガイドラインでは、スクラブ衣のまま外に出るのは一向にかまわないことになっているが、実習先病院の方針に従うこと。無用な軋轢を生じないよう注意すること。　☞ポイント⑥

> **ポイント③**

自宅を出る前に爪の処理をする。できればシャワーを浴びておく。病院までの服装は清潔であれば何でもよいが、風雨からは身を守れるものが望ましい。院内にシャワー施設があれば、病院着後にシャワーを使わせてもらう。なお、濡れたままの頭髪での手術区域への入室は不可。

ピアス等は肘から指先までのものは外しておく。他の部位の場合、小さいピアスは落とした場合に発見が困難なので、病院で決められた大きさ以上のものだけを着ける。指輪は単純なものは着けていても衛生学的問題は少ないが、患者にぶつかったり手袋を破いたりする可能性があるので、外す方がよい。

手術室内（更衣室）には貴重品を持ち込まない。貴重品管理は麻酔医又は看護師に相談する。「入れるな、出すな、ばい菌と現金」である。

表19-2　用語の整理

1	滅菌	すべての細菌、真菌、ウイルスを死滅させること。方法には過酸化水素ガスプラズマ、オートクレーブ（高圧蒸気滅菌）などがある。
2	消毒	病原性の細菌、真菌、ウイルスを死滅させること。ただし明確な定義は難しく、また消毒の程度も様々ある。熱水（ウオッシャー）や紫外線などの物理的方法と、薬液（いわゆる消毒薬）による化学的方法がある。
3	清潔	物や身体部分が滅菌から消毒までの状態にあること。
4	不潔	物や身体部分が消毒のレベルに達していないこと。汚染されているという意味ではないので、患者の前では不潔という言葉を使わない方がよい。未消毒あるいは未滅菌という用語がよいと思われる。

図19-1　入室から帰室までの流れ

患者確認と手術入室→モニター装着→（分節麻酔）→麻酔導入→気管挿管→麻酔維持→麻酔覚醒→抜管→回復室入室→帰室

> **ポイント④** なぜ緑？

手術時のおおい布やスクラブ衣は緑色や青色が多い。これは、術野が赤成分が多いため、緑や青が補色として使われているのである。

> **ポイント⑤** Latex and Powder Free

自分自身あるいは患者にラテックスアレルギーがあることが判明したら、実習当日は「Latex and Powder Free」の手袋を使用するようにしよう。

6　麻酔の実際

(1) 準　備

手術の際の気管挿管の準備は、病院外で気管挿管を行うものと全く異なる。一般的に気管チューブは細めのものを用意する（♂8mm、♀7mm）。透明なものがよい。カフのリークチェックを指示された場合、大気圧中で無用な高圧をかけるのはよくないので、急激に膨らませたり大きく膨らませたりしないよう注意する。また、カフのシリンジとの接続部はやさしく扱うようにする。

(2) 吸　引

吸引器が働くことを確認し、太めの吸引カテーテル等を接続しておく。

(3) 固定具

AHA推奨の固定具を使っているところはまだ少ない。テープで固定する場合、固定法は千差万別である。ちなみに筆者は、
① 右上顎からチューブのみを一回転して左上顎に1本
② 右下顎からチューブとバイトブロックを一回転し、左上顎に1本
③ どちらも骨の上からテープを止め始める
という方法をとっている。

(4) 患者入室時

患者入室時には、マスクを外してから名札を見せ、インフォームド・コンセントのときと同様に姓名を名乗る。患者確認時には自分も参加する（「容貌、体型等が昨日の患者と一致します」などと告げる）。また、教科書では触れていないが、生年月日の確認をするところもある。

(5) モニター装着

心電図電極、血圧計、パルスオキシメーター等を装着し、バイタルサインをとる。

(6) 導入とマスク換気

麻酔導入に当たっては、指導医が睡眠導入剤を投与するときにこれから眠くなる旨、患者に伝える。　　　　　　　　　　　　　　　　　　　　　☞ポイント⑦
酸素を6l／分以上の流量でマスクを通して投与するが、入眠前はマスクを密着する必要はない。入眠の確認は、返事の有無、睫毛反射の消失等で確認する。入眠後マスクを密着し換気を行う。　　　　　　　　　　　　　　　　　　　☞ポイント⑧
通常のバッグ・バルブ・マスクと異なり、麻酔器の患者回路ではバッグが自張式でないので呼気抵抗も呼気の具合もまっすぐに手のひらに返ってくる。この感触は気道

ポイント⑥

　救急救命士は、CDCのガイドラインに沿って行動する場合が多いので、スクラブ衣のまま外に出る可能性がある。このとき救急救命士に注意すると、組織内で生き残ってきた救急救命士が多いから表面上は指示に従うであろう。しかし、彼らが病院の内情を暴露しない保証はないし、実習後のブリーフィングでの格好の議題となるかもしれない。

　一方、病院の幹部にガイドラインを渡しても改善されるか（ちゃんと読むかどうかも）疑問である。放置してメディカルコントロール協議会から病院側に猛省を促す、あるいは幹部の入れ替えを示唆するのも一考である。

ポイント⑦ 注　意

　入眠直後は聴覚は残っています。私語等は慎むこと。

ポイント⑧ 患者回路とバッグ・バルブ・マスク

　通常、救急救命士が用いているのはバッグ・バルブ・マスクである。このような自張式バッグと麻酔器の患者回路は、構造上の違いからcommon gas outletからのガスによってバッグが膨らむ。このため、マスクフィットでリークがあるとバッグはどんどん縮んでしまう。最初から流量を多めにしてあげるとよい。

の状況を知る上で大切なものなのでしっかりと覚えておく。また、換気中のカプノグラフとSpO₂をみる。
☞ポイント⑨

(7) 筋弛緩

手術室麻酔では十分な筋弛緩の後、気管挿管をする。このため麻酔医がどうやって筋弛緩の状態を観察しているかに留意する。筋弛緩モニターを使う場合も多い。不十分な筋弛緩では正しい挿管は難しい。

(8) 開口から挿管

開口時の歯牙の損傷には特に注意する。見やすいように指導医にBURPしてもらうようにする。実際の人間は、人形よりはるかに柔らかく傷つけやすいので、喉頭鏡の挿入時には最大の注意を払う。

(9) 挿管の確認

気管挿管に成功したら、気管チューブを左手で保持し（親指で蛇管、Yピース又はフィルターを下から支え、人差し指でエルボーコネクターを中指と薬指で気管チューブを支え、小指はほほに密着させる）、右手でバッグを加圧する（この右左は原則、逆でもできる）。指導医に挿管の確認をしてもらうか、自分で聴診する（指導医に聴診器をあててもらい自分で聴診するか、あるいは自分で聴診器を持ち、指導医にバッグを圧してもらう）。確認後、チューブを固定する。

(10) 挿管中の移動

脳外の麻酔等で、手術終了時に挿管のまま検査等の移動をする場合がある。外傷を学んだ救急救命士にとって相当危なく見えると思う。指導者にうまく助言するようにしよう。
☞ポイント⑩

ちなみに、手術室内でNC、BBと呼んでも理解されにくい。

(11) モニター

SpO₂、ETCO₂、BP、ECG等のモニターの意味をよく考える。自身の症例以外でも観血的動脈圧やスワンガンツ等があれば見学をする。ただし、この二者の見学では清潔に留意すること。
☞ポイント⑪

（徳田秀光）

〔参考・引用文献〕
1) http://www.cdc.gov/ncidod/dhqp/pdf/guidelines/SSI.pdf
2) http://www.muikamachi-hp.muika.niigata.jp/acad_cdc.html
3) http://www.asahq.org/publicationsAndServices/infectioncontrol.pdf
4) http://www.yoshida-pharm.com/text/index.html
5) 80-1058 Heartsaver First Aid With CPR and AED Student Workbook; AHA

ポイント⑨ 呼気終末炭酸ガス測定値

普段見慣れた簡易式のカプノメータと違い、カプノグラフは炭酸ガス濃度をリアルタイム（実際はサンプリングの方式により遅延が生じる）表示できる。

通常、カプノグラフィーをマスク換気時より使用するので、マスク換気の際もマスクフィットがよく、良好に換気できるときれいなグラフが見える（写真19-8）。

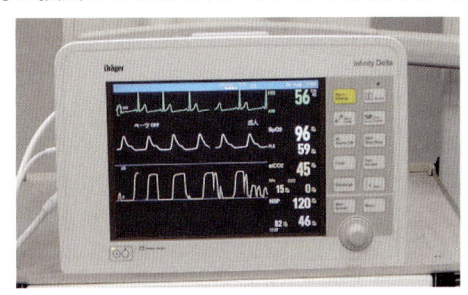

写真19-8

ポイント⑩

挿管中の移動は、チューブのずれなどの危険がある。救急救命士は外傷コース等で勉強してきているので、移動中のチューブの確保に関し質問することが多い。こうした場合、質問される前に注意点は何か質問するとよい。決め手は移動後のチューブの確認法あるいは**DOPE**である（表19-3）。

表19-3 DOPE

D	Displacement	：移動
O	Obstruction	：閉塞
P	Pneumothorax	：気胸
E	Eguipment failure	：作動不良

ポイント⑪ その他救急救命士に見学させるべきこと

(1) 担当以外の麻酔

担当以外の麻酔もよく観察させる。挿管困難症の症例があれば見学させる。特殊な麻酔用具もよく観察させる（ファイバー、マッコイ、エアウェイスコープ、トラキライト、スタイレットスコープ等々、アッシャーマンスタイレットやオバサピアンエアウエイなど）。

(2) 中央材料室と滅菌器具

中央材料室や滅菌室が手術室に近ければ見学させる。

20 ポイントチェックテスト

*本書で理解してほしい気管挿管に関する知識のポイントをテスト形式でチェックする。
*解答は末尾に掲載。解説は付記しないので各自で確認すること。
*解答は複数存在することもある。

1　解剖・生理学

問題1　正しいのはどれか
1．経鼻挿管は副鼻腔炎を起こしやすい。
2．経鼻挿管で喉頭展開は不要である。
3．経鼻挿管で鼻出血が問題になることは稀である。
4．鼻腔は換気における死腔となる。
5．鼻腔と口腔を隔てる部分は口蓋である。

問題2　正しいのはどれか
1．口腔前庭とは舌と歯牙の間をいう。
2．鼻腔と口腔をうまく隔てられないと構語（発声）障害を起こす。
3．扁桃は主に免疫機能をつかさどる。
4．臼歯と門歯の間に犬歯がある。
5．嚥下は舌の運動のみで行われている。

問題3　正しいのはどれか
1．軟口蓋は口蓋の後ろ約2/3の部分である。
2．下咽頭全体も上気道である。
3．全肺気量とは肺活量のことである。
4．気管挿管を深くしすぎると右気管支に入りやすい。
5．一般に気管挿管は痩せている人よりも太っている人が難しい。

問題4　正しいのはどれか
1．気管軟骨の断面は、輪状（O型）である。
2．肺の左葉は上中下の3葉に分かれる。
3．彎曲型喉頭鏡での喉頭展開でブレードの先端は喉頭蓋谷にある。

4．頸の短いものは挿管困難の一因である。
5．顎が大きいものは挿管困難の一因である。

問題5 正しいのはどれか
1．声門は輪状軟骨の内側にある。
2．左右の気管支の分岐部は第6頸椎の高さである。
3．右肺の方が左肺より大きい。
4．気管支は約23回分岐し肺胞にいたる。
5．気管支の栄養は肺動脈が行っている。

2 気管挿管に必要な医学的知識

問題6 気管挿管中の状態で誤っているのはどれか
1．吸気の加温・加湿が障害される。
2．気道粘膜の繊毛運動が障害される。
3．喀痰の排出が障害される。
4．肺感染症が増加する。
5．発声は可能である。

問題7 人工呼吸の生体に対する影響で誤っているのはどれか
1．肺酸素化の改善
2．胸腔内圧の上昇
3．心拍出量の低下
4．脳圧の低下
5．尿量の低下

問題8 気管挿管後の人工呼吸に伴う合併症で誤っているのはどれか
1．血胸
2．気管チューブ閉塞
3．無気肺
4．精神的ストレス
5．酸素中毒

問題9 気管挿管患者の搬送中の安全確認法で誤っているのはどれか
1．胸郭挙上の視認
2．両肺の呼吸音の聴診
3．気管チューブの固定位置の確認
4．人工呼吸器作動状況の確認

5．胸壁の触診

問題10　病院内で人工呼吸の中止が可能な条件はどれか
　　　　1．1回換気量 8 ml／kg
　　　　2．自発呼吸22回／分
　　　　3．吸入酸素濃度／動脈血酸素分圧比の上昇
　　　　4．咳の消失
　　　　5．意識レベルJCS 0

3　気管挿管法

問題11　誤っているのはどれか
　　　　1．彎曲型ブレードは先端で喉頭蓋谷を持ち上げる。
　　　　2．喉頭蓋が未発達な乳幼児では直型ブレードを用いる。
　　　　3．成人では彎曲型ブレードの 3 号が一般的に用いられる。
　　　　4．気管チューブのサイズは内径で表される。
　　　　5．気管チューブのサイズ 7 〜7.5mmは男女に共用できる。

問題12　仰臥位でのスニッフィングポジションについて誤っているのはどれか
　　　　1．頭部を後屈する。
　　　　2．オトガイ部を挙上する。
　　　　3．口腔軸と喉頭軸が一直線になる。
　　　　4．最も声門部の視野が得られやすい。
　　　　5．頸椎損傷が疑われる場合は禁忌である。

問題13　挿管操作について誤っているのはどれか
　　　　1．開口方法にクロスフィンガー法がある。
　　　　2．開口方法にオトガイ下方圧迫法がある。
　　　　3．セリック法により胃内容物の逆流予防を行う。
　　　　4．喉頭鏡を挿入したら直ちに喉頭蓋谷を探す。
　　　　5．ブレードは上顎歯を支点にして操作する。

問題14　挿管操作について誤っているのはどれか
　　　　1．声門部から視線を逸らさないようにする。
　　　　2．気管チューブが声門を通過するのを確認する。
　　　　3．スタイレットは気管チューブ先端が声門部を通過したところで抜去する。
　　　　4．気管チューブはカフの近位端が声門を 1 〜 2 cm通過したところで固定する。

5．セリック法はカフエアを注入したら解除する。

問題15 気管チューブの位置確認について誤っているのはどれか
1．気管チューブの門歯からの距離を確認する。
2．バッグ・バルブ・マスクを気管チューブに接続してから位置確認を行う。
3．聴診は前胸部から始める。
4．専用の固定バンドでチューブを固定する。
5．確認器具は固定バンドなどでチューブを固定してから使用する。

問題16 気管チューブ位置確認方法について誤っているのはどれか
1．身体所見による確認法を最初に行う。
2．聴診は5部位、6回行う。
3．最初の換気で胃内への流入音が聞こえたら直ちにチューブを抜去する。
4．身体所見による確認法の後で器具による確認法を行う。
5．食道挿管判定器具と呼気二酸化炭素検出器のどちらか一方の結果で判断する。

問題17 呼気二酸化炭素検出器について誤っているのはどれか
1．呼気二酸化炭素の検出は肺血流量の影響を受ける。
2．院外心肺停止状態では気管内にチューブがあっても呼気二酸化炭素が検出されないことがある。
3．気管チューブが閉塞していると呼気二酸化炭素が検出されないことがある。
4．気管チューブが咽頭内に留置されていると呼気二酸化炭素が検出されることがある。
5．食道内にチューブを挿入していれば呼気二酸化炭素は絶対に検出されない。

問題18 陰圧式食道挿管判定器具について誤っているのはどれか
1．食道と気管の三次元的構造の違いを利用した器具である。
2．自己膨張式球とシリンジを使用するものがある。
3．チューブが気管にあるとシリンジ式ではプランジャーが容易に引ける。
4．チューブが食道にあると自己膨張式では直に再膨張する。
5．気管チューブの閉塞や分泌物により誤った結果をもたらすことがある。

問題19 気管吸引について誤っているのはどれか
1．吸引時間は15秒以内に留める。
2．吸引圧は−80〜−120mmHgとする。

3．太い吸引カテーテルを使用して吸引効率を上げる。
4．スタンダードプレコーションが必要である。
5．吸引中はモニターを十分に監視する。

問題20　気管チューブの位置確認法で2回聴診する部位はどこか
1．左前胸部
2．左側胸部
3．右肺尖部
4．上腹部
5．臍部

問題21　外観上で気管挿管が困難と考えられないのはどれか
1．上顎の前方への著しい突出
2．下顎の前方への著しい突出
3．頸椎の伸展不良
4．咽頭・喉頭部の形態異常
5．巨大な舌

問題22　気管挿管困難症についての記述で誤っているのはどれか
　気管挿管法の実施に当たり、気管挿管の困難を予測する方法としてマランパティ（Mallanpati）分類がある。この分類は最大開口位で、軟口蓋、口蓋垂、口蓋扁桃、咽頭後壁の見え方で分類するものである。心肺停止患者で極めて有用である。またクラス1～4までに分類され、最重症のクラス4は硬口蓋しか見えない状態をいう。
1．気管挿管の困難を予測する方法の名前
2．Mallanpati分類で観察する場所
3．Mallanpati分類での有用となる対象患者
4．クラス分類の仕方
5．クラス4で観察する部位

問題23　3の法則について誤っているのはどれか
1．気管挿管の困難度を体表面から肉眼的に観察できる方法である。
2．心肺停止状態の患者の予測に有用な法則である。
3．下顎—甲状軟骨間が3横指以上の幅がある。
4．開口位で3横指以上の幅がある。
5．甲状軟骨—胸骨上かの距離が3横指以上の幅がある。

問題24　Cormackグレードについて誤っているのはどれか
　　　　1．喉頭展開時の咽頭の見え方によって気管挿管困難を予測する分類である。
　　　　2．分類はグレード1～5に分かれる。
　　　　3．グレード4では口蓋垂が見えるのみの場合である。
　　　　4．グレード2以上ではBURP法を併用する。
　　　　5．グレード3以上は心肺停止患者の5％程度に認められる。

問題25　気管挿管の手技に伴う合併症として考えにくいのはどれか
　　　　1．歯牙損傷
　　　　2．声帯麻痺
　　　　3．喉頭浮腫
　　　　4．気管損傷
　　　　5．甲状腺損傷

問題26　気管挿管後の確認法で誤っているのはどれか
　　　　1．上腹部挙上の確認
　　　　2．送気音の5点聴診
　　　　3．エアウエイチェッカーの再膨張確認（4秒以内）
　　　　4．呼気二酸化炭素検出器の装着
　　　　5．気管チューブ内の結露

問題27　食道挿管を疑う所見でないのはどれか
　　　　1．上腹部膨満
　　　　2．嘔吐
　　　　3．呼吸音の左右差
　　　　4．心停止の継続
　　　　5．バッグ・バルブ・マスク加圧時の抵抗

問題28　片肺挿管を疑う状態とその処置で誤っているのはどれか
　　　　1．呼吸音の左右差がある。
　　　　2．チューブの深さが門歯24cm以上ある。
　　　　3．バッグ・バルブ加圧時の抵抗が強い。
　　　　4．呼吸音が正常に戻るまで気管チューブをゆっくりと抜去する。
　　　　5．気管チューブのサイズを変更する。

問題29　気管挿管後の確認や処置で正しいのはどれか
　　　　1．傷病者が男性だったので門歯で20cmの位置でチューブを固定した。
　　　　2．呼吸音を左右の第五肋間中腋窩線上2ヶ所で確認した。

3．カフに20ml送気した。
4．イージーキャップⅡを装着したら黄色であった。
5．人工呼吸器の1回換気量を6～7ml/kgとした。

問題30　BURP法について誤っているのはどれか
1．喉頭展開で声門視野が不良な時に甲状軟骨を用手的に圧迫することである。
2．BURPのBは後方へ圧迫することである。
3．BURPのUは前方へ引き上げることである。
4．Cormackグレードで2以上が対象となる。
5．BURPのPはpressureである。

4　メディカルコントロール体制

問題31　都道府県メディカルコントロール協議会の役割で誤っているのはどれか
1．救命救急センターを中心とした救急医療地域の選定
2．地域メディカルコントロール協議会の設置
3．救急救命士に対する助言体制の調整
4．教育体制の調整
5．ガイドラインの策定

問題32　メディカルコントロールに該当しないのはどれか
1．現場に居合わせた医師の指示
2．除細動の包括指示
3．救急活動の検証
4．救急医療機関の検証
5．病院実習の整備

問題33　事後検証について誤っているのはどれか
1．医師が医学的検証を行う。
2．搬送先医療機関の医師が検証を行う。
3．消防本部の指導的救急救命士が業務管理的検証を行う。
4．検証結果は救急救命士の再教育に活かされる。
5．プロトコールの適切性を検証する。

問題34　誤っているのはどれか
1．インフォームド・コンセントの概念は1975年東京での世界医師会総会で示された。

2．1981年世界医師会総会のリスボン宣言で患者の有する主要な権利を示した。
3．我が国ではインフォームド・コンセントは「説明と同意」と訳された。
4．医師には患者が理解できるように説明する義務がある。
5．日常診療で医師は患者の同意なく検査や治療を開始できる。

問題35 誤っているのはどれか
1．救急救命士が特定行為を医師の指示なしに単独で実施した場合は半年以下の懲役に処せられることがある。
2．救急救命処置録は救急救命処置を実施した日から5年間の保存義務がある。
3．医療過誤とは医療者側に過失がある場合をいう。
4．医事紛争には患者と医療者の人間関係のトラブルも含まれている。
5．医療事故に伴う法的責任は民事、刑事、行政の三つに大別される。

5 医療事故

問題36 次の記述で誤っているのはどれか

　医事紛争には医療者に過失がある場合と不可抗力的な事故がある。前者を医療過誤という。医療事故に伴う法的責任は民事、刑事、行政の三つに大別される。医療事故に伴う民事責任は①医療従事者の過失、②患者に何かの傷害が発生、③患者の傷害が医療従事者の過失に起因していること、を必要条件とする。
1．医事紛争の定義
2．医療過誤の定義
3．民事責任が問われる条件①
4．民事責任が問われる条件②
5．民事責任が問われる条件③

問題37 次の記述で誤っているのはどれか

　刑事責任とは医療行為の違法性が判明し、刑罰によって制裁を科するに値すべき行為の場合に問われる。この場合、業務上過失致死罪が適用され、刑法第11条により5年以下の懲役若しくは禁錮又は50万円以下の罰金刑の処分がなされる。

　行政責任とは救急業務に際し犯罪又は不正行為があった場合、厚生労働大臣が救急救命士の免許を取り消したり、名称の使用の停止を命ずることができる。
1．刑事責任の適用
2．罪名
3．刑罰の内容
4．行政処分の適用

5．行政処分の内容

問題38 救急救命処置（特定行為）の際に事故が発生した場合の救急救命士のとるべき指示として誤っているのはどれか
1．傷病者の安全を確保する。
2．傷病者及び家族に適格に対応する。
3．正確に記録する。
4．具体的対応策をマニュアル化する。
5．再発防止について常に知識と技術をトレーニングする。

問題39 誤っているのはどれか
1．気管挿管を実施に当たっての大原則は「傷病者に害を与えない」ということである。
2．心肺停止患者は意識がないのでインフォームド・コンセントは成立しない。
3．意識のある入院患者への気管挿管は緊急処置なのでインフォームド・コンセントは不要である。
4．傷病者にインフォームド・コンセントがとれないので家族に説明し承諾を得る。
5．入院中の予定全身麻酔患者には必ずしも救急救命士本人が手技の承諾を行う必要はない。

問題40 誤っているのはどれか
1．事後検証は誤挿管の減少に有用である。
2．アメリカのパラメディックの心肺停止患者への気管挿管成功率は96％であった。
3．アメリカのEMTの呼吸停止患者への気管挿管の成功率は70％であった。
4．気管挿管による事故を減らすために現場活動指針が必要である。
5．事故検証票には気管チューブのサイズ、カフ位置、固定位置（cm）も記入する。

6　全身麻酔実習

問題41 スタンダードプレコーションについて誤っているのはどれか
1．ユニバーサルプレコーションを拡大したものである。
2．感染経路別予防策が含まれる。
3．唾液は感染予防の対象となる。
4．咳嗽のある傷病者へのマスク着用
5．滅菌ガウンの着用

20 ポイントチェックテスト

問題42 救急救命士の病院実習において手術前の観察項目でないのはどれか
1. 既往歴の聴取
2. 喉頭鏡による口腔内観察
3. 義歯の有無
4. 頸椎可動域の評価
5. 胸部単純エックス線写真

問題43 滅菌が必要なのはどれか
1. バッグ・バルブ
2. 加湿器
3. 酸素吸入用マスク
4. 吸引カテーテル
5. 吸引びん

問題44 全身麻酔時の気管挿管操作で起こらないのはどれか
1. 血管拡張
2. 気管支拡張
3. 喉頭腫脹
4. 血圧低下
5. 徐脈

問題45 ASA分類について誤っているのはどれか
1. 合併症のない肥満はASA 2度である。
2. 安定しない糖尿病はASA 3度である。
3. 狭心症はASA 4度である。
4. ショックを伴う心筋梗塞はASA 5度である。
5. 管理されている高血圧患者の胃穿孔手術はASA 2度Eである。

	問題	解答	問題	解答	問題	解答	問題	解答	問題	解答
解答	問題1	1, 4, 5	問題11	1	問題21	2	問題31	3	問題41	5
	問題2	2, 3, 4	問題12	2	問題22	3	問題32	4	問題42	2
	問題3	4, 5	問題13	4	問題23	2, 3	問題33	2	問題43	3, 4
	問題4	3, 4	問題14	5	問題24	2, 3	問題34	5	問題44	2
	問題5	3, 4	問題15	3	問題25	5	問題35	2	問題45	3
	問題6	5	問題16	5	問題26	1	問題36	1		
	問題7	4	問題17	5	問題27	3	問題37	3		
	問題8	1	問題18	4	問題28	5	問題38	2		
	問題9	5	問題19	3	問題29	4	問題39	3		
	問題10	1, 2, 5	問題20	4	問題30	3	問題40	3		

（徳永尊彦）

21 気管挿管に使用する各種資器材の保守・管理

1 はじめに

　気管挿管に関する資器材は、従来救急活動全般で使用する資器材の中の呼吸管理用資器材として保守・管理されているものであり、別段新しいものではないが、短時間で効率のよい実習のためには学校の実技実習の場においても、適正な管理が必要である。

　救急処置の際に使用する各資器材（写真21-1）の点検項目については、シミュレーション実施中に行われる資器材点検や救急隊の勤務交替時に行われる点検等とほぼ同様のものであり、特段、困難なものではない。

　一方、各種の訓練人形等、実技実習時に使用する資器材については、救急処置の確実性等を教育する場としていつでも使用できるために適切な保守が必要である。

　特に訓練人形を用いた実技実習においては、喉頭鏡による喉頭展開を繰り返し実習することから、講習期間中においても定期的な破損状況等の確認が必要となる（表21-2、写真21-2）。

2 資器材の購入

　講習で使用する資器材については、従来の特定行為で使用していた資器材に加えての保管場所の確保と、研修生の人数を考慮した適切な数量の購入と維持管理が必要となる。

(1) 気管チューブ

　気管チューブについては、各消防本部で購入するチューブサイズを考慮しても6～8mm程度のサイズのチューブは最低限必要と思われる。チューブサイズの選定は実習の中で行われるが、傷病者の年齢・性別・体形等を考慮した上でサイズ選定することから、ある程度準備するサイズにも幅をもたせておくことが望ましい（写真21-3）。

(2) 喉頭鏡

　喉頭鏡のブレードの種類として、実習で使われるものは多くはないが、現場での使い分けを学ぶとともに今後の救急隊への導入を考慮し、ある程度の種類は必要である。

21 気管挿管に使用する各種資器材の保守・管理

表21-1　指導目標

1　一般目標
気管挿管実習に用いる各種資器材の保守・管理ができる。

2　到達目標
1　気管挿管実習に用いる資器材について必要数の確保ができる。
2　気管挿管資器材の保守・管理ができる。
3　実習に適した器材を選定できる。

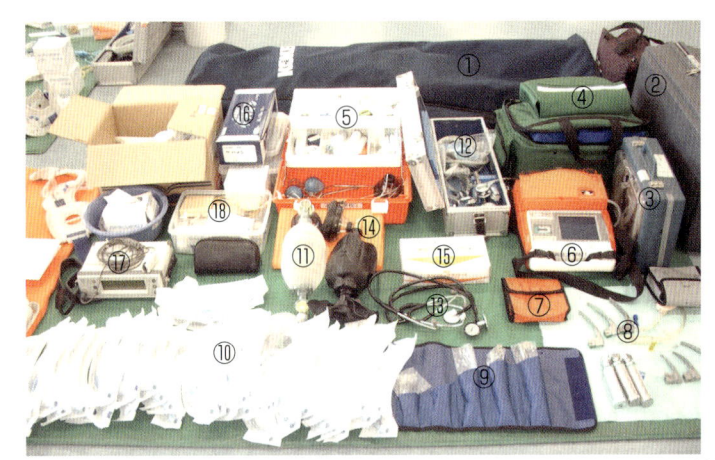

写真21-1　使用される資器材（訓練時に1グループで使用する資器材例）

①訓練人形（全身モデル）　②訓練人形（上半身モデル）　③吸引器　④救急カバン　⑤特定行為用パラメケース（EDD、ETCO₂等）　⑥自動体外式除細動器　⑦喉頭鏡セット　⑧マッキントッシュブレード　⑨ミラーブレード　⑩各サイズの気管チューブ　⑪バッグ・バルブ・マスク　⑫呼吸管理用資器材　⑬聴診器　⑭頭部確保用まくら　⑮ディスポグローブ　⑯滅菌ガーゼ　⑰パルスオキシメーター　⑱訓練人形用付属品

表21-2　気管挿管実習を実施する際のポイント

1　資器材は特段変わったものではなく、従来の呼吸管理に用いている資器材が多い。
2　訓練人形はいつでも保守を心がけ、破損状況の把握に努め、いつでも使用できる状態にする。
3　訓練人形に対しても清潔操作を心がける。

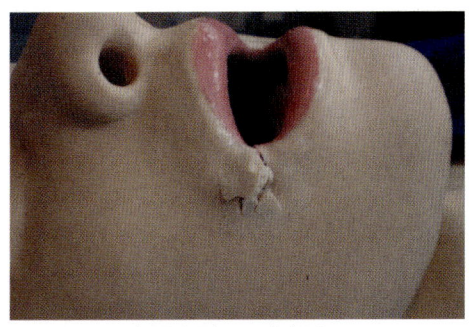

写真21-2　高研人形の口角切れ

また、特殊な喉頭鏡が開発され販売されているが、より安全で迅速かつ確実な喉頭展開（気管挿管の実施）を目的として、地域の実情を考慮しながら導入を検討することが望ましい（写真21-4）。

(3) スタイレット

スタイレットについてはいくつかの製品が販売されているが、病院実習と現場での使い勝手を考慮し、複数導入を図ることが望ましい（写真21-5）。

スタイレットは、形状作成を繰り返すことで破損する場合があるので、予備品の準備が必要である。

(4) 気管内吸引用資器材

気管内チューブを通じた気管内吸引は、救急救命処置の範囲であり、講習にて訓練が必要な項目である。

訓練に必要な資器材は、気管内吸引用カテーテル、吸引器、滅菌手袋（簡易滅菌手袋）、酒精綿、滅菌精製水となるが、病院実習や現場活動にて使用される資器材を選択し準備する。気管内吸引カテーテルは、気管チューブの内径に合わせて数種のサイズ（Fr）を複数準備する必要がある。

また、特殊な吸引カテーテルとして、カテーテル全体を袋でカバーし、実施者の感染防止にかかわる操作を大幅に軽減させる製品も販売されている（写真21-6）。

(5) 専用固定用具

各種製品が販売されているが、地域の実情や現場での使い勝手を考慮し、使用品を決定する（写真21-7）。

(6) 滅菌バック

講習で使用する資器材は予算の関係から、1回使用を前提として販売されているものを繰り返し使用する場合がある。訓練資器材を再使用する場合、可能な限り現場活動に近い資器材準備を行うため、滅菌バック等によりシール（パッキング）することが望ましい。

また、救急隊の多くは効率的な活動と清潔の確保のため、使用資器材をまとめてパッキングして救急カバンに収納していることから、現場活動に近い訓練を行う目的でも導入を検討する必要がある（写真21-8）。

(7) 訓練人形

訓練人形としていろいろな製品が販売されている。手術室を想定した訓練では上半身型の人形での訓練が可能であるが、現場活動を想定した訓練では全身型の人形の使用が必要である。

また、購入には予算を考慮するのは当然のことであるが、訓練人形はメンテナンス

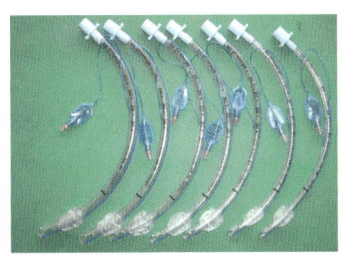

21 気管挿管に使用する各種資器材の保守・管理　283

写真21-3　各サイズの気管チューブ

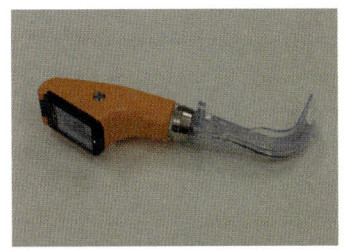

ペンタックスエアウエイスコープとイントロック　　クーデックビデオスコープ

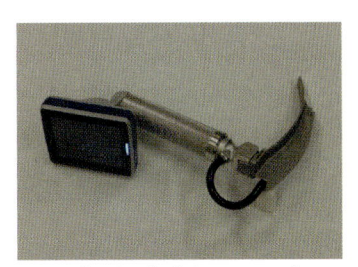

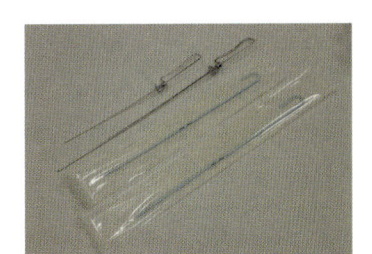

写真21-4　喉頭鏡

写真21-5　スタイレット

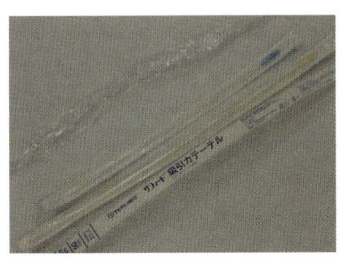

気管吸引カテーテル　　ステリキャス

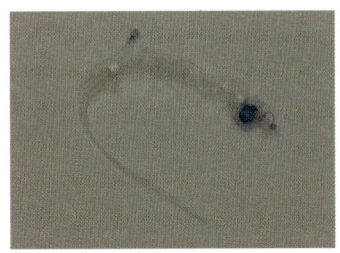

写真21-6　吸引資器材

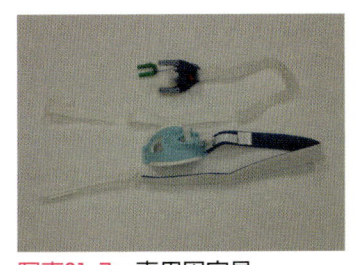

写真21-7　専用固定具

を必要とすることが多く、計画の段階でメンテナンス費用を考慮しておく必要がある。

(8) 購入調整

　講習で使用する資器材は消耗品等を含めると数十種類となる。1人の研修生が講習で消費する消耗品としては、気管チューブ5本、潤滑剤1/2本、ガーゼ20枚、潤滑スプレー1/2本、ETCO$_2$チェッカー3個、気管チューブ専用固定用具2個、喉頭鏡用単2電池2本などである。

　これらの物品は研修生数や実習の設定時間等により一定ではないが、講習開始時に準備するおおむねの目安と思われる。

　また、使用期限のある資器材については教育実習用資器材といえども、期限内での使用を行うことが薦められる。

(9) 留意事項

　講習教育においては予算等の関係から期限切れのもの及びディスポーザブル品を繰り返して使用することがあるが、現場での清潔観念の教育を徹底させる必要があることから、ある程度余裕のある購入が望ましい。

　教育訓練施設でのシミュレーション実習等における弱点として「清潔操作」が挙げられる。教育訓練施設での実習については、本来ディスポーザブルの資器材を何人もの研修生が何度となく繰り返し使用することとなり、清潔・不潔の観念が薄まりがちになる。

　このことから特に滅菌操作が必要な部分については、訓練に使用する資器材であっても、具体的な工夫と資器材の数量的な配慮が必要となる。

3　資器材の保管

　救急資器材の保管は、施設内の整備された場所において行われるべきである。
　実習で使用される資器材であっても、現場で使用するものと同様、適正に管理すべきものであり、湿度・温度等一定の環境条件が必要である（表21-3）。

(1) 保管庫の整理

　大型の資器材を除いて、保管庫での集合管理が必要となる。
　特に消耗品関係は実習の進行状況により使用する種類・数量ともに増してくるため、資器材の準備不足から訓練進行の妨げにならないよう、ある程度見越した準備が必要である。
　比較的小さな資器材はケース等に分けて保管し、必要の都度期限等を確認して払い出すことが望ましい（写真21-9、21-10）。
　なお、アルコール類等の保管は施錠管理ができる保管庫に配意する必要がある。

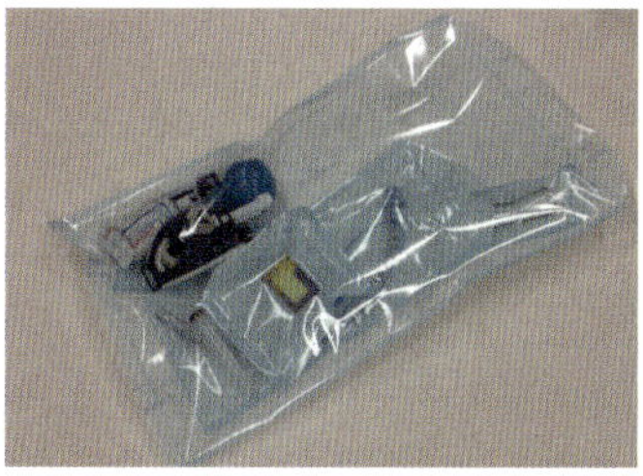

21 気管挿管に使用する各種資器材の保守・管理　285

まとめたパッキング資器材 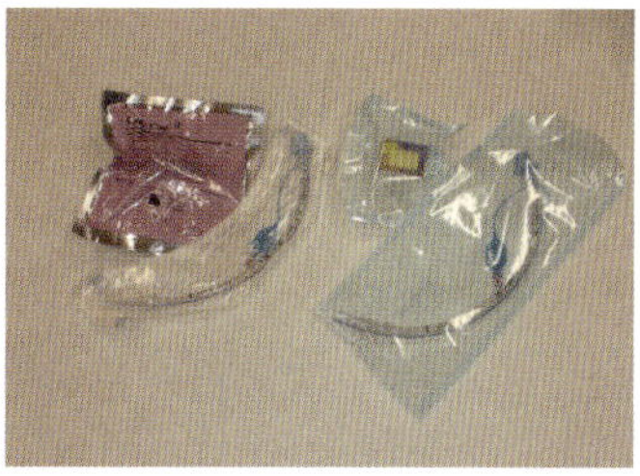　　滅菌バックでパッキングされた
　　　　　　　　　　　　　　チューブとETCO₂チェッカー

写真21-8　滅菌バック

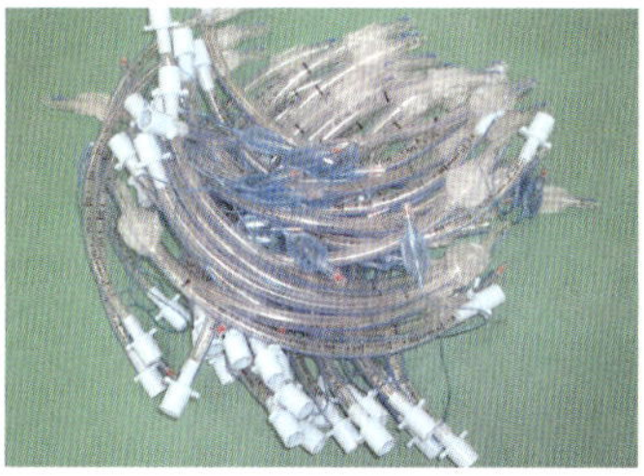

写真21-9　一度の実習で大量に
　　　　　　出る廃棄チューブ

表21-3　保管のポイント

1　大型の資器材は丈夫な棚に保管する。
2　小さな資器材は収納ボックスに入れ、種類・数量を確認できるようにする。
3　必要に応じて段ボール箱などにも保存し、できるだけ少なくコンパクトに収納する。

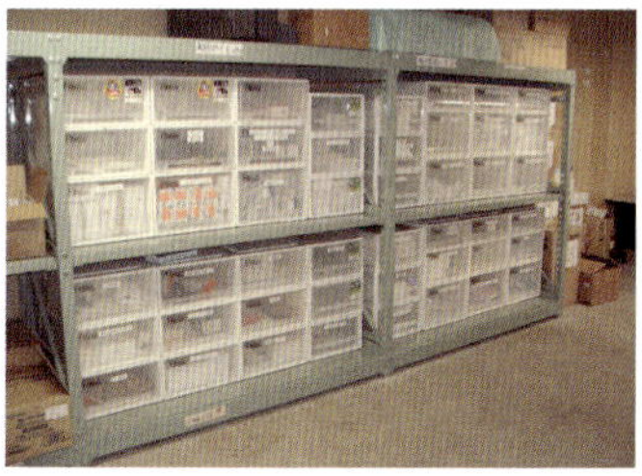

写真21-10　小ケースでの保管状況

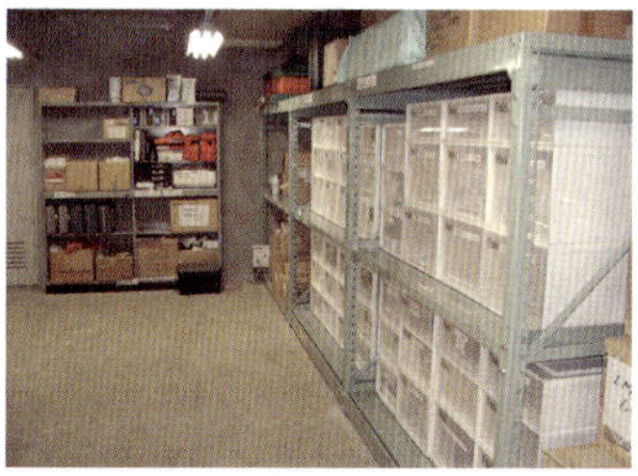

写真21-11　小ケースでの保管及び小ラック保管

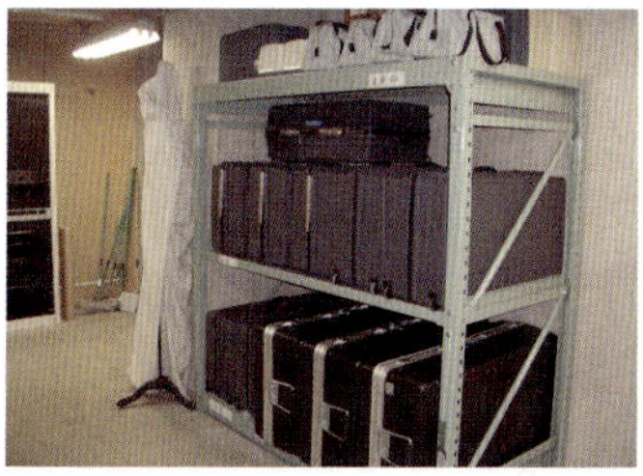

写真21-12　訓練人形の保管状況

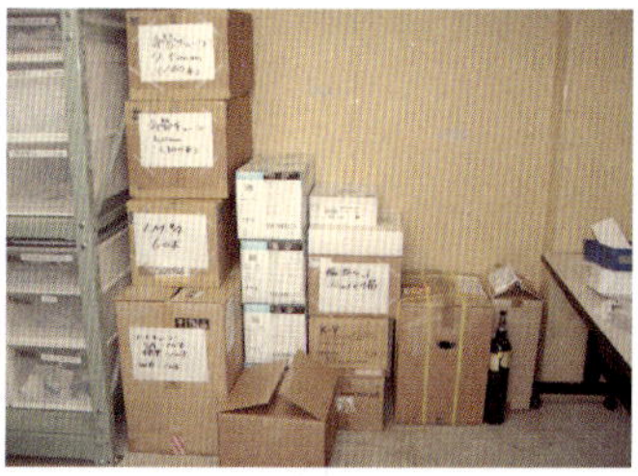

写真21-13　段ボール箱での一時的な保管

(2) 在庫調整

　消耗品等の資器材の保管については、購入する資器材の種類と数量の都合及び予算管理の関係から一度に多くの資器材を購入するため、ダンボール箱での保管を余儀なくされることがある（写真21-11〜21-13）。

　保管スペースの関係及び事務の都合等からダンボール箱毎に資器材を管理せざるをえない場合であっても、資器材の使用期限及び在庫物品の保管状況等を考慮し、払い出す必要がある。

4　点検整備

　気管挿管に関する資器材にかかわらず、使用前後における点検整備は確実に行う必要がある。これは実習教育の中で常に使用資器材の機能維持と数量確認を習慣付けさせるものであり、救急隊員教育においては極めて重要なことである（表21-4）。

(1) 訓練人形（写真21-14）

① 顔面、口腔内を含む全身の破損、汚れはないか。
② 舌の破損、取り付けはよいか。
③ 気道、食道、肺等のチューブの接続はよいか。
④ 肺バッグの漏れはないか。
⑤ 心電図波形は正しく送出できるか、電池は入っているか。
⑥ 上肢、下肢の取り付けはよいか。
⑦ 模擬血液は適量が入っているか。
⑧ 血管チューブからの漏れはないか。
⑨ 異物等の付属品はあるか。

(2) バッグ・バルブ・マスク（写真21-15）

① 本体に破損、汚れはないか。
② 各接続部の接続状態はよいか。
③ 送気時のエアリークはないか。
④ リザーバーバッグの接続はよいか。漏れはないか。
⑤ クッションマスクは顔面に密着するか。

(3) 吸引器（写真21-16）

① 本体、付属品等に破損、汚れはないか。
② 充電状態はよいか。
③ 吸引機能は正常に作動するか。
④ 吸引チューブの接続状態はよいか。エアリークはないか。

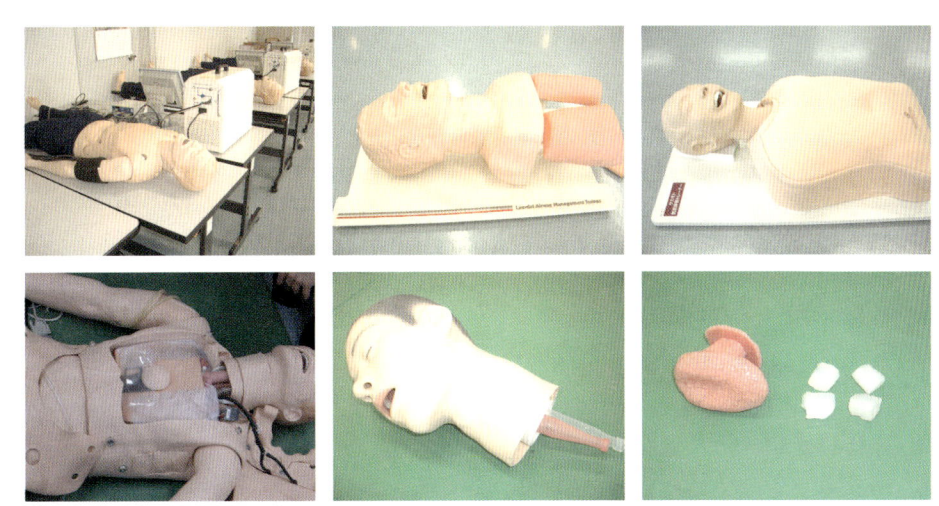

21 気管挿管に使用する各種資器材の保守・管理　287

写真21-14　各人形の種類と内部の状況及び付属品

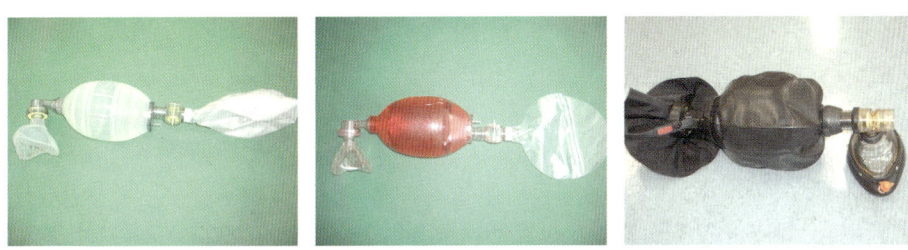

写真21-15　各種バッグ・バルブ・マスク

送気時の流量が過度にならないよう、インジゲータを取り付けたものもある。

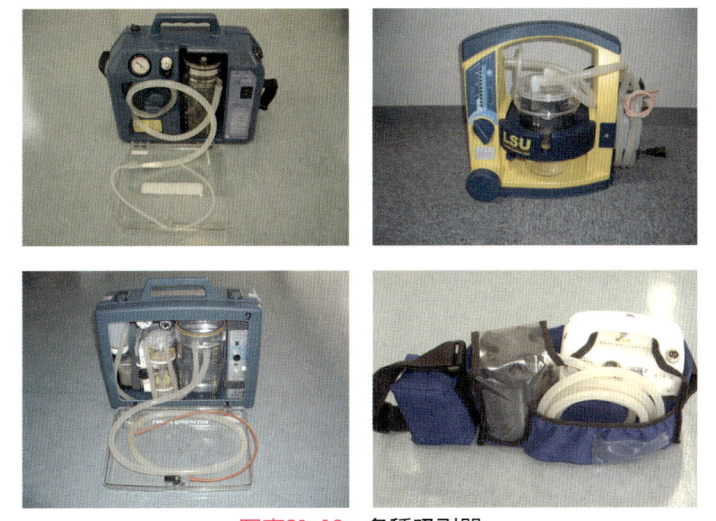

写真21-16　各種吸引器

吸引器とともに吸引カテーテル数本を収納できるものが使いやすい。

⑤　吸引カテーテルの準備はよいか（各サイズ、破損、異常な屈曲）。

(4)　喉頭鏡（写真21-17）

①　ハンドル、ブレードに破損、汚れはないか。
②　ハンドルとブレードの接続部等に緩みはないか。
③　電池は入っているか。
④　点灯時の照度は十分か。
⑤　各種ブレードの準備はあるか。

(5)　スタイレット（写真21-18）

①　本体に破損、汚れはないか。
②　チューブを固定する部分に緩みはないか。
③　適切なカーブをつくれるか。
④　本体の湾曲は矯正できるか。

(6)　エアウエイチェッカー（写真21-19）

①　本体に破損、汚れはないか。
②　接続部に破損はないか。
③　本体をつぶした状態で接続部を塞いでも、エアリークがなくつぶれたままを維持するか。
④　本体内部に異物はないか。

(7)　イージーキャップⅡ（写真21-20）

①　開封前の保存状態はよいか。
②　使用期限を越えていないか。
③　パックに破損はないか。
④　開封したときの色は適正か。
⑤　各接続部からのエアリークはないか。

(8)　気管チューブ専用固定用具（写真21-21）

①　本体及びストラップに破損、汚れはないか。
②　チューブ固定ネジ部分は適切に作用するか。
③　ストラップ部分のマジックテープは確実に固定するか。

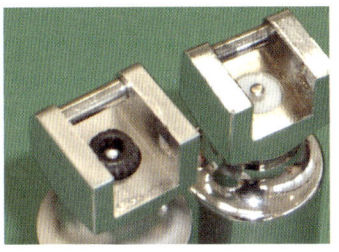

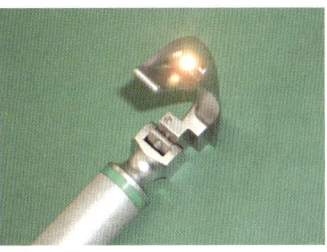

21 気管挿管に使用する各種資器材の保守・管理　289

写真21-17　喉頭鏡

ライトの点灯は電球のものやファイバーのものなど様々。ハンドルとの接続部は要チェック。

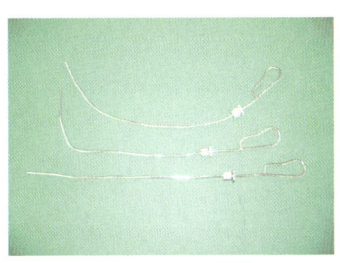

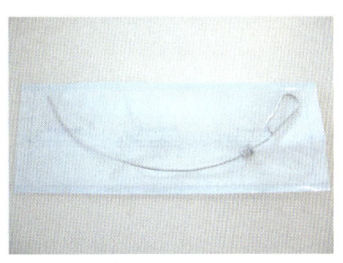

写真21-18　スタイレット

スタイレットの湾曲が強いと、挿管時にチューブから抜去しずらい。

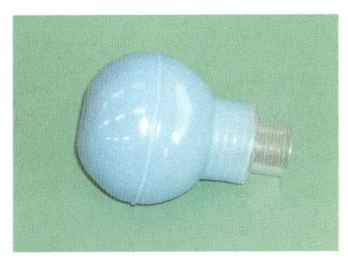

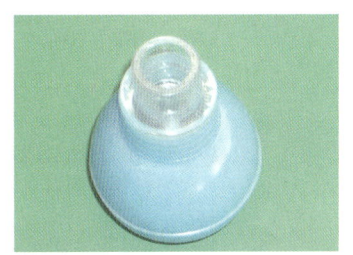

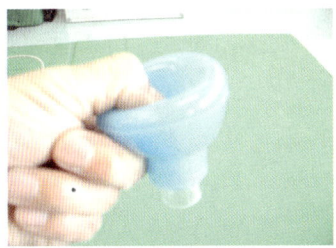

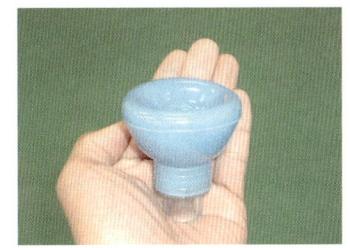

写真21-19　エアウエイチェッカー

EDDはコネクター部分のエアリークに注意

表21-4　気管挿管実習に必要な資器材と点検のポイント

名　称	ポイント	機　種
1　訓練人形	・口腔内、舌等の破損 ・各部の接続状態と作動状況 ・心電図波形等の適正表示	・Sim man（レールダルメディカルジャパン株式会社） ・SAVE‐MANⅡ（株式会社高研） ・高Human Patients System（HPS）（METI社） ・その他
2　バッグ・バルブ・マスク	・バッグ本体、クッションマスク、リザーバーバッグの破損・接続状態 ・送気状態	・シリコンレサシテータ（レールダルメディカルジャパン株式会社） ・アンブ蘇生バック　マークⅢ（アンブ社） ・スマートバック（エアウォーター株式会社）
3　吸引器	・本体の破損、チューブの接続状態、吸引機能 ・吸引カテーテル等付属品の配備 ・充電状態	・パワーミニック（新鋭工業株式会社） ・OB-Mini（株式会社ノルメカエイシア） ・LSU 4000（レールダルメディカルジャパン株式会社）
4　喉頭鏡	・ハンドル、ブレードの破損・接続状態 ・点燈時の照度	・ウェルチアリン喉頭鏡（ウェルチアリン社） ・ダイヤモンドファイバーライト喉頭鏡（スミスメディカルジャパン） ・ファイバーオプティック喉頭鏡（株式会社MPI）
5　スタイレット	・破損、極端な歪み ・先端部の丸み	・ポーテックススタイレット（スミスメディカルジャパン）
6　気管チューブ	・使用期限内 ・滅菌処理等の保管状態 ・カフの破損、変形	・ポーテックスソフトシールカフつき（スミスメディカルジャパン）
7　エアウエイチェッカー	・破損・作動	・チューブチェックB（アンブ社）
8　ETCO₂チェッカー	・使用期限内 ・未開封状態 ・接続部分の破損 ・表示する色調の状態	・Easy CapⅡ（ネルコア）
9　気管チューブ専用固定用具	・ストラップ、マジックテープの破損 ・気管チューブ固定ネジの作動	・トーマスチューブホルダー（レールダルメディカルジャパン株式会社）

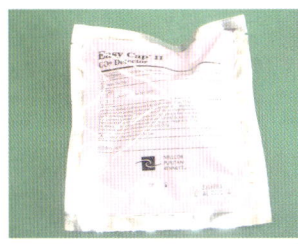

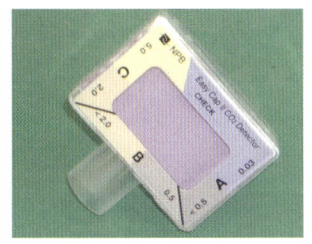

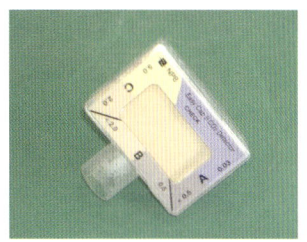

21 気管挿管に使用する各種資器材の保守・管理　291

写真21-20　イージーキャップⅡ

開封直後に色を確認して、即使用する習慣をつける。

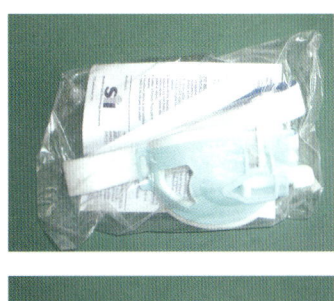

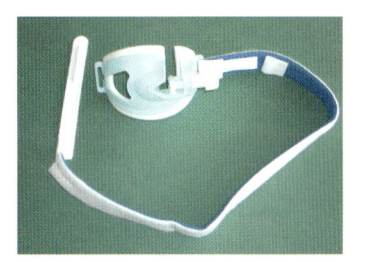

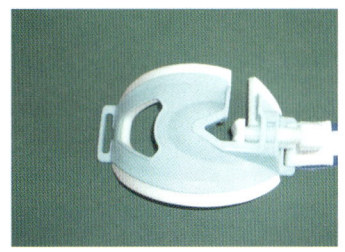

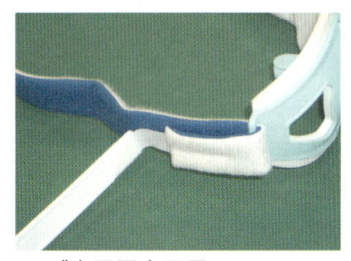

写真21-21　気管チューブ専用固定用具

実習で破損するのはストラップのマジックテープ部分が多い。

5　消防署所での保守・管理

　救急隊員により行われる救急資器材の保守管理は、救急現場において傷病者に直接影響を与えるものであり、署所における保管はもとより救急車内においても適正な保管が必要である。

(1)　使用期限

　気管チューブやイージーキャップⅡなどは製品の外包に使用期限が印刷されている（写真21-22、21-23）。これらの消耗品についてはその使用期限日時を目途として、早期に配置されたものから順次使用するとともに、使用期限内に必ず使い切るように心がけ、期限を過ぎたものは廃棄することが必要である。

　また、気管チューブ等の医療用の資器材を保管することから、保管庫等の温度・湿度等にも細心の注意を払わなければならないが、救急車内での保管や保管庫の条件等の関係から保管状態の悪いものについては現場で使用することなく廃棄する必要がある。

　なお、使用期限切れのものや保管状態が悪く現場で使用できないものについては、訓練用資器材として活用する方法もある。

　喉頭鏡など使用期限のない資器材については、経年使用による機能低下が表れてくるまで更新されないことがあり、また資器材の製造会社も耐用年数を設定していないこともあるが、一般的な資器材の耐用年数はおおむね７年程度であり、使用頻度や故障の発生状況等も考慮し、各資器材毎の耐用年数を設定し、更新計画を立てて管理すべきである。

(2)　在庫確認

　救急隊員による資器材の残数確認は、勤務交替時か資器材使用後の補充の際に行われるのが一般的といえる。この際に必要なのが資器材台帳による在庫数量の確認である。救急現場で使用する資器材のすべては、消耗品であっても在庫品数量に不足を生じるわけにはいかない。資器材の払い出しを行う際には在庫数量と資器材の調達にかかる日数等を考慮し、早めの対応が必要である。

　また、多数傷病者発生事故など突発的な資器材の大量使用も考慮し、ある程度余裕のある在庫管理が必要である。

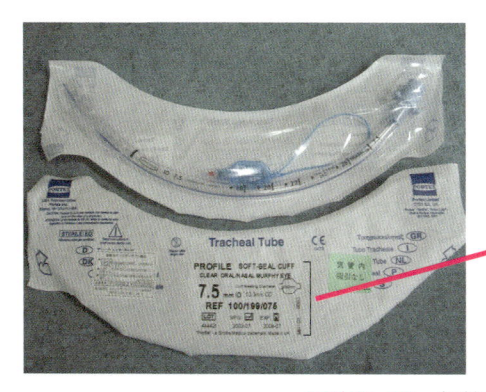

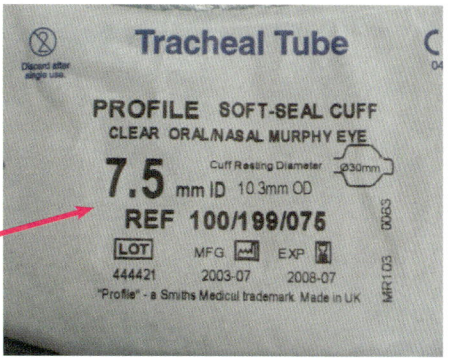

21　気管挿管に使用する各種資器材の保守・管理　293

写真21-22　気管チューブの場合

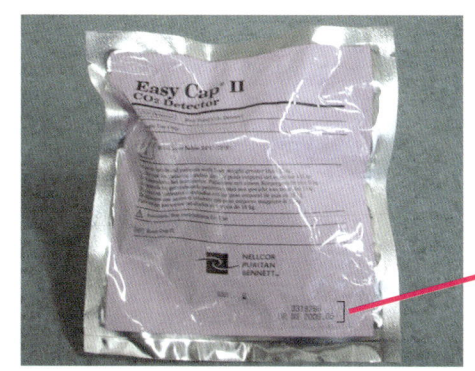

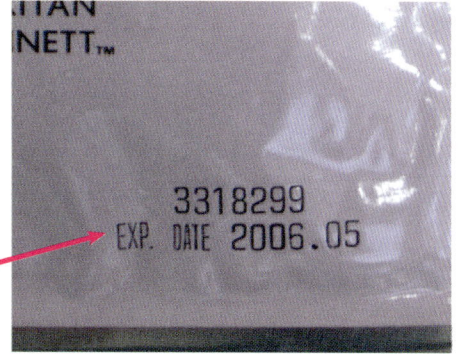

写真21-23　イージーキャップⅡの場合

22 気管挿管のための講習会開催のプログラム（例）

1　事前学習

　気管挿管に係る講習の受講対象は、救急救命士の資格を有するものであり、本来、一定レベル以上の知識と技術を有している者である。しかしながら、資格取得時期、現場活動経験、消防本部における再教育実施状況（内容）等の差により、受講生の知識・技術にばらつきがあるのも事実である。実際に講習を運営すると、基本から離れた「我流」の手技を修正するのに時間を要することが多い。

　62時間という短時間で気管挿管を学ぶためには、最低限の知識と技術をもって受講に臨む必要があり、受講予定者に対して事前学習・事前訓練の実施を督励する必要がある。

　事前学習・事前訓練の内容については、難しいものである必要はなく、訓練であれば「心肺蘇生法（特にバッグ・バルブ・マスク）」「喉頭鏡とマギール鉗子を用いた異物除去」などが考えられる（表22-3）。

2　カリキュラムと人員の組立て

　62時間のカリキュラム（表22-4）については、基本的に決められた項目の順番どおりに受講できるよう進めるのが望ましい。しかし、消防学校では外部講師の専門性や日程の都合及び講義項目の設定上、順序どおりの組立てが困難である。また、人選についてもそれぞれの専門性があり、適材・適所の選定が望まれる（表22-5～22-7）。

　こういった場合には、順序どおりのカリキュラム編成が必要な科目と、ある程度順序の変更が生じてもよい科目に分け、カリキュラムの組立てを行うと編成がしやすい（表22-8）。

　また、短期間の講習であるが、外来講師講義科目の急変によるカリキュラムの変更にも対応できるよう、幅を持たせた組立てを行う必要がある。

　後述するが、講習の受講人員については、実技実習の指導者（医師及び救急救命士）を何名確保できるかを考慮に入れて設定する必要がある。

表22-1 指導目標

1. **一般目標**
   気管挿管を教えるための講習会を開催できる。
2. **到達目標**
   気管挿管講習のプログラムを作成できる。

表22-2 事前学習テーマの一例

1. 口腔・鼻腔・咽頭の構造と機能を図示し説明すること
2. 嚥下運動と嘔吐のメカニズムについて説明すること
3. 気管挿管困難症について説明すること
4. 気管挿管に伴う合併症と対策について説明すること
5. 気管挿管の適応と除外例について説明すること
6. セリック法とBURP法について説明すること

表22-3 事前学習・事前訓練のテーマの一例

1	事前学習
(1)	プレテスト
(2)	気管挿管に必要な医学的知識
(3)	気管挿管法の実際
(4)	気管挿管とメディカルコントロール
(5)	気管挿管における医療倫理
(6)	気管挿管における記録
2	事前訓練
(1)	心肺蘇生法の着手要領
(2)	バッグ・バルブ・マスクによる人工呼吸法
(3)	喉頭鏡とマギール鉗子を用いた異物除去
(4)	器具を用いた気道確保要領

3　実技実習の組立て

　気管挿管に係る講習の実技実習においては、個別の実技のスキルアップをまず第一に考え、次いで病院実習の想定、救急現場の想定のスキルをアップさせ、最後に困難想定において判断力を養成するのが望ましい（図22-1）。

　また、平成18年4月より、救急救命士による薬剤（アドレナリン）の投与が認められたが、「気管挿管を含む器具を用いた気道確保」、「静脈路確保」、「薬剤投与」の実施は、救急隊の編成上処置要員が限られる（多くは救急救命士が1名）ことから、実施順序・実施場所等を「傷病者の病態」、「地域MCのプロトコール」、「現場滞在時間」を考慮し、判断することが必要となった。この判断力の養成は、気管挿管に係る講習やその後の病院実習のみならず、薬剤投与に係る講習とあわせて総合的に考える必要がある。少なくとも気管挿管に係る講習では、地域MCのプロトコールの下に、気管挿管適応の判断は、他の気道確保器具の特徴を受講生が確立させた上で行う必要がある。

4　自主訓練のすすめ

　講習カリキュラムの基本時間は62時間となっており、最大限日程を延ばしても2～3週間で終了する。しかし、この基本時間における実習の中で、受講生が気管挿管における手技のすべてを習得するのは困難であると断言したい。それは、実習時間内での手技の訓練では、個人が納得いくまで何度も反復して訓練をする時間はないからである。

　このため、気管挿管という医療処置を研修終了時には完全なものとして卒業させるには、授業時間以外にも訓練施設を開放し、受講生が自由な雰囲気の中で技術の向上が図れるよう配意することも必要である（写真22-1）。

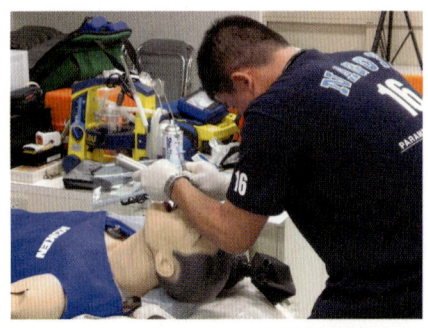

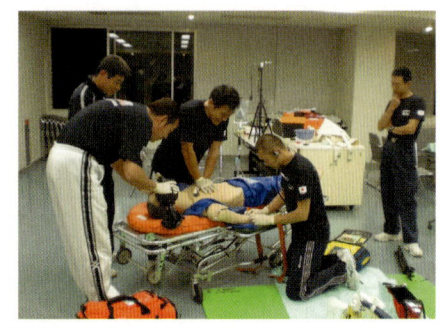

写真22-1　自主訓練のすすめ

表22-4 62時間のカリキュラム

大項目	時間数
1　プレテスト	1
2　気管挿管に必要な医学的知識	15
3　気管挿管法の実際	8
4　気管挿管とメディカルコントロール	2
5　気管挿管における医療倫理	2
6　気管挿管における記録	2
7　気管挿管における事故対策	2
8　気管挿管のプロトコール	6
9　人形等を用いた気管挿管シミュレーション	1
10　全身麻酔症例での気管挿管実習を行う前に必要な知識	15
11　試験	6
時間数合計	62

表22-5 効果的な教育指導要領

1. 目標の設定
2. 実技の基本プラン
3. 実技カリキュラムの作成
4. 指導者の選定
5. 効果的人員構成
6. 資器材の現状

表22-6 目標の設定

到達目標1
・病院実習（手術室）において気管挿管を安全に実施できる能力を身に付ける。

到達目標2
・実際の救急現場において気管挿管を確実に実施できる能力と判断力を身に付ける。

到達目標3
・気管挿管に伴うトラブルに対応できる能力を身に付ける。

5 プレテスト

既に前述の項目にも記載されているとおり、プレテストにおいては何をどの程度確認するべきかの基準はない。そのため、各研修施設が様々なプレテストの実施方法を取り入れている。

実際に多くの研修施設で取り入れているものは、ペーパーテストによる知識の確認である。この試験方法は、研修開始前にどの程度の医学的知識を有しているかを確認できるだけでなく、事前学習をどの程度行っていたかを知ることができ、気管挿管講習に対する意欲を確認することもできる。

また、プレテストに実技試験を取り入れるのも良い方法といえる。特に気管挿管において必須にして重要な手技に喉頭展開がある。この喉頭展開の手技についてはⅡ課程において実習することとなっており、基本的には救急救命士である気管挿管講習参加者は既に操作要領をマスターしているはずであり、また、救急救命士養成課程においての講習であっても既に実習しているはずであるので、個々の基本的手技の技能確認としては有効なテストといえる。

一方、総合的活動要領の確認方法として挙げられるのが包括的除細動＋特定行為（気道確保器具使用）の活動要領である。これは地域メディカルコントロール（以下、地域MC）等の関係から、各消防本部において行われているプロトコールの細かな点に差異があるが、今後行われるシミュレーション実習に対する技術力を確認できる方法の一つとして、プレテストが挙げられる。しかし、実際には時間的な制約から難しいと思われる。

なお、これらの実技確認は講習の開始時だけではなく、講習進捗状況に合わせ、何度となく行う方が、短期間の研修において研修生の技術を一層向上させることができるほか、研修生の緊張感を維持させることにもつながる（写真22-2）。

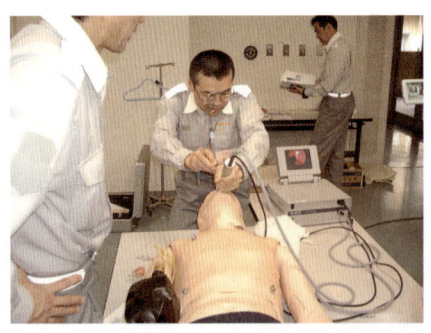

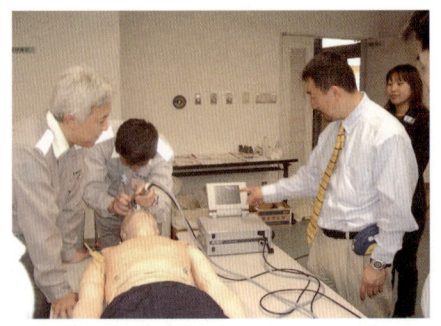

写真22-2
ビデオスコープによる喉頭展開は術者の視野を客観的に確認し指導することができる。

表22-7　指導者の選定

1. 基本実技・・・・・・麻酔科医師　　救急救命士
2. 病院実習実技・・・・・麻酔科医師　　救急救命士
3. 救急現場実技・・・・・救急専門医師　　救急救命士
4. 困難想定実技・・・・・全指導者

表22-8　カリキュラム作成のポイント

1. **順序どおりのカリキュラム進行が望ましいもの**
   - プレテスト・気管挿管に必要な医学的知識・気管挿管法の実際・気管挿管のプロトコール・挿管人形を用いたトレーニング実習・事例提示によるシミュレーション実習実技試験
2. **ある程度カリキュラム進行から外れてもよいと思われるもの**
   - 気管挿管における医療倫理・気管挿管とメディカルコントロール
   - 気管挿管における記録・気管挿管における事故対策

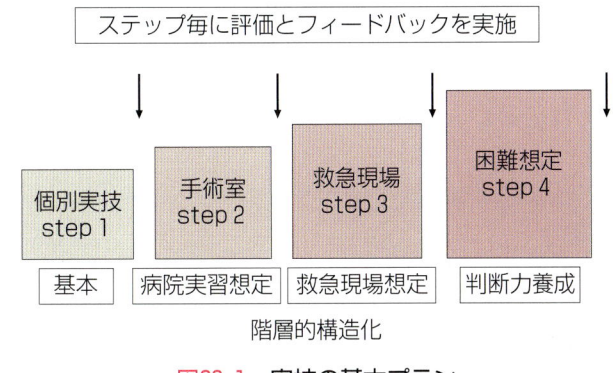

図22-1　実技の基本プラン

ステップ毎に評価とフィードバックを実施

- 個別実技 step 1 ── 基本
- 手術室 step 2 ── 病院実習想定
- 救急現場 step 3 ── 救急現場想定
- 困難想定 step 4 ── 判断力養成

階層的構造化

6　実技実習

　実技実習については、5〜6人の班に分けて行うのが適当と思われる。班の人数が多いと、保有資器材等の関係から個々の研修生が実習できる時間が少なくなり、また救急隊の活動を想定したシミュレーション実習においては救急活動をする3人の隊員にプラスして想定付与係員や関係者要員、医師役、消防本部役等の係員が必要であり、当該人数が1班の構成人数として適当といえる。

　実技実習の指導員としては、理想的には1班に1人の医師と指導的役割を担う救急救命士を配置するのが最適といえる。各班において医師による医学的見地からの指示・指導を受けられるとともに、救急救命士指導員からも実際の現場活動に反映するためのアドバイスを受けることができるからである（写真22-3）。

　しかし、現状においてはいずれの研修施設においても豊富な医師・指導員を配置するための努力はしているものの、難しいところも多々あるが、最低限1班又は2班に1人の指導員の配置が必要である。このことから、招聘できる指導員数により受講人員が決定される（表22-9）。

　なお、実技実習において必要となる資器材の配置は、効果的な訓練を進行する上での絶対条件といえる（表22-10）。

　シミュレーション実習等を行うに際し、「資器材がないからこれはやったことにする」では訓練の効果を著しく低下させる。訓練でできなかったことや、やったことのない手技等は現場では絶対できない。

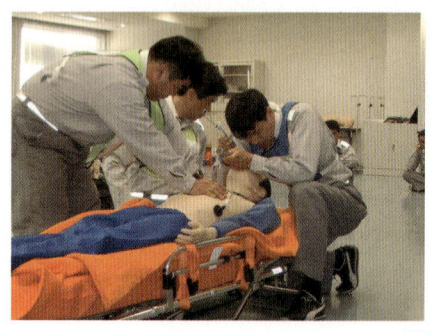

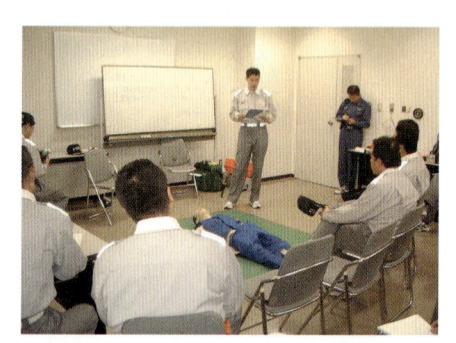

写真22-3
実技実習は現場で適切な活動をするための技能確認の場であり、想定した事故概要に対して行われた救急活動を適切に評価し、フィードバックすることは大きな意味がある。

7　実技試験

　実技試験の実施については、試験での到達目標や合否基準、試験項目、実施要領等について定められたものはないことから、各地域MCにおいての基準設定が必要となる。しかしながら、全国で個別に実技試験の評価表を作成することは無用の混乱を来すので、一例を提示した（表22-11）。

表22-9 効果的人員構成

1. 追加講習の定員（双方の条件により検討）
   ①消防本部の希望人員
   ②病院実習受け入れ可能人員
2. 受講者の人選
   ①希望者から選考
   ②慣習による人員廃止（基礎力の底上げ）
3. 実技実習の効果的人員構成
   ①5～6人1グループ
   ②1～2班に指導者1人

表22-10 資器材の現状

- 気道管理トレーナー……………………………基本反復訓練
- シミュレーター人形……………………………応用訓練
- 高度シミュレーター人形………………………困難想定訓練

> 問題点
> 1. 生体をリアルに再現できない
> 2. 誤った喉頭展開を身につける危険性
> 3. 消防学校での資器材不足（予算）

62時間の中では実技試験は3時間の設定となっているが、受講生1人にかかる試験時間の設定は資器材数、採点者数、試験項目、受験者数等から割り出した時間とならざるをえない。現実的には、基本的な手技5分、連携による手技5〜7分、シミュレーターを用いた想定訓練15分程度が望ましい。

8 プロトコールのすり合わせ

救急救命士による気管挿管については地域MCごとに協議され、その適応や適応除外、プロトコール、手順の詳細など、地域ごとに検討されたものが進められており、現在に至っている。言い換えれば、地域の様々な条件に合った気管挿管のプロトコールが各地域で薦められている。

しかし、気管挿管講習を行う各研修施設においては、ある程度地域の条件や当該地域MCの実施状況、講習指導医師等との意向を踏まえ、一応の具体的なプロトコールを定めておく必要がある。

また、このプロトコールについては、指導側の医師及び救急救命士全員が同じ理解と認識を持ち、指導に当たる必要がある。なぜなら、プロトコールの実施に際し、研修生はおおまかな手順の他に、細部にわたる点について、自分の認識をはっきりさせたいため、指導員に尋ねることがある。この場合、どの程度のところまで統一するのか否かを事前に確認しておくとともに、事案発生の都度の対応は個々の指導員の意見ではなく、指導側全体で討議し、研修生に回答すべきである。個々の判断による回答は研修生を混乱させるだけである。

9 認定証

認定証の様式に基準はなく、研修施設ごとの裁量において交付することとなるが、講習後の病院実習を考慮し、医療機関での混乱を避けるため、各MC協議会と協議し、最低限県単位で共通の様式を設定・作成しておけば、消防、医療機関双方で認識を共有することができる（図22-2）。

```
                    第○-○号
              修了証
         都道府県
         氏　名

    気管挿管に必要な講習の課程を
    修了したことを証する。

         平成○年○月○日

              消防学校
              ○○○○
```

図22-2　修了証

表22-11 気管挿管実技試験採点表

番号＿＿＿＿＿＿＿＿＿＿　氏名＿＿＿＿＿＿＿＿＿＿

1 ディフィカルトエアウエイの判断
コメント

適応と判断	気管挿管の適応除外例をすべて判断できた	15	
	開口困難を判断できない	−5	
	喉頭鏡展開困難例を判断できない	−5	
	頭部後屈困難例を判断できない	−5	／15

2 手術室を想定した気管挿管（基本的技術）

感染防止	感染防止手技を実施した	5	
	実施しなかった	−5	／5
挿管準備	物品の準備・点検がすべて適切にできた	5	
	必要物品のうち点検・準備の不適なものがあった（各−1点）	−1	
	チューブ先端からスタイレットが飛び出ていた	−5	／5
挿管操作	喉頭展開と気管挿管がすべて正しく操作された	10	
	喉頭展開が不適当であった	−5	
	スニッフィングポジションをとらなかった	−2	
	セリック法を指示しなかった	−2	
	声門確認ができなかった（あるいは宣言しない）	−2	
	チューブ操作中に声門から視線が外れた	−4	
	スタイレット抜去を指示しなかった	−2	
	挿管後の気管チューブ保持が確実でない	−2	
	チューブ挿入がスムーズでなかった	−2	／10
一次確認	一次確認すべてが適切にできた	10	
	上腹部の聴診で胃泡音（ゴボゴボ音）または胸部挙上を確認しなかった	−5	
	5点聴診法を確認しなかった	−5	
	チューブの結露を確認しなかった（ない場合はなしと宣言）	−5	
	固定処置を指示しなかった	−5	
	一次確認中のチューブ保持不確実。また、どれかをせずに二次確認へいった	−5	／10
二次確認	二次確認すべてが適切にできた	10	
	EDDチェックを忘れた	−2	
	ETCO₂チェックを忘れた	−2	
	リザーバの膨らみ確認と100％酸素の接続を確認しなかった	−4	／10

3 現場シミュレーションでの気管挿管

観察・処置判断・評価	傷病者の観察・処置・指示要請がすべて適切にできた	5	
	感染防止、現場の安全を確認せずに近づいた	−2	
	心停止の確認が不完全・観察結果に基づいた処置の優先度が違う	−2	
	バッグ・バルブ・マスク操作が不適切又は適性操作を指示しなかった	−1	
	異物除去操作が不適切であった	−1	
指示要請	家族への説明が不十分又は時間がかかった	−2	
	指示要請の内容が不十分又は時間がかかった	−2	／5
挿管準備	物品の点検・準備がすべて適切に行われた	5	
	必要物品のうち点検・準備の不適・不潔なものがあった（各−1点）	−1	
	チューブ先端からスタイレットが飛び出ていた	−5	／5
気管挿管	喉頭展開と気管挿管がすべて正しく操作された	10	
	喉頭展開が不適当であった	−5	
	スニッフィングポジションをとらなかった／傷病者に声かけをせずに施行した	−2	
	挿管操作が不潔だった	−2	
	セリック法の指示またはCPR中断のタイミングがずれた	−2	
	チューブ操作中に声門から視線が外れた／「声門通過」を声を出して言わなかった	−4	
	挿管後の気管チューブ保持が確実でない	−2	
	CPRの中断時間が長かった	−2	／10
一次確認	一次確認がすべて適切にできた	10	
	上腹部の聴診で胃泡音（ゴボゴボ音）または胸部挙上を確認しなかった	−5	
	5点聴診法を確認しなかった	−5	
	チューブの結露を確認しなかった（ない場合はないと宣言）	−5	
	何cm固定と言わなかった・固定処置を指示しなかった	−5	
	一次確認中のチューブ保持不確実。また、上記のどれかをせずに二次確認へいった	−5	／10
二次確認	二次確認がすべて適切にできた	10	
	EDDチェックを忘れた	−5	
	ETCO₂チェックを忘れた	−5	
	リザーバの膨らみと100％酸素の接続を確認しなかった	−5	／10
その他	気管挿管後のCPRすべて適切に行われた	5	
	心臓マッサージと換気の非同期を指示しなかった	−2	
	吸気2秒で回数は5秒ごとになっていない	−3	
	挿管後の救命士報告が不適切	−2	／5

| 試験結果 | 総合判断 | A：90～　B：80～90　C：60～80
D：50～60　E：　～50 | 得点 | ／5 | 再審：要 |

評価者＿＿＿＿＿＿＿＿＿＿／＿＿＿

10　おわりに

　気管挿管に係る講習は各県消防学校で実施されており、既に養成を終えているところもあるが、表22-12に示すような問題を抱えている。このような問題を解決し、講習会を成功させるためには、表22-13に示したポイントを押さえて実施することが望ましい。

表22-12　教育における問題点

1. 講習に占める実技時間が少ない
2. 緻密なカリキュラム作成主体の不在
3. 立場の違う指導者の見解の不一致
4. 必要資器材不足（予算不足）
5. 人形での表現の限界
6. 評価基準の不備
7. 挿管適応症例の検討不足

表22-13　講習会を成功させるポイント

1. 各スキルの到達目標を十分理解させておく。
2. 階層的にスキルアップできるよう構成する。
3. 緻密なカリキュラムの作成が重要である。
4. 指導者が事前に討議し、見解を共有しておく。
5. 受講者の人選は実習効果を左右する。
6. 必要資器材の不備は事前に検討し、解決しておく。
7. OSCEによる評価

気管挿管ハンドブック

```
平成16年10月20日   初 版 発 行
平成21年10月 1 日   2 訂版 発 行
```

編 著　田中　秀治
　　　　（国士舘大学大学院救急救命システムコース　主任教授）

発行者　星沢　哲也

発行所　東京法令出版株式会社

112-0002	東京都文京区小石川5丁目17番3号	03(5803)3304
534-0024	大阪市都島区東野田町1丁目17番12号	06(6355)5226
060-0009	札幌市中央区北九条西18丁目36番83号	011(640)5182
980-0012	仙台市青葉区錦町1丁目1番10号	022(216)5871
462-0053	名古屋市北区光音寺町野方1918番地	052(914)2251
730-0005	広島市中区西白島町11番9号	082(516)1230
810-0011	福岡市中央区高砂2丁目13番22号	092(533)1588
380-8688	長野市南千歳町1005番地	

〔営業〕TEL 026(224)5411　FAX 026(224)5419
〔編集〕TEL 026(224)5412　FAX 026(224)5439
　　　　http://www.tokyo-horei.co.jp/

© Printed in Japan, 2004

本書の全部又は一部の複写、複製及び磁気又は光記録媒体への入力等は、著作権法上での例外を除き禁じられています。これらの許諾については、当社までご照会ください。

落丁本・乱丁本はお取替えいたします。

ISBN978-4-8090-2285-2